# 张仲景诊断学（第3版）

张仲景医学全集

总主编 傅延龄 李家庚

主编 陈家旭



中国健康传媒集团
中国医药科技出版社

## 内容提要

本书按《中医诊断学》的顺序分章节介绍了张仲景相关诊断学的内容，并结合仲景对特殊诊法的贡献，增加了“试探诊法”和“阴性症状诊断法”。全书内容丰富，资料翔实，既对原文进行了阐释，又就后世的补遗进行了整理汇编，自成体系，较全面地反映了张仲景诊断学学术思想。本书可供中医药院校师生、临床医师阅读参考。

**图书在版编目（CIP）数据**

张仲景诊断学 / 陈家旭主编. —3 版. —北京：中国医药科技出版社，2018.12
（张仲景医学全集）
ISBN 978-7-5214-0586-6

Ⅰ. ①张…　Ⅱ. ①陈…　Ⅲ. ①中医诊断学　Ⅳ. ①R241

中国版本图书馆 CIP 数据核字（2018）第 261895 号

**美术编辑**　陈君杞
**版式设计**　易维鑫

出版　**中国健康传媒集团** | 中国医药科技出版社
地址　北京市海淀区文慧园北路甲 22 号
邮编　100082
电话　发行：010-62227427　邮购：010-62236938
网址　www.cmstp.com
规格　710×1000mm　1/16
印张　23 1/4
字数　311 千字
初版　2005 年 1 月第 1 版
版次　2018 年 12 月第 3 版
印次　2018 年 12 月第 1 次印刷
印刷　三河市百盛印装有限公司
经销　全国各地新华书店
书号　ISBN 978-7-5214-0586-6
**定价　49.00 元**

# 丛书编委会

# 本书编委会


主　编　陈家旭

副主编　赵　歆　岳广欣

编　委（按姓氏笔画排序）

马梦茵　王竹风　王利敏　王蜀嘉

刘玥芸　李　伟　李柳骥　李晓娟

杨建新　张　琼　陈志渊　陈青红

陈桂敏　陈家旭　岳广欣　周雪明

赵　歆　赵方舟　侯雅静　徐洪雁

唐已婷　黄雪琪　薛　哲　瞿德竑

# 王序

丁酉孟冬，延龄教授送来与李家庚教授共同主编的《张仲景医学全集》十册，洋洋五百万言。该书先后两次印刷均已售罄，而新修订的第 3 版即将付梓，以应读者之需，由此我联想到经典的现实意义。

仲景书作为中医的临床经典，一直体现着它独特的永恒价值，使我们对经典心存敬畏。何谓经典？刘知几在《史通》中说：“自圣贤述作，是曰经典。”今天我们尤需对经典有更深刻的理解。

其一，我们要亲近经典，学习经典。随着我们对经典理解和领悟的不断加深，更深切地感受到读经典是固本强基之路，安身立命之所。

其二，我们要走进经典，涉猎其丰富的内涵，把握其内在的精髓，使其注入我们的思想，融入我们的生命，并与之血脉相连，成为我们不断进取的不竭源泉。

其三，我们要延续经典。经典不仅可以解读已知世界，而且可指引对未知世界的探索，是人类思想的宝库。随着时间的推移，我们会从经典中获得新的发现，拓展新的深度和广度，从而延伸了经典的长度。

弘扬经典需要赋予新的诠释和解读。《张仲景医学全集》集仲景学研究之大成，从源流、症状、诊断、疾病、药物、方剂、方族、养生、实验、临床诸方面进行系列研究，不仅构架新颖，内容翔实，而且反映当代研究进展，使经典穿越时空，具有强烈的时代感，是一部耐读耐用的细流绵长的书。

我与延龄教授过从多年，深感其儒雅与书卷气息。延龄教授得伤寒大家刘渡舟先生的亲炙，扎根临床，治伤寒学成就斐然，如《伤寒论研究大辞典》之编撰，方药量效研究等，皆称著医林。今值三版《张仲景医学全集》问世之际，乐为之序。

王　琦

除夕之夜成稿，戊戌初一抄于三三书斋

# 薛序

仲景先师乃医门之圣，医方之祖，犹儒家之孔子也。孔子祖述尧舜，宪章文武，纳诸贤之粹，而成儒学经典，百世尊崇。仲师参岐黄之秘奥，窥炎帝之精微，集古圣心传为一贯，并平脉辨证，师得造化，著成大论。

仲师《伤寒杂病论》一书，诚为医家宗承之规矩，人所共喻。古今伤寒之注疏，何止百家，见仁见智，各有发挥，继承发扬，渐成经方学科。然近代治伤寒学家，当推刘渡舟老也。李培生公称他为“实当今之中医泰斗，一代宗师也。”刘老确可当之无愧。老人家荦荦大端，早见诸家记颂，毋庸赘语。古人语：“贤者识其大者，不贤者识其小者。”我以微者自居，略陈散言，聊抒心意。

30年前，经吾师祝谌予翁引荐，得与刘渡舟老师相识，并能有幸侍其诊侧，窥先生诊病风采，亲目制方真要，饫闻名论，沐老人敦厚学风，听其论仲师家法之学，往日疑窦，豁然冰释。耳提面命，得其垂教，历经六载寒暑。无奈钜夫天资愚钝，加之努力有亏，未得先生学术之万一。然虽未能尽领神会，因在青年，尚可强论。与刘老往日津津故事，却犹历历在目。昔在中山堂名医讲坛，聆闻刘老《伤寒论》演讲，多从实案阐释理论。既有坚守优秀传统，亦有在无字处的突破与创新。绝鲜拘于陈规，重复文字敷衍。后学者好懂，颇得神会，易于掌握，参用效卓。在《柴胡剂之临床应用》释讲中，刘老扼要列举柴胡汤十三方的辨治法则，更让闻者耳目一新，记忆犹深。充分意会到经方“活”之奥妙。尤其先生那段：“我只是概括介绍了小柴胡汤的加减证治，虽列举一十三方，仍为举一反三而设，不能尽其所有。其中参与临床经验，而与《伤寒论》记载不尽全合”那段话，联系到老人家灵动方药化裁，剂量随证变化中可以看出，经方绝非“一药不能易”的金科玉律。古方今用，切记辨证施治原则，随证施化，因症对应加减，自可使古老的经方不断焕发出新的生命力。

自古学术传承，必有其机缘。傅君延龄，敦敏仁厚，幼承家学，及长得遇名师李培生公亲炙，究之至极，于以明其学问，神用其方，尽得李翁之真髓。培生公襟怀广博，不拘门户，甚是敬重刘老临床学问之道，遂亲携爱徒延龄绍介刘师，经予再造。刘老广德仁义，慨然应允，延龄君亦不负师德，以优异成绩，荣登榜首。成为渡舟师及门，传为医界佳话。延龄方家，精勤学术，孜孜不倦，治伤寒学凡数十年。悟读叔和，肱经三折，临证求是，探究科学资证，化古为今，皆从实用。于是组织伤寒学门诸子，亟取古今经方研究之秘奥，登堂入室，得胸中千卷之书，又能泛览古今名迹，炉锤在手，矩矱从心，撰成《张仲景医学全集》凡十卷，分别为《张仲景医学源流》《张仲景症状学》《张仲景诊断学》《张仲景疾病学》《张仲景药物学》《张仲景方剂学》《张仲景方方族》《张仲景养生学》《张仲景方剂临床应用》《张仲景方剂实验研究》。选择既精，科类悉备，医统医贯仲景学术古今医集。展观之余，自有一种静穆之致，扑人眉宇。其中尤为珍者，是书之三大特色：一是以现代医科门类划分内容，便于古方今用；二是还原仲景临床医学风貌，绝少空泛陈词；三是参以现代科学方法证实成果，而更加著显“古为今用，西为中用”之妙要。傅君团队诸子大作，岂能专美于前人哉，实乃叔和之后，于仲景学说之光大，又一时代功臣也。业医爱医者如能手置一部是书，逐类考究，于中医前途，必得光明昌大之一助矣。

余幼承家学，及长受业祝翁谌予恩师。先人语曰：仲景之书，终生侍侧，始获常读常新之悟。仆业医近五十年，习读大论，并勤于临证，未感稍怠，始略得门径，以为通经贵手实用。今生得遇延龄先生，吾对其至真品德、学养造诣深为服膺，幸成知己，愿与明达共商之。亦窃愿氏君能沉绚此编，若得窍要，必可发皇圣学，造福桑梓。拉杂数语，故充为之序。

薛钜夫

丙申冬日写于金方书院

# 前言

《张仲景医学全集》的初版时间是 2005 年。全套图书共 10 册，近 500 万字，出版之后得到广大读者的欢迎，特别是得到张仲景医学爱好者的喜欢，所印图书于 5 年间销售一空。于是在 2010 年，出版社与我们商量出第二版。承蒙各分册编写人员的鼎力支持，我们在较短的时间内对第一版书稿进行修订、增补，至 2012 年第二版问世。第二版仍然大受欢迎，出版 3 年之后，大部分分册即售罄。这时出版社又与我们商量出第三版。我们随即与各分册主编、副主编联系，传达出版社的意向，得到积极响应。二修工作于 2016 年展开，到 2018 年 7 月完工。

这些年来，全国乃至全球出现了持续的经方热。经方热也可以说就是仲景医学热。为什么这些年会出现经方热或者曰仲景医学热？我想原因是多方面的。首先最重要的一点就是张仲景医学具有极高的实用价值。其次是经方具有很多突出的优点：药味精当，配伍严谨，结构清晰，不蔓不枝，药力专注；适应证明确；药物平常易得，价格不高；经方为医方之祖、医方之母。说到这里我想提一提清代医家曹仁伯讲的一段话。曹仁伯在讲经方理中汤的加减应用时说：理中汤是治疗太阴脾病的一首极好的药方，得到后世医家的广泛应用，在应用过程中又形成了许许多多以理中汤为基础的新药方，如连理汤、附子理中汤、理阴煎、治中汤、启峻汤，等等，于是理中汤的适应证范围更全面，应用更广。曹仁伯说一位医生，如果你对张仲景的每一个药方都能像用理中汤这样去应用，那你还担心不会成为名医？你一定成为一位声名不胫而走的优秀医生！“苟能方方如此应用，何患不成名医哉！”第三点是仲景医学的教育价值，仲景医学是培养医生的良好教学模式。千百年来的历史已经证明，学好仲景医学便能成为好医生；大师级的医生都具有深厚的仲景医学功底。学仲景医学虽然不一定会成为好医生，但是不学仲景医学肯定不会成为好医生！最后一点是现实形势。相当长一段时间以来，由于种种客观的和人为的原因，临床中药处方的药味数变得非常多，20 味左右以及二三十味药物的处方十分多见，更多药味数的处方也不少见，我曾见过一些 40 味以上药味的处方！药味数巨大的药方，其结构、药物间的相互关系与影响、其功能及适应证，试问谁能够看得明白？是否尽在处方者的把握之中？相比较起来，经方和仲景医学的简明、清晰、严谨、自信，使它具有很大的召唤力，很大的魅力，仲景医学很自然地令众人神往！

人们重视经方，学习仲景医学，这是一桩好事。因为人们重视经方，学习仲景医学，这有助于让中医学回归其本来目的。医学的本来目的是什么？是防治疾病！医药是用来防治疾病的，此外别无其他！张仲景说医学“上以疗君亲之疾，下以救贫贱之厄，中以保身长全，以养其生”，它不应该是孜孜汲汲务利的工具。明确这个目的之后，医生应该选择学习什么，应用什么，追求什么，一切都有了答案。医生应该学习应用那些效果最好、资源消耗最少、花费最低、不良反应最小的技术和方法。

现代医学科学在近几十年来取得了辉煌的成绩和巨大的进步，但是它仍然走在发展进步的路上，远远不能满足人民医疗和保健的需要，即便在医学发达的国家，情况也是如此。我坚定地认为，在现代医学发展良好而且又能够充分应用传统医学的几个东方国家和地区，如日本、韩国、新加坡，以及中国台湾、香港和澳门地区，当然还有中国大陆地区，人民的医疗保健体系相较其他国家是较为完善的，较为优越的。台港澳新的传统医学是中医，日、韩的传统医学从本质上也是中医。在那些没有充分发展和应用中医的国家，无论其现代医学水平多么高，他们的医疗保健体系是有缺陷的，是跛脚的，是不完善的。其实中医能够成为其医疗保健体系很好的补充。笔者（傅延龄）曾经到过五大洲的几十个国家和地区，清楚地看到这一点。比如当今仍有许多疾病，现代西方医学一筹莫展，中医却大有可为。我在国外曾经遇到被慢性头痛、身体疼痛，或慢性咳嗽、慢性腹胀、慢性虚弱长年折磨的患者，那些在那里长年得不到有效医治的病证，若遇到中医还算难事吗？！苟利人民是非以，岂因中西趋避之！中西互补能够让人民享有完善的医疗保健体系。天佑中华，中医学得以被继承下来并被发展起来！任重道远，我们一定要让中医学进一步提高起来并很好地发展下去。

值此《张仲景医学全集》第 3 版重修之际，我们要借此机会感谢各分册的主编、副主编和全体参与重修的人员，感谢大家认真负责且及时地完成第 3 版修稿工作。特别感谢中国医药科技出版社给予的巨大支持！同时，我们也要感谢广大读者对本书的认可和支持！

傅延龄　李家庚

2018 年 7 月

# 凡例

一、本书紧扣仲景原书，按中医诊断学的顺序分别章节，同时结合仲景对特殊的诊法贡献，增加了“试探诊法”和“阴性症状诊断法”两章。

二、对每一具体诊法的正文部分，先进行阐述解释，再引用原文；后世注解较多的，精选出对原文理解有帮助的节段，加入“补遗”中，以求读者能全面理解仲景原意。

三、本书引用《伤寒论》原文部分，以明·赵开美摹宋刻本《伤寒论》而主编的《伤寒论校注》为蓝本进行分条，标注以“《伤寒》第×××条”形式显示。有关“辨脉法”和“平脉法”部分则单独以《伤寒论·辨脉法》第×条和《伤寒论·平脉法》第×条的形式，以示区别。条文编号：辨脉、平脉、伤寒例、痉湿暍篇为1～129条，六经病篇及辨霍乱、阴阳易瘥后劳复等篇为1～398条，辨不可发汗可发汗等篇涉及较少，直接显示，未编号。引用《金匮要略》原文部分，以林亿校注的《金匮要略方论》为准（人民卫生出版社1963年校勘重印版），标注以《金匮·××××××第××》的形式显示。

四、为了让读者对现代中医诊断学的发展有所了解，在有些部分正文后附有“现代研究进展”，但对有些诊法现代研究不多，或与其他书中部分有重复的，附篇略去。

# 目录

# 第一章

# 望　诊

望诊是医生用视觉观察病人全身神色形态和局部表现的一种诊病方法，是中医望、闻、问、切四诊之一，古人云："望而知之谓之神"，显示了古人对望诊的重视和其在诊断上的重要地位。中医学认为，人的面色、肤色、舌苔、舌质、体态等与人体内在生理功能和病理变化相应，观察上述部位的变化可以推断内在脏腑的功能状态和异常变化，所以望诊在张仲景诊断疾病的过程中占有重要地位。

## 第一节　舌　诊

《伤寒论》与《金匮要略》中关于舌诊的记载，共有三十条，除重复外，实有二十四条。其中以《伤寒论》的"太阳病"篇、"阳明病"篇的内容较多。仲景舌诊可以归纳为舌质、舌苔两类，与《内经》是一致的。但从病理舌象而言，无论质与量都较《内经》有显著提高，而且"舌苔"一词，也为仲景所首创。张石顽在《伤寒绪论》中云："舌苔之名，始于长沙，以其邪气传里，如有所怀，故谓之胎。"后人把舌胎（今写成舌苔）二字，发展为舌上苔垢的统称，遂成为一个专门名词。

### 一、舌质

1. 舌青　指舌体色青。指瘀血的舌象，瘀血内阻，新血不能外荣，故见舌青。见于《金匮要略》："病人胸满，唇痿舌青，口燥，但欲漱水不欲咽，无寒热，脉微大来迟，腹不满，其人言我满，为有瘀血。"（《金匮·惊悸吐衄下血胸满瘀血病脉证并治第十六》）

2. 舌本燥　指舌根部干燥，舌本即舌根。肝脉循喉咙之后，络于舌本，肝寒火弱，不能蒸血生津上润于舌本，故舌本干燥。"肝中寒者，两臂不举，舌本燥，喜太息，胸中痛，不得转侧，食则吐而汗出也。"（《金匮·五脏风寒积聚病脉证并治第十一》）

《金匮要略心典》："肝脉循喉咙之后，中寒者逼热于上，故舌本燥。"

## 二、舌苔

1. 舌上苔　指舌面上出现苔垢，一般认为指薄白微黄苔。误下胃中空虚，邪热内郁，客气动膈，伴见心中懊侬等。治宜清宣郁热，用栀子豉汤。（《伤寒》第221条）

成无己："伤寒舌上苔，何以明之？舌者心之官，法应南方火，本红而泽。伤寒三四日以后，舌上有膜白滑如苔，甚者或燥，或涩，或黄，或黑，是数者，热气浅深之谓也。邪气在表者，舌上即无苔，及邪气传里，津液相博，则舌上生苔也。寒邪初传，未全成热或在半表，或在半里，或邪客于中者，皆舌上苔白而滑也。经曰：舌上如苔者，以丹田有热，胸上有寒，邪初传入里者也。阳明病，邪下硬满，不大便而呕，舌上白苔者，可与小柴胡汤，是邪气在半表半里者也。阳明病，若下之，则胃中空虚，客气动膈，胸中懊恼，舌上苔者，栀子豉汤主之，是邪客于胸中者也。脏结宜若可下，舌上苔滑者，则云不可攻也，是邪未全成热，犹带表寒故也。及其邪传为热，则舌之苔不滑而涩也。经曰：伤寒七八日不解，热结在里，表里俱热，时时恶风，大渴，舌上干燥而烦，欲饮水数升者，白虎加人参汤主之，是热耗津液，而滑者已干也。若热聚于胃，则舌为之黄，是热已深也。《金匮要略》曰：舌黄未下者，下之黄自去，若舌上色黑，又为热之极也。《黄帝内经》曰：热病口干舌黑着，死。以心为君之官，开窍于舌，黑为肾色，见于心部。心者，火；肾者，水。邪热以极，鬼贼相刑，故知必死。观察

口舌，亦可见其逆顺也。”（《伤寒明理论》卷二）

钱潢：“但言舌上苔而不言色与状者，以意揆之，当是邪初入里，胃邪未实，其色犹未至于黄黑焦紫，必是白中微黄耳。”（《伤寒溯源集》卷六）

2. 舌上白苔　指舌上有白苔。邪郁少阳，胃气不和，故舌上白苔，见于阳明病，伴见胁下硬满，不大便而呕。治宜和解少阳，可用小柴胡汤，使上焦得通，津液得下，胃气因和，身濈然汗出而解。（《伤寒》第230条）

柯琴：“舌上白苔者，痰饮溢于上焦也，与小柴胡汤，则痰饮化为津液而燥土和，上焦仍得汗出而充身泽毛矣。”（《伤寒论注》卷三）

程应旄：“白苔虽不远于寒，然津结终不似寒结之大滑，推其源只因上焦不通，夫不通属下焦者从导，不通属上焦者从升。小柴胡汤主之，达中土之木而顺其性，使上焦得通，则津液得下，胃气因和，诸证皆愈也。”（《伤寒论后条辨》卷七）

钱潢：“若热邪实于胃，则舌苔非黄即黑，或干硬，或芒刺矣。舌上白苔为舌苔之初现，若夫邪初在表，舌上无苔，即有白苔，邪虽未必全在于表，然犹未尽入于里，故必为半表半里之征。”（《伤寒溯源集》卷六）

张锡驹：“舌上白苔者，上焦不通，火郁于上也。可与小柴胡汤，调和三焦之气。上焦得通，而白苔去。”（《伤寒论直解》卷四）

3. 舌上苔滑与舌上白滑苔

（1）舌上苔滑　指舌面水滑泛津。阳气虚衰，寒湿凝聚，故舌上苔滑。“脏结无阳证，不往来寒热，其人反静，舌上苔滑者一者，不可攻也。”（《伤寒》第130条）

方有执：“舌，心之苗也，苔滑，生长滑腻如苔膜也。苔滑本由丹田有热，胸中有寒而成。然丹田，阴也。热反在阴而寒反在阳。所以为不可攻也。”（《伤寒论条辨》卷五）

程应旄：“其舌上苔滑者，则寸脉所见之浮阳，为阴邪客于上部结滞而成，胸中有寒诚然矣，丹田有热未必也。故纵有可攻之证，总属寒结，不可攻也。”（《伤寒论后条辨》卷五）

沈明宗："阴气上溢，则舌上苔滑，然阴邪必当温散，不似阳邪结胸而以陷胸峻攻，故不可攻也。"(《伤寒六经辨证治法》卷二)

吴仪洛："观其舌上苔却有滑腻之象者，此外感寒邪，结于下焦阴分，作热于丹田，而其标在舌也。"(《伤寒分经》卷一)

(2) 舌上白滑苔　指苔面白滑溢津。中阳衰败，阴浊凝聚，故舌上苔滑。"何谓脏结？答曰：如结胸状，饮食如故，时时下利，寸脉浮，关脉小细沉紧，名曰脏结。舌上白苔滑者，难治。"(《伤寒》第129条)

张璐："脏结苔白滑，滑者纯阴之极，不可攻也。盖舌乃心之苗，红赤是正色，苔白而滑，如物入水中，色剥而白也。"(《伤寒绪论》卷下)

柯琴："五脏以心为主，而舌为心之外候，舌苔白而滑，是水来克火，心火几于熄矣，故难治。"(《伤寒论注》卷二)

程应旄："舌上白滑苔者，寒水之气，浸浸乎透入心阳矣。故为难治。"(《伤寒论后条辨》卷五)

沈明宗："寒邪深重，搏结于阴，阴邪上溢于舌，则生白滑苔而不燥。"(《伤寒六经辨证治法》卷二)

汪琥："舌上白苔滑者。经云：丹田有热，胸中有寒，今者苔滑，则是舌湿润而冷也。"(《伤寒论辨证广注》卷五)

钱潢："舌上白苔滑者，胃中寒也，凡胃中有热实，则舌苔黄黑枯燥，此乃脾脏已为阴邪所结，比更见阳证，乃为易治，……今言舌苔白滑，则胃腑无阳，故曰难治。"(《伤寒溯源集》卷三)

张锡驹："舌为心之外候。白滑苔者，阴寒甚于下，而君火衰于上也。"(《伤寒论直解》卷三)

吴谦："此条'舌上白苔滑者，难治'句，前人旧注皆单指脏结而言，未见明晰，误人不少。盖舌苔白滑，即结胸证具，亦是假实；舌苔干黄，虽脏结证具，每伏真热。脏结阴邪，见此为逆，不堪攻下，故为难治。"(《订正伤寒论注》卷一)

黄元御："舌上白苔滑者，其病难治。盖舌乃心窍，白为肺色，心火既衰。

肺津瘀浊，胶塞心宫，故舌起白苔。胃土燥热，则胎黄涩，肺金湿寒，则苔白滑也。”(《伤寒说意》卷三)

4. 舌上如苔　指舌上湿润白滑，似苔非苔。湿病误下后，出现寒热错杂，下热上寒，由于寒湿在上，阳郁气不能升腾，故舌上如苔。“湿家，其人但头汗出，背强，欲得被覆向火。若下之则哕，或胸满，小便不利，舌上如苔者，以丹田有热，胸上有寒，渴欲得饮而不能饮，则口燥烦也。”(《金匮·痉湿暍病脉证治第二》)

《金匮要略心典》：“寒湿居表，阳气不得外通而但上越为头汗出，为背强，欲得被复向火，是宜驱寒湿以通阳，乃反下之，则阳更被抑而哕乃作矣。……舌上如苔者，本非胃热，而舌上津液燥聚如苔之状，实非苔也，盖下后阳气反陷于下，而寒湿反聚于上，于是丹田有热而渴欲得饮，胸上有寒复不欲饮，则口舌烦躁，而津液乃聚耳。”

《医宗金鉴》：“舌上白滑如苔者，盖以误下热陷，丹田有热也，寒聚于上，胸中有寒也，所以渴欲得水而不能饮，由下有热而生口燥烦，由上有寒，而不化生津液，虽口燥舌干，而不能多饮也。”

5. 舌黄未下者，下之黄自去　指实证腹满的治法。舌黄是湿热积滞的征象，内有实热，则舌苔多黄厚而燥，至此则可下之证已具，下之则黄苔自去。但必须指出，舌黄未经攻下，才可使用下法，若已攻下，就必须考虑舌黄是否当下，或下法是否恰当，或有无并发症等问题。所以说“舌黄未下者，下之黄自去”，这二句是辨证施治的关键。“病者腹满按之不痛为虚，痛者为实，可下之。舌黄未下者，下之黄自去。”(《金匮·腹满寒疝宿食病脉证治第十》)

6. 舌燥、舌上燥、舌上干燥与口舌干燥

(1) 舌燥　即“舌上干燥”。阳明热盛，津伤气耗，故舌燥。伴见渴欲饮水，口干等。治宜清热益气生津，用白虎加人参汤。(《伤寒》第 222 条，参见舌上干燥)

(2) 舌上燥　即舌上干燥。结胸热实，津液重伤，故舌上燥。见于太阳病，重发汗而复下之。伴见不大便五六日，口渴，日晡所小有潮热，从心下至少腹硬

满而痛不可近。治宜泻热逐水破结，用大陷胸汤。(《伤寒》第 137 条，参见舌上干燥)

（3）舌上干燥　指舌苔缺津，苔质干燥，亦作舌燥、舌上燥。阳明热盛，津伤气耗，故舌上干燥。见于伤寒，若吐若下后，七八日不解，热结在里，伴见表里俱热，时时恶风，大渴而烦，欲饮水数升。治宜清热益气生津，用白虎加人参汤。(《伤寒》第 168 条)

程应旄："舌上燥而渴，胃汁已竭可知。"(《伤寒论后条辨》)

沈明宗："津液不得灌溉，则舌上燥而渴。"(《伤寒六经辨证治法》卷一)

尤怡："胃者，津液之源也，热盛而涸，则舌上干燥，故即以白虎除热，必加人参以生津。"(《伤寒贯珠集》卷三)

钱潢："因汗下两竭其津液，邪入胃中而燥热，……故舌上燥渴也。"(《伤寒溯源集》卷三)

（4）口舌干燥　其一是指痰饮水走肠间，水气不化，津不上乘所致的口舌干燥。如"腹满，口舌干燥，此肠间有水气，己椒苈黄丸主之。"(《金匮·痰饮咳嗽病脉证并治第十二》)

《金匮玉函经二注》："肺与大肠，合为表里。肺本通调水道，下输膀胱，今不输膀胱，反从其合，积于肠间，水积则金气不宣，郁成热为腹满，津液遂不上行，以成口燥舌干。"

《金匮要略心典》："水即聚于下，则无复润上，是以肠间有水气而口舌反干燥也。后虽有水饮之入，足以益下趋之势，口燥不除而腹满益甚矣。"

其二是指消渴由于热盛伤津所致的口舌干燥。消渴病人，必渴欲饮水，若饮水后仍然口舌干燥，是肺胃热盛，津气两伤之候。盖热能伤津，亦易伤气，气虚不能化津，津亏无以上承，所以口干舌燥而渴。(《金匮·百合狐𧏾阴阳毒病脉证治第三》)

《医宗金鉴》："消渴则渴欲饮水，水入即消，而仍口舌干燥者，是热邪盛也，故以白虎加人参汤，清热生津也。"

## 三、对张仲景舌诊的评价

仲景舌诊运用的范围远较《内经》广泛。《伤寒论》六经中就有四经涉及舌诊；在内伤杂病方面，四十多种病种中有七种疾病运用过舌诊来辨证，而且其中有一定的规律可循。他在诊察三阳病及六腑疾病中，重点在于察舌苔的变化，而在三阴病及五脏病变中，则特别注意观察舌质的形态。因病在三阳、六腑者，多属外邪所中，其病在表，正气未衰，故实证、热证居多，邪盛正实，邪正相争，每易抟聚而成苔；病在三阴、五脏者，每缘内因为病，其病在里，故虚证、寒证居多，易致舌质的变化。

仲景舌诊的特点是处处贯穿着"观其脉证，知犯何逆，随证治之"辨证论治原则。同一疾病，可见数种不同的舌象；同一舌象又可在多种不同的疾病中出现。其病也是同中有异，异中有同，所以仲景常抓住舌象来进行辨证，但仲景运用舌诊并不是孤立对待的，他在辨证时很注意四诊合参而运用于临床辨证论治，包括审察病因、阐述病机、确定治则、推断预后转归等。

### （一）审察病因

《金匮·惊悸吐衄下血胸满瘀血病》云："病人胸满，唇痿舌青，口燥，但欲嗽水不欲咽，无寒热脉微大来迟，腹不满，其人言我满，为有瘀血。"本条首先提出"唇痿舌青"，说明他是以这一见症为主来诊断瘀血病因的。因唇舌为血华之处，血脉瘀滞故舌青。后人有谓舌紫为瘀血，不知青为紫之渐，譬如局部瘀血，初则每现青色，郁久则成紫瘀。故仲景以舌青为瘀血，乃是见微知著的诊断。

### （二）阐述病机

《金匮·中风历节病》云："络脉空虚，贼邪不泻，或左或右，邪气反缓，正气即急，正气引邪，歪僻不遂，邪在于络，肌肤不仁，邪在于经，即重不胜，邪入于腑，即不识人，邪入于脏，舌即难言，口吐涎。"贼风入脏，则脏气厥而不能至舌本，致"舌即难言"。所谓"舌即难言"，即舌体转动不灵，不能言语之意，系中风重证；其轻浅者，则表现为舌虽歪斜，但能言语，至多是言语不清而已。这一舌象是中风病人的特征，《内经》中已有记载，但《内经》仅以此鉴别病之轻重，预测其转归（痊愈周期），而仲景却用来分析病机（邪在经络，还是邪在脏腑），以指导临床施治，这是仲景舌诊的特色。

（三）确定治疗原则

《伤寒·阳明病》云："阳明病，胁下硬满，不大便而呕，舌上白苔者，可与小柴胡汤。上焦得通津液得下，胃气因和，身濈然汗出而解。"（《伤寒》第230条）本病因有不大便，故列于"阳明病"，实际当是少阳、阳明合病，不大便是阳明见症，胁下硬满则属少阳。"呕"虽为少阳兼症之一，但阳明病亦有兼呕症的，如《伤寒论》第185条和243条所论即是实例。根据这些见症，照例应阳明、少阳同治，似可选用大柴胡汤等方。可是仲景未用同治方法，而单用小柴胡汤从少阳施治。这是因为邪偏于半表半里，其辨证关键是舌苔白。如果舌苔黄糙乏津，则燥屎内结，里证为多，那么小柴胡汤就不能解决问题了。由此可见，仲景诊治疾病在症状夹杂，病情疑似之时，很注意舌苔这一诊断的关键，故能收到"濈然汗出而解"的效果。

仲景凭舌论治，有三种规律可循。

第一种：如《伤寒·阳明病》云："阳明病，……，咽燥、口苦……。舌上苔者，栀子豉汤主之。"（《伤寒》第221条）接着他又指出："若渴欲饮水，口干舌燥者，白虎加人参汤主之。"（《伤寒》第222条）同为阳明经证，因舌苔有异，所以治法用药也就不同。咽燥口苦而兼白苔，为热邪留扰胸膈之证，当以栀子豉汤清热；而口干舌燥则是热盛阳明津液受伤的表现，所以要用白虎加人参汤清热生津。

第二种：如《金匮·腹满寒疝宿食病》云："病者腹满，……舌黄未下者，下之黄自去。"临床上，如见腹硬满，胃家实之主症，不论是杂病或伤寒，若见舌上苔黄者，均可运用下法治疗。盖其病虽异，病机则同，故治法亦相一致。

第三种：如《伤寒·太阳病》云："太阳病，重发汗而复下，不大便五六日，舌上燥而渴，日晡所小有潮热，从心下至少腹硬满而痛不可近者，大陷胸汤主之。”（《伤寒》第 137 条）同篇第 168 条云：“伤寒若吐若下后，七八日不解，热结在里，表里俱热，时时恶风，大渴，舌上干燥而烦，欲饮水数升者，白虎加人参汤主之。”又《金匮・痰饮咳嗽病》云：“腹满，口干舌燥，此肠间有水气，己椒苈黄丸主之。”三者舌象虽同，治法互异，但其基本精神则均属“治病求本”。盖白虎加人参汤证系热盛伤津，故大渴引饮，自当以清热生津为首务；己椒苈黄丸证则系气不布津，非津液之耗竭，而实为水气之过盛，故无渴饮见症，非温下逐水不为功。两者之舌象，一真一假，鉴别要点，就在渴与不渴。至于大陷胸汤一证，则介乎二者之间，既有胃津已伤，热邪内舍的一面，故亦有口渴见症，但又有停饮内结的一面，故渴饮不甚，与欲得水数升，舌干不渴均有不同。用涤热逐饮之法，可谓恰对病机。凭舌论治，仲景十分审慎。如指出舌黄须在未下的情况下才可议下，就是明显的例子。此外仲景也常提出某病见某种舌象不宜用某法治疗的告诫，并且还告诉我们用药不当可导致舌的变化。这是仲景凭舌论治的另一方向。例如《伤寒・太阳病》云：“脏结无阳证，不往来寒热，……，舌上苔滑者，不可攻也。”（《伤寒》第 130 条）

### （四）判断预后

依据舌象以判断预后的吉凶及疾病的转归变化，是仲景舌诊的另一特色。如《伤寒论・太阳病》云：“脏结，舌上白苔滑者，难治。”（《伤寒》第 129 条）这是仲景凭舌以判断预后之例。又如《伤寒・辨脉法》云：“脉阴阳俱紧者，口中气出，唇口干燥，蜷卧足冷，鼻中涕出，舌上苔滑，勿妄治也。到七日以来，其人微发热，手足温者，此为欲解。或到八日以上，反大发热者，此为难治。设使恶寒者，必欲呕也；腹内痛者，必欲利也。”脉阴阳俱紧为表里客寒，症见口中气出，唇口干燥则是阳盛见症；鼻中涕出，蜷卧足冷则是阴盛见症。正邪相争，抟聚而见滑苔，滑苔为阳被阴遏之象，故综合病机属阴邪偏胜，正阳不足，所以不能妄施攻伐（“勿妄治也”，当指不要滥用汗下之剂）。到七日以来，其人微发热则是阴邪渐消，阳气来复之兆，病退之机也。但如果接着变为大热，则为阴极变热，病邪深入，邪盛正衰的表现，所以说难治。恶寒是上焦寒气胜，故预测其必欲作呕；腹痛是阴凝于下焦，脏寒不能运化，水谷势必偏渗大肠，故推断他可能要出现下利证候。本条是根据舌象结合脉症以判断预后和疾病转归变化的范例。这说明临床察舌，不仅能推断病势的进退，病人的生死存亡，而且也可以测知邪正消长和证候的变化情况，做到“见病知源”“视别死生”。

综上所述，仲景对舌诊的贡献可归纳为三个方面。第一，他继承了《内经》舌诊的理论而又根据自己的临床实践而予以发展，因此，不论在内容上、理论上都有了进一步充实和提高；第二，他具体运用舌诊作为辨证施治的工具，运用它来审察病因，辨识病机，确定治则，判断预后等等，使《内经》的舌诊理论和临床实践密切结合起来，为后世温病学家的辨舌打下了良好的基础，起了承先启后的作用；第三，仲景论舌，绝不胶柱鼓瑟，有一病多“舌”、一“舌”多病的不同，临床上又有舍症从“舌”、舍“舌”从症、“舌”症同参之别，具体地告诉我们切不可执舌、苔以应万变，而必须参合脉症，细心辨析，去伪存真，才能洞悉病情，恰当处理。

## 第二节　色　诊

色诊主要包括望面色和望肤色两部分。望色是望诊的主要内容之一，在《黄帝内经》中就有望色诊病的详细记载，张仲景进一步把它充分运用于临床，对于诊断疾病、确定治疗原则、推断预后都有重要的意义。

### 一、望面色

《金匮·脏腑经络先后病脉证第一》：“问曰：病人有气色见于面部，愿闻其说。师曰：鼻头色青，腹中痛，苦冷者死；鼻头色微黑者，有水气；色黄者，胸上有寒；色白者，亡血也，设微赤非时者死；其目正圆者痉，不治。有色青为痛，色黑为劳，色赤为风，色黄者便难，色鲜明者留饮。”此段即论述了面部望诊在临床上的应用。鼻部出现青色为肝乘脾，如再见极度怕冷，则属阳气衰败；鼻部色现微黑，黑为水色，此属肾水反侮脾土，所以主有水气；黄为脾色，脾病不能耗精四布，而水饮停于胸膈之间，故色黄者胸上有寒，寒指水饮而言；面色白是血色不能上荣于面，是失血过多之征，故主亡血，亡血之人面反见微赤，又不在气候炎热之时，此乃失血伤阴，阴不涵阳，虚阳上浮之象。青为血脉凝涩之色，故主痛；黑为肾色，劳则肾精不足，其色外露，所以黑色主劳；风为阳邪，多从火化，火色赤，故面赤主风；黄为脾色，色鲜明者是湿热蕴结，脾气郁滞，多有大便难之症；面色鲜明为体内停积水饮，上泛于面，形成面目浮肿，所以反见明亮光泽之色。

1. 色赤主热

在《伤寒杂病论》中，仲景涉及到面赤的有面少赤、面色赤、面合色赤、面缘缘正赤等几种，分别代表面赤的不同程度。

（1）面少赤　指面部颜色较正常人稍红，主要表现为两颧泛红如妆。阴寒内盛，虚阳欲脱，故面少赤。“下利脉沉而迟，其人面少赤，身有微热、下利清谷者，必郁冒汗出而解，病人必微厥。所以然者，其面戴阳，下虚故也。”（《伤寒》第366条）

方有执：“诸阳聚于面，少赤，亦阳回也。故曰戴阳。”（《伤寒论条辨》卷五）

汪琥：“面少赤，身微热，下焦虚寒，无根失守之火，浮于上、越于表也。”（《伤寒论辨证广注》卷中）

张隐庵：“其人面少赤者，阳明行身之面，是为阳明热气上承。”（《伤寒论集注》卷四）

钱潢：“其人面少赤者，阴寒上逆，虚阳受迫而上浮，其面赤为戴阳，乃下焦真阳大虚故也。”（《伤寒溯源集》卷十）

尤在泾：“面少赤，身有微热，阳在上在外也。夫阴内阳外而为病者，必得阳入阴出而后解，其面微赤而未甚，身虽热亦微，则其阳之发露者，仅十之三，而潜藏者，尚十之七也。”（《伤寒贯珠集》卷八）

黄元御："乃其人面少赤，身有微热者，是脾阳欲复、为阴邪郁遏于皮腠，不能透发，故外见热赤也。"（《伤寒悬解》卷十二）

（2）面色赤　指颜面发红。少阴病，阴盛于内，格阳于外，可使面色赤。同时伴见下利清谷，手足厥逆，脉微欲绝，身反不恶寒等。治宜破阴回阳，通达内外，用通脉四逆汤。（《伤寒》第 317 条）

方有执："面色赤而外热者，格阳于外也。"（《伤寒论条辨》卷五）

尤在泾："面色赤者，格阳于外也。真阳之气，被阴寒所迫，不安其处，而游散于外，故显诸热象，非实热也。"（《伤寒贯珠集》卷七）

（3）面合色赤　指满面通红。热郁阳明，不得渲泄，熏蒸于上，故面合色赤。"阳明病，面合色赤，不可攻之。"（《伤寒》第 206 条，参见面色缘缘正赤）

成无己："合，通也。赤，热色也。阳明之脉起于鼻，胃热上行，面应赤色，攻则亡津液，故发热，色黄，小便不利。"（《伤寒论条辨》卷四）

程应旄："面合赤色者，由胃热上行，怫郁在经也。"（《伤寒论后条辨》卷七）

沈明宗："此阳明风热上郁也。阳明之脉起于鼻……，邪郁于胃，风热上蒸，故面合赤色，即满面通红也。"（《伤寒六经辨证治法》卷四）

秦之桢："面合赤色，此表邪作汗之征，若误攻下，则表热不散，热瘀于上，必蒸黄色于皮毛。热瘀于下，必热结膀胱而小便不利。"（《伤寒大白》卷下）

张锡驹："阳明之脉，上循于面，故中于面，则下阳明。合，皆也。今阳明病，面皆赤色者，阳气怫郁于表也，不可攻里。"（《伤寒论直解》卷四）

（4）面色缘缘正赤　指满面通红，持续不去。外邪闭遏，阳气怫郁在表，不得发越，故面色缘缘正赤。"若太阳病证不罢者，不可下，下之为逆。如此可发汗。设面色缘缘正赤者，阳气怫郁在表，当解之熏之。"（《伤寒》第 48 条）

程应旄："设面色缘缘正赤，势亢盛者，此非发汗不彻者比，阳气经久不得发越，致怫郁在表，因现于面耳。"（《伤寒论后条辨》卷七）

沈明宗："设面色缘缘正赤，乃寒邪深重，阳气怫郁，在于太阳，阳明经表之间，又非汗出不彻之比，乃当汗不汗之故，另当解之，熏之。"（《伤寒六经辨证治法》卷五）

钱潢："若病人之面色缘缘正赤而浮现于面者，乃阳气为寒邪所闭，怫郁在表。"（《伤寒溯源集》卷七）

张锡驹："面者，阳明之所主也。缘缘，红貌。设面色缘缘正赤者，乃阳明之气怫郁于表，当以熏法解之。"（《伤寒论直解》卷二）

《金匮要略》中面赤见于：外感痉病趋于化热的"面赤、目赤"，阳毒证感受疫毒，血分热盛的"阴毒之为病，面赤斑斑如锦纹"，心血损伤阳浮于上的"头面赤"，虚寒下利而虚阳浮越的"下利脉沉而迟，其人面少赤"，以及产后中风兼阳虚证的"产后中风，发热，面正赤"。

2. 色黄主湿、主虚

（1）面色青黄　指面部颜色青黄不泽。肝色青，脾色黄，发汗后，阳气大虚，木邪克土，故面色青黄。"太阳病，医发汗，遂发热恶寒，因复下之，心下痞。表里俱虚，阳明气并竭，无阳则阴独，复加烧针，因胸烦，面色青黄，肤瞤者，难治。"（《伤寒论》第153条）

方有执："青黄，脾受克贼之色。"（《伤寒论条辨》卷一）

柯琴："烧针伤肉，故面青肤。"（《伤寒论注》卷二）

程应旄："此际所赖者，仅膻中之阳。所云宗气者，未经扰动，犹能代，胃气秉其气乃复。因烧针而胸烦，则宗气被伤，胃阳益无所主，故面色青黄，肤动。盖诸阳受气于胸中，是为气母，阳已伤及母，故从子治之难矣。"（《伤寒论后条辨》卷五）

张锡驹："阳明气血皆生于中土，阳明之部在面，面色青黄者，中土败而肝木之色现于土位也。"（《伤寒论直解》卷三）

（2）面目及身黄　即"发黄"。太阴寒湿郁滞，肝胆失于疏泄，木郁不达，胆汁外溢，故面目及身黄。"得病六七日，脉迟浮弱，恶风寒，手足温，医二三下之，不能食而胁下满痛，面目及身黄，颈项强，小便难者，与柴胡汤，后必下重。"（《伤寒》第98条，参见发黄）

方有执："面目及身黄，土受木贼，而色外薄也。"（《伤寒论直解》卷三）

程应旄："土气不内注则外蒸，面目及身黄矣。"（《伤寒论后条辨》卷九）

汪琥："面目及身黄者，胃气损，为热所蒸，故发黄色也。"（《伤寒论辨证广注》卷七）

张锡驹："面目及身黄者，太阴土气虚，而真色现也。"（《伤寒论直解》卷三）

《金匮要略》中色黄见于：寒湿在上的"湿家病，身上疼痛，发热面黄而喘"，以及寒实内结，里阳衰竭危候的"病者萎黄，躁而不渴，胸中寒实"。

3. 色白主虚、主寒

面色白主要见于《金匮要略》：阴血不足虚劳的"男子面色薄者，主渴及亡血，卒喘悸，脉浮者，里虚也"，气血两虚的虚劳证"男子脉虚沉迟，无寒热，短气里急，小便不利，面色白，时目瞑，兼衄，少腹满，此为劳使之然"，以及病人失血的面色"病人面无色，无寒热。脉沉弦者，衄；浮弱，手按之绝者，下血；烦咳者，必吐血"。

4. 色青主肝病、主瘀血、主痛

面色青主要见于《金匮要略》中阴毒证病毒侵袭血脉，瘀血凝滞，阻塞不通的"阴毒之为病，面目青，身痛如被杖，咽喉痛"。

5. 色黑主瘀、主水

面色黑主要见于《金匮要略》：支饮饮聚于膈，营卫运行不利的"膈间支饮，其人喘满，心下痞坚，面色黧黑其脉沉紧"，房劳伤肾所致女劳疸之"额上黑，微汗出，手足中热，薄暮即发，膀胱急，小便自利"，以及酒疸误下湿热内陷，邪入血分，久久薰蒸，血为瘀滞，变为黑疸之"酒疸下之，久久为黑疸，目青面黑，心中如啖蒜齑状，大便正黑，皮肤爪之不仁，其脉浮弱，虽黑微黄，故知之"。

6. 其他

面垢：指面部污秽，如蒙油污，洗之不去。阳明主面，胃热循经上熏，滞于面部，故面垢。见于三阳合病。伴见腹满身重，难以转侧，口不仁，谵语，遗尿，自汗出等。治宜清泻胃热，故用白虎汤。（《伤寒》第219条）

成无己："《针经》曰：'少阳病甚则面微尘。'此面垢者，少阳也。"（《注解

伤寒论》卷五)

柯琴:“阳明病则颜黑,少阳病则面微有尘。阳气不荣于面,故垢。”(《伤寒论注》卷三)

汪琥:“面垢者,少阳热而青黯之色不泽也。”(《伤寒论辨证广注》卷六)

张隐庵:“阳明之脉起于鼻……口不仁,面垢者,病阳明之气也。或曰面垢者,少阳也。乃少阳面微有尘之义亦通。”(《伤寒论集注》卷三)

吴谦:“阳明主面,热邪蒸越,故面垢也。”(《订正伤寒论注》卷九)

李千古:“面垢者,面上如土蒙蔽也。乃少阳合病于阳明,阳明属土,少阳属木,木土相合,而土破木贼,其气腾于面,况面部主于阳明,宜小柴胡汤加桂枝以伐木,木贼退,而面之本形目见矣。”(《李千古伤寒论·面垢论》)

## 二、望肤色

仲景诊断肤色主要是肤色黄,主要见于《伤寒论》阳明病兼变的发黄证,主要包括:

1. 太阳中风以火劫发汗所致的发黄　太阳中风当以解肌发汗,若以火劫迫汗,风邪不仅不能解,反会加火邪为害,风火相煽,两阳相搏,使肝胆疏泄太过,胆汁横溢,溶于血液,则全身发黄。“太阳中风,以火劫发汗。邪风被火热,血气流溢,失其常度。两阳相熏灼,其身发黄。……”(《伤寒》第111条)

俞嘉言:“风,阳也,火亦阳也,邪风更被火热助之,则血气沸腾,所以失其常度,热气弥漫,所以蒸身为黄。”

2. 表证误下而形成的湿热发黄　太阳病误下后,湿热郁蒸,热不得越,湿不得泄,互结蕴蒸,故发黄。“太阳病,……若不结胸,但头汗出,余处无汗,齐颈而还,小便不利,身必发黄。”(《伤寒》第134条)

3. 太阴病的发黄　太阴为湿土之脏,感受外邪以后,外寒于里湿相合,寒湿郁滞,影响肝胆疏泄,而致胆汁外溢发黄,见于“太阴者,身当发黄”(《伤寒》第187条),“太阴当发身黄”(《伤寒》第278条)。如果小便自利,湿邪有下泄之路，不致内郁，则不能发黄。此外，《伤寒论》第 259 条“伤寒发汗已，身目为黄，所以然者，以寒湿在里不解故也。以为不可下也，于寒湿中求之”论述了寒湿发黄的证治和禁忌。

4. 阳明病湿热郁蒸发黄　邪热与湿相合，湿热郁遏于中焦，影响肝胆疏泄功能，胆汁外溢而发黄。“阳明病，无汗，小便不利，心中懊憹者，身必发黄。”（《伤寒》第 199 条）

尤在泾：“邪入阳明，寒已变热，无汗则热不外越，小便不利则热不下泄，蕴蓄不解，集于心下而聚于脾间，必恶热为懊憹不安；脾以湿应，与热相合，势必蒸郁为黄矣。”

5. 阳明病误用火法后而导致的发黄　阳明病为热证实证，当以清下为主，如误用火法，因火与热合，两阳相熏灼，使邪热愈炽，而津液益伤，津伤则身无汗而小便不利，因而导致发黄。“阳明病，被火，额上微汗出，而小便不利者，必发黄。”（《伤寒》第 200 条）

舒驰远：“太阳邪风被火热，两阳相熏灼，其身发黄。今阳明被火者亦然，总为无汗而小便不利致。”

6. 伤寒阳黄的类型　阳明瘀热在里发黄，由于阳明热邪与湿相合，湿热郁遏，胶结不解，湿热并重，熏蒸于内，身必发黄，见于“阳明病，发热，汗出者，此为热越，不发黄也。但头汗出，齐颈而还，小便不利，渴饮水浆者，此为瘀热在里，身必发黄，茵陈蒿汤主之”（《伤寒》第 236 条），“伤寒七八日，身黄如橘子色，小便不利，腹微满者，茵陈蒿汤主之”（《伤寒》第 260 条）；伤寒湿热郁遏发黄，外无可汗之表证，内无可下之里证，而介于表里之间的发黄，见于“伤寒，身黄，发热者，栀子柏皮汤主之”；伤寒表邪未解，热不外泄，与湿相合，湿热郁遏于里，而致发黄，即阳黄兼表之证，见于“伤寒，瘀热在里，身必发黄，麻黄连翘赤小豆汤主之”。

《金匮要略》中发黄见于《黄疸病脉证并治第十五》，主要包括：湿热发黄、寒湿发黄、火劫发黄、燥劫发黄、女劳发黄以及虚黄。对于黄疸的分类主要从病因来分的，有黄疸、酒疸、谷疸、女劳疸等。但从其证治内容来说，总有热盛、湿盛、湿热俱盛之分。

总之，身黄有阴黄与阳黄之分，其发病离不开湿，阳黄为湿与热结，阴黄是湿与寒结。

## 三、对张仲景色诊的评价

色诊为诊断疾病过程中不可缺少的部分，早在《内经》中就有了面分五色的五色诊、面部分脏腑部位等记载。仲景色诊继承了《内经》色诊的内容，其中包括面部五色诊的内容以及面部与脏腑相关部位的部分内容，并增加了无色主病的内容，并提出了望色与四时相参的内容，如："色白者，亡血也，设微赤非时者死""四时各随其色，……非其时色脉，皆当病"。并从面部色泽主病、预后、鉴别和论治等方面充分论证了面部色诊的临床价值，为后世色诊的发展奠定了坚实的基础。

1. 面部色泽主病

仲景在广泛临床观察实践基础上，提出了面部色泽主病规律。

（1）不同面部色泽，主病不同。色为五脏六腑精华之外应，不同病理色象对应相应脏腑病变。《金匮·脏腑经络先后病篇》云："色青为痛，色黑为劳，色赤为风，色黄者便难。"

（2）同一面部色泽，主病有所不同。《金匮·脏腑经络先病篇》云："色黄者，胸上有寒，…色黄者，便难。"此因"胸上有寒"与"便难"均是水湿为患，都有脾的病变，故都表现为黄色。脾病不能敷津四布，则水停胸胁为"胸上有寒"。湿热内蕴致脾气郁滞，则便难。还有如《金匮·痉湿暍病篇》云："湿家身疼发热，面黄而喘"，湿郁于表而见面黄，和仲景所论湿热在里之黄疸病阳黄之面黄均为黄色，但主病不同。

（3）同一面部色泽，出现部位不同，主病有异。《金匮·脏腑经络先后病篇》云："鼻头色微黑者，有水气，……色黑为劳"，鼻为脾之部，鼻头色微黑，是肾水反侮脾土之象，故为"有水气"，黑为肾色，肾精不足，其色外露，则见整个颜面部色黑。还有仲景的大黄䗪虫丸证（《金匮·血痹虚劳病脉证并治第六》18 条）见两目黯黑，为内有瘀血。黄疸病篇的黑疸病亦见额上色黑。这些部位不同的色黑，主病各不相同。

2. 面部色泽预后

仲景根据面部色诊，来判断病人预后。《金匮·脏腑经络先后病篇》云："色白者，亡血也，设微赤非时者死。"所言乃血虚见虚阳浮越之证，故仲景曰其"死"。另《金匮·惊悸吐衄下血胸满病篇》有云："夫脉浮，目睛晕黄，衄未去。晕黄去，目睛慧了，知衄今止。"本条从目睛晕黄与否来判断衄血的预后，可谓简便易行。

3. 面部色泽鉴别诊断

仲景常以面色作为鉴别的依据。黄疸病面色多黄，其属湿热盛者，"身黄如橘子色"（《伤寒》第 15 条）。其属寒湿盛者，"发热，身色如熏黄也"（《金匮·痉湿暍病篇》）。面部色泽提示了黄疸病阴阳寒热的分界标准。对于阴阳毒的鉴别，《金匮·百合狐蜮阴阳毒病篇》云："阳毒之为病，面赤斑斑如锦纹""阴毒之为病，面目青"。面色做为阴阳毒的主症，揭示了两者之异同。

4. 面部色泽论治

治则随病机而立。仲景在分辨邪正关系基础上，常结合面部色泽论治。《伤寒论》第 206 条云："阳明病面合色赤，不可攻之"，此为邪热郁于经熏蒸于上，而见面赤，此时腑实未成，故不可用下法，宜用清法。《伤寒论》第 23 条桂麻各半汤证云："面色反有热者，未欲解也，以其不能得小汗出，身必痒，宜桂枝麻黄各半汤"，其中"面色反有热者"提示此为阳气怫郁于表，不能发泄，治宜解表。可见面部色泽为医者论治提供了信息，使论治更具准确和全面。

仲景对面部色诊的诸多论述，充分说明了面部色诊的临床价值。正因为面部色诊有其临床重要性，且其以简单方便易行，因而被后世医者广泛采用，并不断加以完善。

# 第三节　体　态

## 一、望形体

强人、羸者：强人指身体健壮之人；羸者指瘦弱虚弱之人。《伤寒论》中所言之强人主要在于服药的量上，如白散“以白饮和服，强人服半钱匕，羸者减之”、十枣汤“强人服半钱匕，羸者服半钱”。

《金匮要略》中关于羸瘦之人还有：历节病，痛久不解，正气日衰，邪气日盛，身体逐渐消瘦，见于：“诸肢解疼痛，身体尪羸，脚肿如脱”“身体羸瘦，独足肿大，黄汗出，胫冷”；病虚劳，五劳伤害到了极点，而致羸瘦，“五劳虚极羸瘦，腹满不能饮食”；正气不足之人，“瘦人绕脐痛，必有风冷”。

## 二、望形态

1. 肿　主要见于《金匮要略》中，有以下几种情况：

（1）由于风湿表里阳气俱虚，阳虚不能化湿，在外则见身微肿。如：“风湿相博，骨节疼烦掣痛，……或身微肿者，甘草附子汤主之。”（《金匮·痉湿暍病脉证治第二》）

（2）风湿历节病，风湿留注于筋脉关节，气血通行不畅，故见肢节疼痛肿大。如：“脚肿如脱”“独足肿大……便为历节”。（金匮·《中风历节病脉证并治第五》）

（3）由于肺通调水道失职而肿。其一为由于肺为水之上源，主通调水道，下输膀胱。今肺气壅闭，不能通调水道，下输膀胱，风遏水阻，以致水气泛溢于肌表，可以转为风水浮肿的证候，见于：“肺胀，欲作风水，发汗则愈”。其二为由于痈在于肺，肺朝百脉而主皮毛，病则通调失职，以致全身浮肿，见于：“肺痈胸满胀，一身面目浮肿”。（金匮·《肺痿肺痈咳嗽上气病脉证治第七》）

（4）《金匮·水气病脉证并治第十四》的水肿论述。

以主要症状分类表现可有：

风水　外感风邪，气机失调，气受邪郁，不能化水，聚水而成肿。见于："风气相击，身体洪肿""中有水气，面目肿大，有热，名曰风水。视人之目窠上微拥，如蚕新卧起状"。

皮水　病在肺脾，肺主通调，脾主运化，肺脾病则水道不通，水湿不化，以致水湿停聚泛溢肌肤而见浮肿。见于："外证胕肿，按之没指，不恶风，其腹如鼓""皮水为病，四肢肿，水气在皮肤中，四肢聂聂动""里水者，一身面目黄肿"。

黄汗　卫郁而营中有热，水湿潴留于肌肤，所以见"四肢头面肿"。

五脏水肿证候分类有：

心有病引起的浮肿为身肿及前阴肿　由于心阳虚，而水气盛，所以产生身肿；前阴为肝肾经所过，肾脉出肺络心，心阳虚不能下交于肾，则肾水不得制约，溢于前阴，故肿。见于："心水者，其身重而少气，不得卧，烦而燥，其人阴肿"。

肝有病引起的浮肿为腹肿大　由于肝病极易乘脾，脾受肝之侵犯而不能运化水湿，所以腹部胀大，不能自转侧。见于："肝水者，其腹大，不能自转侧，胁下腹痛，时时津液微生，小便续通"。

肺有病引起的浮肿为身肿　由于肺气不行，不能通调水道，下输膀胱，故身体浮肿。见于："肺水者，其身肿，小便难，时时鸭溏"。

脾有病引起的浮肿为腹胀大　由于脾病运化失职，不能运化水湿，故腹胀大。见于："脾水者，其腹大，四肢苦重，津液不生，但苦少气，小便难"。

肾有病引起的浮肿为腹大，脐肿　由于肾阳虚而不能为胃司"关门"的作用，故水聚而腹大脐肿。见于："肾水者，其腹大，脐肿腰重，不得溺，阴下湿如牛鼻上汗，其足逆冷，面反瘦"。

2. 肌肤甲错　指皮肤干燥粗糙如鳞甲状。其原因有三：一者为虚劳内有干血，瘀血内停，妨碍新血的生成，肌肤失其营养，故粗糙如鳞甲状，见于：《金匮·血痹虚劳病脉证并治第六》"内有干血，肌肤甲错，两目黯黑"；二者为肠痈病人，营血久瘀于里，全身肌肤缺乏气血的滋养，故干燥粗糙，见于："肠痈之为病，其身甲错，腹皮急"；三者内有结热瘀血，新血不能外荣，故身虽无疮疡，但肌肤枯燥，状如鳞甲，见于："结热中，痛在关元，脉数无疮，肌若鱼鳞"。

## 附一　望诊的现代研究

望诊是中医诊法中的重要内容之一。利用测色仪、色差计、信息诊断仪、热像仪等现代科学技术，使望诊得到了广泛的研究，并为望诊提供了定量、定性依据；运用生物全息律原理，已涌现出如耳诊、穴位诊、甲诊、掌诊、指诊、指纹诊、尺肤诊、第二掌骨侧诊等全息诊法，使望诊的范围在不断拓宽。现介绍主要的几种望诊的现代研究。

### 一、头面望诊

1. 望头发　头发的色泽变化与脏腑病变有着密切关系，头发的形态变化也能反映脏腑及阴阳气血的盛衰。有对 6 个不同年龄人的头发进行扫描电镜观察，结果表明头发的变化与年龄有关，其生长、变化与人的肾气盛衰有密切的关系。目前有不少报道，应用原子吸收分光光度法测定头发中多种微量元素的含量，以探求其与中医病证间的相互关系。

2. 望面色　据临床报道，有观察 50 例白血病病人的面色，皖白无华者 30 例，晦暗者 7 例，苍黄者 4 例，潮红者 1 例，苍白者 6 例。有发现面部色诊不仅对慢性病有诊断价值，而且对危重病也有诊断价值。如心力衰竭病人的额头黑、口唇紫绀；急性肝病病人面色死黄如土；尿毒症病人面色黯黑等。有认为小儿脉来疾促难凭，以察面色为要。如面赤多眵，眼泪汪汪为麻疹症状之先驱；面青主惊风；面白为中气不足，多主泻泄吐利；面黄为脾胃久伤或湿热内蕴等。有发现小儿急腹症时面呈灰白；副肾上腺病时面呈青铜色；重症白喉病人面呈蜡样苍白。有认为两颧暗黑带青，额头色黑均是有瘀；面颊光滑，分泌物如油者是湿浊重的表现；贫血病人面颊色素沉着者，多属再生障碍性贫血；面部痤疮多，大多是乙肝表面抗原（HBsAg）阳性。国外有人认为面部是人体的外部反映图，脏腑有疾病时，其面部相应部位能提供内脏的信息。如颏部雀斑意味着足寒、夜尿症；眉上雀斑表明肢体疲倦，或为疼痛，或被扭伤；眉上的压痛点提示上肢或肩部疼痛。

有人观察到面部蟹爪纹的分布与主病有一定的规律性，心病以颞区布纹为主，肝病、肝肾同病以鼻、颊区为主，肺病以颧区为主，肾病以颊区为主。有发现 98 例肺癌病人的面色多现㿠白、苍白、潮红、紫红或面红如妆，其中 70 例两颧部有蟹爪纹，占 74.1%，且蟹爪纹有随临床分期加重而加剧趋势；而对 58 例“慢性阻塞性肺气肿”的观察结果，两颧有轻重不等的蟹爪纹者 44 例，阳性率 76%，且其阳性率和程度与气道阻塞的程度及肺循环障碍的病理改变成正比；哮喘、单纯型支气管炎、喘息型慢性支气管炎、肺气肿、肺源性心脏病的蟹爪纹阳性率依次增加，程度依次加重。

目前面部色诊的实验研究已逐渐开展起来，采用仪器对颜面色诊进行检测，从而取得定性、定量的数据。如为了准确测定面部皮肤温度，利用摄像机与电视机进行彩色照像，发现面色与温度的关系是：温度从高到低，面色依次为白、橙、黄、绿、绛红、紫、青绿、蓝、黑共 10 色，每色温度差 0.3℃，以面白、红为实，橙、黄为稍实，黑、蓝为虚，紫为稍虚，绛红、绿为正常。将拍照结果与病人“十二经虚实证候群”调查表的症状作对比，在受试 36 名病人中准确率达 80.5%。对正常人的肤色偏白、偏黄、偏青、偏黑者进行面部的亮度与色度测定，发现正常人的面色有五色分布的趋势，从而证实了测色仪与测色技术可为中医色诊提供客观指标与定量依据。有采用瑞典进口的热像仪，进行了阴阳寒热红外面图的研究，结果表明，《内经》的阴阳寒热可在面部反映出来，这对《灵枢·五色》的理论是一个证明。用红外线成像技术对 32 例心痹病人的红外面图进行对比，发现两者在图象的均匀度、左右对称等方面均有不同，证明了冠心病人在面部的病象反映是客观存在的；并对病人的治疗前后的面部热象进行测定，发现治疗有效病人的面色有恢复正常的趋势。使用色差计对 131 例肺结核病人的气血阴阳虚证及 30 个正常人的面部色泽进行了定量研究，发现不同证型组的面部色泽有一定差异，其中以阴虚证的色差最大，阴虚、血虚证次之，气虚证则与正常人仅有微小差别。

## 二、五官望诊

1. 望目　将两眼瞳孔的下方 6 点处，巩膜与结膜间的毛细血管呈充血、扩张、红黑之象称为巩膜胃征，查此可诊断胃肠道疾病。通过对 122 例巩膜胃征阳性病人的临床分析，此征与临床症状体征（急慢性胃肠炎、胃十二指肠溃疡、胃癌等）的符合率达 90.2%。将眼球结膜 5、6 点间部位附近由下向上行走的扩张、弯曲、充血的血管称为球结膜痔征，用于诊断内痔。检查 1270 例，符合者达 1079 例，符合率达 85%。使用检眼镜，通过瞳孔，检查眼底络脉变化。发现络脉红活，粗细均匀，分布规则，色泽鲜明者，为肝气条达；络脉深红，脉管粗细不均，或充盈怒张，属肝气郁结；络脉变粗，或怒张，或弯曲、断续、隐匿，或血流络外，为肝经郁热；络脉干红，如枯枝脆条，或部分络脉不能辨认，眼底色泽干枯变黄为肝血不足。因受中医学理论影响而产生的“虹膜诊断学”，是目前国外颇为盛行的新学科，它认为人体内脏、器官、四肢百骸在眼虹膜上占有一定的代表区，当人体内脏或肢体患病时，其产生的信息则反映到相应的代表区，而表现为虹膜纹理的分离、凹陷、变色或色素堆积、瞳孔变形等，通过检查虹膜上的这些变化，就能诊断疾病。

2. 望耳　国外学者都认为耳及耳穴的形态、色泽等方面变化与脏腑器官的功能有关。认为耳朵是灵魂的镜子，一些心身疾病病人的耳朵外形与健康人不同，故可根据望耳来诊断心身疾病。国内学者在望耳方面有大量的研究，通过观察耳廓大小、厚薄、形态、颜色、血管等变化，或局部按压耳廓穴位查阳性压痛点，或用耳部信息测量仪检测信息变化，或用特制染色液对耳穴染色，据局部颜色变化来诊断疾病。近几十年来，耳诊已发展到有耳廓视诊、耳穴压痛、耳穴电测定、耳穴染色、耳痛原因分析、耳穴知热感度测定、耳温测定、耳穴压痕、耳心反射等多种方法，并已运用于各科疾病的诊断中。

观察 344 例各种癌肿病人和 292 例无肿瘤者的耳廓软骨增生情况，发现一个耳廓上软骨增生达 3 处以上者，癌肿组占 18.31%，而对照组仅占 5.13%，两者差异显著。调查 49 例癌症病人，39 例耳穴有增生隆起，约占 70%。并注意到肝部癌肿切除后，耳穴增生物在一段时间内并无变化。用信息诊断仪对 1245 人进行体查，查到有肿瘤信息者 12 人，后经西医确诊 11 人，符合率为 91.6%。观察 69 例癌症病人，在耳穴相应部位可见隆起物或癌点（污秽蝇屎色或棕褐色小点），亦认为在患肿瘤时，相应耳穴会出现痛觉敏感、热敏、局部皮温上升及电特性发生变异等。

消化系统病人耳廓对耳轮体上部（腹部投射区）有卵圆形或小丘形皮肤结节，一般直径为 2～5mm。慢性胃炎病人于胃区出现突起、充血、苍白的为 42%～70.9%。胆石症病人于胆区可出现皮肤光泽和形态的改变。耳穴染色用于诊断胃、十二指肠炎或溃疡亦有价值。有报告对 88 例胆囊炎、胆石症病人进行耳穴染色，与手术诊断符合率为 94%，与 B 超诊断符合率为 86%。但亦有不同意见，如对 142 例胆结石病人进行耳穴染色，发现除胆囊穴外，十二指肠穴、胃穴、肝穴等也被着色，因染色部位与时间易受干扰，故虽对照组着色率明显低下，但假阳性率一般为 30%～40%，甚至更高。因此，认为耳穴染色诊断胆石症的价值有待于探讨。

耳垂斜行皱褶与冠状动脉粥样硬化及冠心病有关，报道 20 例冠状动脉疾病的耳征，其中 19 例有一种以上冠心病的危险因素，提出早发心血管疾病可伴发耳垂皱褶；随后的研究也提示，冠心病耳垂皱褶的发生，显著高于年龄相同的对照组。在 531 例急性心肌梗死的冠心病病人中，47%有单侧或双侧斜形耳垂皱褶；而在 305 例年龄相同的对照组中，只有 30%有耳垂皱褶。故认为耳垂皱褶应视为冠心病的一个危险因素，其存在说明患病危险的增加。观察 100 例冠心病病人的耳褶征，发现冠心病病人耳褶征的阳性率远较健康人或非冠心病者为高，且冠心病患者耳褶征的阳性率与年龄增长有密切关系。

报道以耳穴染色诊断 77 例疟疾病人，阳性率为 83.3%，而对照组的假阳性率为 14.66%，两者有极显著差异。对 60 例冠心病人进行耳穴染色，并与 60 例非冠心病人进行对照，发现冠心病人的心与小肠区同时着色的达 80%，远较对照组为高。对 50 名早孕妇女进行耳穴染色，发现 47 例于子宫区着色，此外，食道区有 42 例着色，可能与出现恶心、厌食等妊娠反应有关。

国内普遍使用耳诊器进行诊断。如采取 WR–F1 型无外加电源耳穴复合参数探测仪，发现在人体耳穴电参数中，病人 E（电势）极显著高于对照，R（电阻）极显著低于对照。R 与 E 之间有极显著相关关系与回归关系。有发现冠心病病人的相应耳穴皮肤温度与其他部位温度差值远高于健康人组。用 XZ–20 信息诊断仪探测 60 岁以上老人的耳部信息，以健康青年人作对照，发现老人的肾上腺、甲状腺、内分泌、皮质下、垂体、交感、神门、激素等 8 个与内分泌调节有关的耳穴电流指数均高于青年组。且随年龄增大，其增高倍数也增加。老人组的血浆皮质醇、血清免疫球蛋白 A 均低于青年组。故可能提示耳穴的电流变化与人体神经–内分泌系统的调节有关。

3. 望鼻及人中　据中医学的鼻柱应肝、鼻柱两旁应胆、鼻尖应脾、鼻尖两旁应胃的理论，认为望鼻可诊肝胆脾胃病。人中对应于人体膀胱子宫，有提出人中隐现青色，提示寒性痛经；人中隐呈紫红，提示瘀热痛经；色淡白而干，为血枯闭经；人中近唇外潮红，属血热崩漏；人中近鼻处白色，为气虚崩漏；男子人中色淡变浅，或人中短于同身寸的 1/3，提示阳痿少精、无精。

4. 望唇　据报道病人下唇内侧黏膜出现粟粒样大小淡白色丘疹，提示肠蛔虫病，其符合率高达 93.5%以上。发现下唇黏膜出现圆形或椭圆形紫黑色斑块，不高出皮肤，压之不褪色，结合观察眼球结膜有异常走向血管、耳穴相应部位隆起、舌质青紫、躯干白斑等，对早期诊断消化道癌有一定价值。还有人认为小儿下唇有碎米样小白点即是疳积病，且白点之密疏与疳虫多少相对应。观察唇系带上有无结节、索条及其部位、色泽的变化可诊断痔瘘，其阳性率 90%以上。认为唇系带上小点的个数和位置与痔漏的个数和位置相对应。有称唇系带上出现白或灰色粟粒大颗粒为“龈交斑”，以此诊断肛门病，检查肛门病 92 例，其阳性率为 45.6%。亦有发现上唇系带出现白色颗粒性赘生物是急慢性腰痛的征象。

5. 望腭黏膜　软、硬腭黏膜可因疾病发生变化，这些变化统称为腭黏膜征，可用于诊断血瘀证。观察1032例病人及1144例健康人的腭黏膜，发现病人组在腭黏膜上出现不同程度的小静脉曲张、小动脉扩张、出血及黏膜面色调改变等腭黏膜征的，显著高于健康人组；在肝癌、肝硬化、冠心病、糖尿病、月经不调等五种疾病中辨证属血瘀者，腭黏膜征更为显著。观察130例不同病种病人的腭征变化，认为在瘀血证的诊断方面，它的价值等同于青紫舌及舌下静脉征。有分别对90例老人与30例儿童进行观察，发现老人腭黏膜征异常出现率较儿童显著增高，故提出腭黏膜征为衰老的重要标志之一。曾报告肝癌病人的软、硬腭异常出现率高于正常人。但有提出出现腭黏膜征肿瘤病人的全血黏度、血浆黏度、红细胞电泳率固然明显高于常人，但与腭黏膜征阴性的肿瘤病人相比却无明显差异，提示血液高黏状态不是导致腭黏膜异常的主要病理因素，认为腭黏膜征病人微循环障碍较重，但血小板聚集性与血液流变性变化与腭黏膜征阴性的病人相比，差异并不明显。

## 三、其他望诊

1. 望手指甲　中医重视体质与辨证的关系，而皮纹可判断体质与遗传状况。对56例脾虚病人与105例正常人的手纹11个纹区、16个参数进行比较。结果是脾虚病人手指的斗纹多，双箕出现率比正常人低，总指纹嵴数高，显示手指的大斗及大箕居多，食中指间区及鱼际、小鱼际区花纹出现率高，t–d纹嵴数偏低，小鱼际区及掌心部白线出现率高。这些皮纹的异常变化，可作为脾虚体质辨证的一项重要指标。

双指O环试验，可用于判断脏腑异常，判断病因，选择药物及检查疗效。此试验的研究现仍不断深入，认为O环力量的变化是体内物质与参照物出现电磁共振所引起，进而提出用此法观察经络现象的新方法。

爪甲荣枯与溃疡病发作有一定关系，认为爪甲色泽的改变可作为溃疡病发作先兆。发现凡肝癌、胃癌、子宫癌的病人，其指甲表面必现晦黄色。观察51例四肢骨骨折病人指趾甲变化后发现，骨折病人呈现随着指趾甲新甲的生长，骨折处骨痂形成这一特征性改变。故望指趾甲的变化规律，对诊断四肢骨骨折愈合情况及预后，似有一定参考价值。有介绍在手指甲下呈现各种颜色、形状、按压不散的瘀血斑点称内伤甲征，据此可诊断内伤。此征象在拇指甲为头部有伤；在食指甲为膈肌以上、锁骨以下处有伤；在中指甲为膈肌以下、脐以上有伤；在无名指甲为脐以下、耻骨联合以上有伤；在小指甲为耻骨联合以下有伤。有报道验指甲端半月状淡红晕可辨虚实，认为体质壮实、气血旺盛者，晕小色淡红；若晕大色淡白，则多是气血衰弱或色欲过度的表现。还有人发现妇女停经，按压其拇指甲，呈红活鲜润者为早妊，暗滞者则为月经病。

2. 穴位诊法　用 DTC-1 型探穴测温仪对 113 例肺癌和 113 例对照组的定性穴新大郄、定位穴肺俞的对应穴位进行观察，发现两者差异显著。对 33 例 41 人次的背俞触诊阳性穴位进行红外热图检查，两者符合率达 92.68%。对已确诊的癌症和溃疡病人的检查结果，背俞触诊阳性率为 82.93%，患病脏腑相应背俞红外显示率达 95.12%。用 AGA−680−LW 型热像仪观察背部红外图像，发现病人病变所属的背部俞穴上，在与其密切相关的穴位上，可见异常红外显示。如测试 24 例膀胱癌病人，有 22 例于双侧膀胱俞穴出现异常；测试 9 例肺癌病人，有 8 例于肺俞穴出现异常。上述情况提示内脏和体表可通过经络相互联系，故穴位诊在诊断疾病时有一定价值。

## 附二　舌诊的现代研究

随着现代科学技术的发展，对舌诊的研究已从临床的肉眼观察进入到细胞、亚细胞水平，并且运用血液流变学、血液动力学、微循环、组织学、组织化学、生物化学、免疫学、微量元素分析等多种现代科学的实验手段对舌诊进行研究，使中医舌诊在客观化、规范化方面取得进展。

### 一、舌体组织学

人正常舌的组织切片，可分为如下几层结构：

1. 黏膜层　为复层扁平上皮，此上皮的更新很快，有人认为在正常时这些细胞每 3 天更新一次，因此容易反映细胞代谢的障碍。复层扁平上皮又可以分为如下 4 层：

（1）角化层　位于上皮的最表层，由角化的或不全角化的上皮细胞组成。细胞扁平，完全角化细胞的核大都消失，不全角化细胞尚可见到细胞核。覆盖在舌乳头表面的上皮有时可形成角化的突起，突出于舌面。在角化过度时，此角质突起可延长增高，呈角化柱或角化树状。

（2）颗粒层　细胞扁平呈梭形，胞浆中含有角化颗粒。在人类通常只有 2～3 层细胞。

（3）棘细胞层　这是舌黏膜最主要的一层，由多角形细胞构成，并具有细胞间桥。越近表面的细胞体积越大，胞浆越多，有时可见到少量空泡，故此层又有海绵组织层的称法。深层的棘细胞体积较小，细胞间桥明显，细胞核相对较大，染色较深，偶可见核分裂。

（4）基底层　又称生发层。细胞呈柱状，细胞核染色深，常有核分裂。其细胞呈单层排列，整齐致密，位于上皮的最底层，使黏膜上皮层与固有膜之间形成一明显的分界线。

2. 固有层　位于黏膜下，是一层结缔组织，其中有神经、血管、淋巴管、舌腺管等穿行，有时可有少量淋巴细胞浸润，尤以舌根部为多见。在舌背部，固有膜向上皮伸入，形成许多大小不等的真皮乳头。

3. 肌层　由纵横交错的横纹肌组成，在肌束之间，结缔组织很少。有时可见血管和神经等。

通过舌的组织切片可以了解到舌的结构有舌黏膜、舌的肌肉、神经、血管等，下面着重介绍与中医舌诊关系较为密切的组织结构——舌黏膜。

舌黏膜由复层扁平上皮及纤维结缔组织构成。舌背黏膜表面粗糙，有许多小突起，统称舌乳头，使舌背表面呈天鹅绒状。舌根的黏膜光滑，没有乳头。

舌乳头按其形态、大小和分布部位可分为 4 种：

（1）丝状乳头　是舌上最多、最小的乳头，细长如丝，高 0.5～2.5mm，在轮廓乳头的前面遮盖了舌背的前 2/3。乳头由复层磷状上皮和固有膜组成，乳头上皮浅层的扁平细胞轻度角化，因此丝状乳头覆盖舌面呈微白色，这种角化物质对舌黏膜具有一定的的保护作用。每个乳头内有一个由固有膜突起形成的轴心，叫初级乳头。自初级乳头的顶部，固有膜继续向上皮伸入，形成许多大小不等、数目不定的更小的突起，称为次级乳头。次级乳头的高矮直接影响黏膜表面的光滑度。覆盖在丝状乳头表面的上皮有许多丝状突起（5～20 个），每个突起下面即是一个次级乳头，如用放大镜观察，它的外形宛如刷状。丝状乳头无味觉功能。丝状乳头具有轻微而持续不断的生长能力，故在病理状态下可变得很长，形成厚苔等。丝状乳头在青年期最发达，到老年渐变平滑。

（2）蕈状乳头　又名菌状乳头，因它上部钝圆，肥大如球形，根部细小，形如蕈状而命名。蕈状乳头的数目少于丝状乳头，但体积较大，在舌背部呈单个的不规则分布，主要位于舌尖及舌边，分散在丝状乳头之间。乳头高 0.5～1.5mm，其上皮的表面未形成突起，所以次级乳头固有膜内的毛细血管接近上皮的表面；又因上皮不角化而透明，所以透过上皮隐约可见分布于次级乳头固膜内的毛细血管，使肉眼观看蕈状乳头时呈红色。蕈状乳头含有味觉神经末梢，故有味觉。

（3）轮廓乳头　是乳头中体积最大的一种，直径 1～3mm，高 1～1.5mm，数量最少，一般 7～9 个。这些乳头排列于两条几乎垂直的线上组成“人”字形界沟，成为舌体与舌根的分界线。

轮廓乳头的外形很像蕈状乳头，但它的上面扁平，周围有一条狭窄的深沟环境，沟外壁的黏膜有嵴状隆起，在沟内壁的上皮中，有多数染色较浅的卵圆形小体，称为味蕾。每个轮廓乳头中的味蕾约有 250 个。

（4）叶状乳头　有 3～6 个，是许多互相平行的皱襞，以深沟分界。主要位于舌后部两侧边缘上。人类的叶状乳头已逐渐退化。成人叶状乳头区的腺体退化，代之以脂肪组织及淋巴组织。

（5）味蕾　是味觉分析器的外围部，即味觉感受器，是由特殊上皮构成的细胞团块，呈椭圆形，包埋于上皮内，状似花蕾。味蕾分布在舌周围的乳头（如蕈状乳头、叶状乳头、轮廓乳头）中，也散在于舌腭弓、会厌后面、咽后壁等处的上皮内。在新生儿较多，成年人较少。味蕾的大部分（舌前 2/3 部分）接受面神经的感觉纤维，这些纤维同舌神经分布于舌；另一部分味蕾（包括舌后 1/3）受舌咽神经的支配。

味觉通常分成甜、苦、酸、咸、辣五种。舌的各部分味觉刺激的灵敏度不同：舌尖部分对甜、苦、酸、咸的感受非常敏感，尤其是对甜、咸两味更甚；舌的两侧周围对酸的感觉最灵敏；舌根部分对苦味感觉最敏感。在中医辨证时，病人的味觉也可作为参考。病理性味觉改变的机制尚未能阐明。

## 二、舌诊的主要研究方法

### （一）舌荧光检查

荧光又名冷光，是由于某种物质或细胞等被某种频率的辐射线（如紫外线）照射时所发出的频率较低（波长较长）的辐射可见光，在紫外线照射下，正常人绝大多数在舌面均有荧光出现。荧光呈红色或橘红色，可布满全舌，也可仅分布于舌后 1/2 或 3/4 处，而在舌的前 1/2 或 1/4 处呈灰色或白色。一般在舌的边、尖部没有荧光。

荧光的发射设备是用 500 伏特的强力高压汞气灯作为光源，利用 Wood 滤色玻璃将汞气灯发射的可见光滤掉，让不可见的紫外线透过，其波长在 3000～4000Å，此外长波紫外线，又称为 Wood-Light，用以产生荧光。

荧光舌象检查应在饮食后 2～3 小时进行。检查前禁饮冷、热水和吃零食。检查时被检者取端坐位，张口伸舌。检查者在被检者正前方，手持汞气灯架，将紫外线光对准被检者的后面，照射 30 秒，然后将荧光色泽、产生的部位记录于表格上，此项检查须在暗室内进行。

荧光的强度可根据各人的情况而有所变异，舌苔较少者荧光常为比较暗淡的红色，舌苔厚者常有强红色荧光，在病理情况下，荧光可减弱或消失，荧光自红、橘红转为粉红或黄色。若无荧光，则为紫外线的紫色，荧光的消失无一例外地均从舌尖开始，逐渐向后伸展。凡荧光遮盖不到舌面一半者，属于病理，与营养不良，特别是维生素 B 族的缺乏有关。营养不良者出现光滑萎缩舌时多无荧光。正常舌面荧光减少，则表示为亚临床的营养缺乏，如慢性酒精中毒者，虽舌的外观及临床检查正常，但舌无荧光，而这类人肯定有营养不良的情况存在。因此，Wood–Light 是较肉眼观察更为精细的工具。

### （二）舌印

是用特别的墨水涂于舌上作舌印，以显示舌乳头及裂纹等舌的解剖改变的诊察方法。这种墨水用 2g 伊文思蓝及 10g 阿拉伯树胶放于 40ml 蒸馏水中，煮沸 10 分钟即成。待冷却后，加入几滴氨化丁烷醇以阻止微生物的生长。此墨水无毒，对人无害。检查时选用较好而光滑的纸，做成 12cm×16cm 大小，纸背垫上作支持的硬纸，嘱被检者口微张开，舌松弛地伸出门齿外约一寸许，用纱布擦干唾液，把墨水均匀地涂在舌下，舌的边尖部分应尽可能涂到。然后轻而均匀地以纸压舌，连续做 3～4 次舌印，这必须在几秒钟内完成，以免墨水干去，若印出的舌印不满意，可以重复上述过程。

在舌印上能够显示三种解剖结构：

（1）丝状乳头　在舌印上以染汁小点的形态出现，呈圆形或星形，有时一个丝状乳头可由几个小点组成。

（2）蕈状乳头　由于墨汁很快在乳头表面干去，因此蕈状乳头表现为空白的小圆圈。

（3）舌的裂纹　舌裂纹能够在舌印上显形。

### （三）舌尖微循环检查

舌尖微循环检查是通过显微镜来了解体内末梢微循环功能状态的一种方法。目前发现，在不同疾病中，舌尖乳头的大小、多少、血管丛的形态、数目，以及微血管襻内血液的流速、流态等，都会有不同程度的改变。这些改变不仅在舌质、舌苔的异常之间存在着某些有规律的联系，而且在治疗中也会出现有意义的相应改变。

检查时被检查者将下颏靠在显微镜上特制的支架上，舌尖水平伸出，轻轻地贴住放置在支架上的一块有圆形小凹的玻片上，使舌尖与玻片接触后形成一个面积为 1.5cm×1.0cm 的平整观察表面。显微镜的放大倍数为 30～60 倍，目镜内放置经矫正的测微器。目镜上可联接显微照相装置，以随时进行拍摄。

舌尖微循环的正常变异范围较大，而且易受进食、长时间讲话等因素的影响，因此检查宜在饭后 2 小时安静状态下进行。检查时室温应在 20℃～24℃，被检查者舌尖温度为 30℃～35℃。

### （四）刮苔涂片检查

活体舌苔的细胞学检查、生物化学和组织化学检查，以及细菌学检查，均须依赖刮舌涂片检查。

用牙签刮取舌苔的一部分，作一张涂片，用巴氏染色后，可以观察舌乳头细胞的角化程度。一般认为：光剥舌或少苔舌的角化细胞及不全角化细胞均见减少，外基底层细胞或中间细胞的比数则增加；舌苔厚腻者的角化细胞及不全角化细胞的比数较大。

苔色与涂片背景上的细菌及白细胞的多少似乎有些关系。如黄色及黑色舌苔的涂片背景上，常可见多量细菌及中性粒细胞，有时甚至可见真菌；而薄白苔的背景一般较为清晰，白细胞的渗出及附着较少，但也有例外者，故目前尚未找到一定规律。

在测量丝状乳头角质突起的长度及观察其结构成分枝时，可用眼科用的小镊子自丝状乳头角质突起的根部夹取一根至数根丝状角质突起，直接涂在滴有生理盐水的玻片上，加盖玻片后镜检；或用苏木素–伊红染色后，再用明胶固定封片后镜检，可以清晰地看到丝状乳头角质突起的立体结构及全长。

舌苔的涂片经各种组织化学染色，可以用来鉴定组织中的无机盐（如钙、镁、磷等）、蛋白质、氨基酸、糖类、脂类等，并能显示出十几种酶，由于各型病理舌象病人体内的代谢异常各有不同，因此这些差异在舌上皮细胞内也能反映出来。这方面的工作目前尚在摸索之中。

### （五）血液流变学检查

流变学是研究物体的流动和变形的科学，血液流变学的研究内容包括血液的流动性质、凝固性质、血液有形成分，主要是红细胞的黏弹性和变形以及心脏、血管的黏弹性。目前在临床上进行血液流变性研究时，主要是测定血细胞压积、血浆黏度、全血黏度、纤维蛋白质、红细胞电泳时间、血沉等六项指标。一般青紫舌的血液流变性异常，表现为血液黏滞度偏高。淡白舌的血细胞压积低下最为显著，其次为红绛舌。淡白舌的血浆黏度降低也最明显，红绛舌的血浆黏度升高，这一现象不见于淡白舌及青紫舌。

### （六）检测仪器在舌诊中的使用

1. 舌温　用半导体温度计测定舌的中心局部温度，并同时测定被检者的体温及室温，以作为对照。在室温 18℃～22℃时，正常人的舌温多是 33℃～35℃，厚苔及燥苔者的舌温多增高，认为舌温测定能进一步说明苔的润燥及辨别病证的寒热。

2. 舌的干湿度　用水份测定器测定舌心部的干湿度，发现正常人的干湿度有50%是 2.6～3.5。舌苔有燥裂芒刺者，干湿度偏大；苔厚腻者湿度大。并且认为仪器测定较肉眼观察的准确度显著增加，使用仪器测度舌苔之润燥，能够更准确地纠正肉眼观察的误差。

3. 舌面的酸碱度　正常舌及薄苔舌的 pH 值是 6～8.5，表示偏弱碱性或中性；而厚苔类（包括白厚腻苔、黄厚腻苔）舌的 pH 值是 4.0～6.0，表示偏弱酸性。另外有研究表明，舌面 pH 值在阴虚时偏酸性，阳虚时偏碱性。

4. 舌色测定仪　在 20 世纪 80 年代初期，就已经开始进行“舌色检查仪”的研制，在国家“七五”重点科技攻关项目中，由天津中医学院承担了“中医舌诊工程研究”中“舌色测定仪的研制”这一分题，所研制的 SHSY-I 型舌色测定仪以色变学原理为基础，应用光纤小型探头测色，测量时间短，能够打印出舌色的三刺激值、色品座标及色差等 12 项颜色参数，可用于对舌色进行定量分析。它的“参考舌色”与中医目视观察舌色基本相符，对舌诊客观化研究具有重要价值。

### （七）舌象动物模型研究

舌象动物模型的研究曾选用过大鼠、家兔、野猫、犬及仔猪，以仔猪的舌象与人类较相似，适用于制作病理模型。如用流行性腹泻的华株病毒感染仔猪，使它出现发热、呕吐、黏液血便的湿热下注模型，观察到仔猪出现舌苔增厚变腻的现象。当病愈时，舌苔也恢复正常。用低硒饲料喂饲仔猪 1～2 个月后，仔猪出现精神不振、虚弱无力、气促水肿的气虚血瘀模型，并出现与人类相同的淡白舌、舌边瘀斑等表现。用低维生素 B 的食物喂饲小白鼠，可迅速出现光滑舌及舌乳头萎缩。若用缺乏泛酸的食物喂饲老鼠，可使老鼠出现舌乳头角化过度及溃疡。用人工慢性放血造成气虚的家兔动物模型在第 7 天后出现舌色苍白、胖嫩、湿润等特征。在裂隙镜下观察，乳头的变化较为明显，早期时为舌尖丝状乳头稍见平坦，蕈状乳头相对表现的较为突出，蕈状乳头内的放射状血管也较为明显；到后期阶段，舌尖部的丝状乳头变得非常平坦，蕈状乳头中的放射状血管明显变细，红色变淡，舌中部的丝状乳头从尖锐结实的外观变为圆钝而浮肿，排列由整齐变为紊乱而拥挤。这些改变，反映出动物机体内变化对舌的影响。动物模型的研究，促进了人类舌象变化机制的探讨。

## 三、异常舌象的研究

### （一）淡白舌

淡白舌多见于虚证。临床观察，其形成与贫血，全血黏度、血浆黏度和血浆渗透压降低，白蛋白合成障碍，血浆蛋白偏低，组织水肿，消化功能障碍导致营养不良，基础代谢降低及某些内分泌功能不足等因素有关，用益气、养血、温阳的药物治疗后往往可以纠正。用裂隙灯观察，可发现淡白舌的丝状乳头分枝与角化多于正常舌。微循环显微镜下观察，淡白舌的舌尖蕈状乳头常萎缩，数量减少，血色变淡。病理切片示舌下黏膜变厚，主要为棘细胞大量增生，表面被覆一层明显的角化不全细胞。

### （二）红绛舌

红绛舌往往发生于发热，感染（特别是急性化脓性感染），脱水，外科手术，维生素 B 族的吸收、利用障碍，基础代谢率升高，交感神经亢进导致唾液浆液分泌过少，上消化道炎症，高氮质血症，一定程度的缺氧及酸中毒，意识障碍等情况。病理切片示红绛舌时丝状乳头明显萎缩；蕈状乳头亦较低矮或萎缩；上皮层显著较少，表面角化现象亦减少或无角化现象；黏膜固有层的毛细血管数目增多，扩张充血或出血，周围有较多的淋巴细胞或白细胞浸润。

### （三）紫舌

紫舌多见于心血管疾病、肝胆系统疾病与肿瘤，其形成主要与血氧饱和度下降，静脉淤血，血液缓慢，血黏度与血小板聚集性升高，毛细血管扭曲畸形、脆性增加等因素有关。紫舌的微循环障碍明显，主要表现为血色暗红，管袢淤血，异型管袢增多，微血管速度变慢。紫舌时前列腺素 $A_2$ 的含量亦明显低于正常人，而前列腺素 $A_2$ 是一种较强的血管舒张剂。正常人随着年龄的增加，紫舌的发生率亦逐渐上升。舌上瘀斑、瘀点除与舌微循环障碍、舌局部出血后含铁血黄素沉积有关外，舌乳头黏膜上皮内黑色素沉着也是因素之一。

### （四）胖嫩（齿痕）舌

舌体胖嫩有齿痕常与淡白舌兼见，一般认为与贫血、血浆蛋白下降引起的组织水肿有关，亦见于舌的结缔组织增生，血管淋巴回流障碍。舌部血管的平滑肌细胞、舌肌细胞内水钠潴留，细胞水肿、肥大，因而舌体增大，弹性降低，亦为齿痕舌的形成原因。

### （五）光剥舌、裂纹舌

光剥舌、裂纹舌往往与红绛舌同时出现，多见于阴虚内热之证。有人对舌印脱落细胞观察后指出，阴虚光剥舌时，中层细胞大量出现，尤其是小多角形细胞，其数量与病情的轻重成正比。阴虚光剥舌的细胞总数显著增加，细胞坏死普遍存在和背景白细胞堆积等，说明有上皮细胞脱落过快，营养不良和炎症的存在。

裂纹舌的形成与舌黏膜萎缩有关，研究表明：裂纹舌的超微结构特点是舌上皮向下延长、增宽、角化障碍导致次级乳头缺乏，以及真皮乳头泡沫细胞减少或消失。

### （六）白苔

白苔不但见于表证、寒证，亦多见于虚证，在各种疾病的恢复期，以及有主诉而无器质性病变的疾病如神经衰弱，无表里证的疾病如早期乳腺癌、表证初起、慢性感染，痰饮如有哮喘、胸腹水时均可出现白苔。白苔常出现丝状乳头的变化，如白厚苔的丝状乳头角质突起增多而致密。通过荧光舌象观察白苔，发现病理白苔与正常白苔在红色荧光发生率及白色荧光发生率上有显著差异，为辨别病理性白苔提供了客观依据。

### （七）黄苔

黄苔多见于炎症感染与发热。当白细胞＞$15\times10^9$/L 时，黄苔的出现率可达 72.9%。溃疡病活动期、浅表性胃炎、胃癌等病证表现为胃黏膜充血、水肿或糜烂出血时，亦多见黄苔。研究发现，黄苔的丝状乳头增生，角化增剧，舌黏膜表面聚集有大量细菌及炎症渗出物。黄苔苔色的形成与优势菌群产生的色素及真菌生长有关。肝炎或胆管炎呈黄或黄腻苔时，病人舌腺黏液腺内的黏多糖与肝内肝管上皮细胞内的黏多糖均有变化，表明了黄苔与内脏某些病理变化之间的一致性。

### （八）黑（灰）苔

灰苔为黑苔之浅色，多见于危重病，又以属热证者居多。其形成与高热、脱水、毒素刺激、中枢神经系统及胃肠功能失调、真菌与产色微生物的增殖、慢性炎症及肾虚等诸种因素有关。病理切片可见黏膜上皮增厚、乳头延长、基底细胞增生，棘细胞层中、上部细胞间桥消失，伴有明显空泡和角化，丝状乳头及蕈状乳头表面被覆有角化和角化不全物质及成堆球菌、真菌的菌丝、芽胞、少量红细胞等，黏膜下的固有膜轻度水肿，毛细血管扩张，内皮细胞肿胀肥大，周围有少数圆形细胞浸润。固有膜深层及肌层无重要改变。

### （九）腻苔、厚苔

腻苔与厚苔常并见，厚腻苔不退，往往表明病情加重、恶化或迁延难愈，多见于急、重病证或某些疾病的恢复期，如心、脑血管病，肝炎，乙型脑炎等。厚腻苔亦与消化功能紊乱密切相关，如厚苔时酸刺激后唾液淀粉酶明显降低。腻苔的形成与上皮细胞角化不全，表面附有大量细菌，被膜的颗粒增多有关。厚苔的舌涂片可见上皮细胞过度角化，并有大量细菌及成堆的白细胞出现。厚腻苔时唾液溶菌酶的下降最为明显。厚腻苔的扫描电镜检查除见乳头表面、乳头之间粘有大量黏附物之外，还可见到丝状乳头有明显的增粗、延长和倒伏。乳头增粗使乳头间隙变小，加上大量的黏附物，从而构成了厚腻的舌苔。乳头的倒伏和延长，使丝状乳头相互交织，而影响口腔的自洁作用，加上表面的黏附物和乳头间的残留物堆积，使舌表面被覆了一层厚浊黏腻的物质。

## 四、舌脉

舌脉的研究发展较快，成为中医舌诊的一个重要组成部分。

### （一）正常舌脉

1983 年确定了“舌脉”的名词及其分布，研究表明，正常人的舌脉隐现于舌黏膜下（93.65%），绝不粗胀。舌脉形状有单支干、双支干与多支干之分，但83.77%表现为单支干。正常舌脉主干的长度不超过舌尖到舌下肉阜连线的 3/5，舌脉管径以 2.7mm 为界限。正常舌脉的颜色多呈淡紫。

### （二）异常舌脉

异常舌脉主要表现为舌脉曲张，除主干长、宽度超出正常外，舌下外带的血管扩张可分为囊状、囊柱状、粗支状三种状态。

舌脉为观察气血、津液的盈亏及瘀血的敏感指征。舌脉曲张是瘀血证的重要特征，由于它比紫舌更早出现，故较紫舌更有价值。舌脉异常多见肿瘤、心血管疾病。

## 五、舌苔的现代研究进展

近现代，随着显微镜技术，各种生理、生化测定，病理检查及动物实验等大量医学科学技术的发展，对舌苔形成的原理进行了深入研究。

### （一）舌苔的微观研究

舌面覆盖一层半透明的黏膜，黏膜皱褶成细小突起，称为舌乳头，包括丝状乳头、菌状乳头、轮廓乳头和叶状乳头。扫描电镜观察丝状乳头呈现出海绵样网络状结构，表面还有许多层状角化剥脱物和少许颗粒状黏着物附着，乳头排列紧密，主要分布在舌中部和前 1/3 部；以透射电镜观察表明，舌黏膜上皮包括基底层、棘层、颗粒层、角质层。菌状乳头表面的黏膜上皮各层构成与丝状乳头相同，但各层的细胞层次大为减少。舌黏膜上皮不断进行新陈代谢，细胞不断分裂增殖、分化、迁移和剥脱即形成舌苔，这一过程保持相对平衡则维持正常薄白苔。当基底细胞增殖速度、溶酶体及所含各种水解酶质和量、膜被颗粒多少、桥粒存在与自溶速度、口腔内局部环境的理化因素等发生变化，舌苔即发生变化。

马文香等[1]对舌苔进行刮片检查和术后病理切片电镜扫描。薄白苔刮片，脱落上皮细胞较少，主要为角化前细胞，一般无菌，即或见到细菌，也大多在单个角化细胞浆内，中性粒细胞较少，涂片背景较清洁，切片可见舌丝状乳头无角化或角化不明显，致使上皮表面较扁平，棘细胞增生，部分为棘细胞和角化不全细胞，胞浆常有水肿。薄黄苔舌刮片，脱落上皮细胞比较多，以角化不全细胞为主，也可见中等量完全角化细胞，中性粒细胞较多，或见单核细胞，细菌较多，或在坏死的单个上皮细胞胞浆内，或成群。黄腻苔或白厚腻苔舌刮片，有大量脱落上皮细胞，角化不全细胞和完全角化细胞，中等量中性粒细胞和单核细胞，一般不见淋巴细胞，细菌较多，或存在角化细胞胞浆内，或成群。黄褐腻苔涂片，细菌较多，有的见条状角化物质，周围有细菌包围，形成角质栓，病理切片组织形态多表现丝状乳头上皮明显增生，角化亢进，由角化不全和完全角化细胞形成的尖锥或松塔状角化树分支增多，其表面常有细菌附着。

山西医学院对舌乳头的研究表明，菌状乳头表面上皮随着年龄增加逐渐增厚，透明度逐渐变浅，微血管模糊。脾气虚病人丝状乳头发育不良，低矮无角化而形成薄苔或无苔，或过度角化形成黄厚苔。血虚病人丝状乳头发育不良，菌状乳头内血管开放数目减少，充盈不良，血色浅淡，舌苔薄白或无苔，舌质淡白。

### （二）健康人的舌苔分布情况

张伯礼[2]对 6708 名健康人进行舌苔调查，有白苔 4945 例（73.72%）、黄苔 1609 例（23.98%）、黑苔 59 例（0.88%）、剥脱苔 89 例（1.33%）、全剥无苔者 6 例（0.09%），结果表明，大部分健康人的舌苔是薄白苔，极少数的人是薄黄苔。健康人中，薄白苔分布最多，占 53.59%，还有 17.2%的人为薄白腻苔，这两种舌苔占了 70.79%，出现比较多的还有薄黄腻苔占 14.13%，薄黄苔占 7.45%，其他异常的舌苔一共只占 7.63%。薄白苔在各年龄组所占比例和年龄有密切关系，随着年龄增加，所占比例逐渐减少，年龄越大，所占比例越低。10～19 岁组，薄白苔占 77.89%，而 60 岁以上组，只占 19.32%。薄白腻苔在各年龄组中所占比例，与此相反，随着年龄增长，逐渐增加，年龄越大，所占比例越高，10～19 岁组，薄白腻苔占 8.23%，而 60 岁以上组却占到 40.91%。薄黄腻苔在各年龄组所占比例，也呈现了相同的变化规律，只是变化程度比较小。剥苔在健康人中所占比例比较小，大约为 1.42%。男性和女性在舌苔分布上有差别，薄白苔在男性中占 47.76%，在女性中占 61.58%；薄白腻苔在男性中占 19.94%，在女性中占 15.15%；薄黄苔在男、女中分别为 6.81%和 8.33%。中田薰[3]对 554 名体检学生的研究表明，其中正常舌 417 人（75.3%），异常舌 137 人（24.7%），体检异常者，异常舌的学生有 89 人（65.0%），正常舌的学生中有 179 人（42.9%），异常舌的学生患病率较正常舌的学生高（OR=2.46，$P<0.01$），诊出疾病多为特应性皮炎、变应性鼻炎、贫血、便秘。

### （三）舌苔与免疫相关性的研究

马伯龙[4]的实验证明 98%病理舌苔者唾液淀粉酶含量低于正常对照组含量的最低值，使其口腔的免疫防御机制失去了完整性，从而为口腔某些菌群的生长创造了条件，造成口腔内菌群的失调。舌苔中大量不同的细菌作为抗原侵犯和进入舌黏膜下组织，使舌体局部感染，出现炎性反应。血清中的免疫球蛋白（IgA、IgG、IgM）成分大量进入唾液，目的是加强口腔的免疫功能，唾液免疫球蛋白的增多，特别是分泌型免疫球蛋白 A（sIgA）含量的增多，其主要功能是为感染的部分提供抗体，而增强局部的吞噬作用和促进人体的防御机制。实验研究表明[5]，正常薄白苔，不论病情轻重，免疫球蛋白及淋巴细胞转化率均正常，细胞、体液免疫功能均正常。厚白苔者 IgG 超出正常值，淋巴细胞转化率增高，细胞免疫功能增强，体液免疫基本正常；厚黄苔者免疫球蛋白 IgA、IgG、IgM 全部增高，IgA 增高尤为明显，但淋巴细胞转化率则正常，体液免疫明显增强，IgA 最突出，细胞免疫则正常；黑苔者免疫球蛋白 IgA、IgG、IgM 全部降低，其中 IgG 最显著，淋巴细胞转化率则全部低于正常，体液免疫、细胞免疫功能皆降低，机体联合免疫功能低下；光舌无苔者免疫球蛋白 IgG、IgA、IgM 全部增高，其中 IgG 最突出，淋巴细胞转化率则全部显著增高，体液免疫、细胞免疫功能皆明显增强，表明机体免疫功能亢进。

### （四）舌苔与激素的关系

在临床上见到内分泌系统障碍病人常伴有舌象的变化，如甲状腺功能亢进者，常为红舌或绛舌，苔少甚至光滑如镜面。舌苔与女性激素的关系受到人们的重视，Thoma 报道，女性月经来潮前 1～2 天舌黏膜可见色泽增加，可能是与激素有关。

吴正治[6]对 26 例正常薄白苔和 91 例病理舌苔者的唾液皮质醇进行测定，病理薄白与白厚之间，正常、病理薄白、白厚、薄黄与黄厚、花剥、光剥之间差异均有显著性意义。唾液皮质醇可代表有生物活性的游离皮质醇水平，且其含量不受唾液流速和酸刺激的影响[7]。皮质醇对糖、蛋白质和脂肪的中间代谢有重要调节作用，但皮质醇长期分泌过多则可抑制细胞合成代谢（氨基酸等原料受抑）。剥苔病人唾液皮质醇显著增高，可能亦与其影响舌上皮蛋白质合成，使其不能正常生长分化有关；虚寒薄白苔病人皮质醇含量低于正常人，说明其肾上腺皮质功能低下；黄、厚苔病人皮质醇升高则可能与炎症感染、精神刺激等介导的应激反应有关，应激时大量产生的儿茶酚胺使环腺苷酸（cAMP）增多，舌上皮生长分化加速从而导致厚苔出现。

### （五）舌苔与自主神经的关系

舌苔可因舌活动少、唾液分泌减少而产生，因此干燥综合征与夜间开口呼吸者易于形成舌苔。迷走神经兴奋时唾液腺分泌大量浆液性的分泌物，刺激交感神经时唾液腺分泌高黏稠度的分泌物，因此迷走神经张力增高时，唾液的黏稠性较低，有利于舌苔的清洁，舌苔可变薄，交感神经兴奋时因唾液黏稠度增高而使舌苔变厚，故兴奋或不愉快、紧张、焦虑、疼痛等精神、神经因素可引起厚苔。脑卒中时，病侧舌苔增厚，这主要是因为舌运动障碍影响舌苔的净化作用所致[7]。

吴正治[6]对不同舌苔病人自主神经平衡指数进行测定，正常、病理薄白、白厚、薄黄、黄厚、花剥、光剥组分别为 0.14±0.16、0.06±0.15、0.68±0.31、0.42±0.21、0.70±0.22、0.88±0.31、1.15±0.34，各类舌苔的平衡指数由病理虚寒薄白、正常、薄黄、黄厚、花剥、光剥依次增大，说明舌苔的变化与自主神经平衡状态有关。自主神经系统的对立统一是调节人体内环境动态平衡的重要基础。自主神经平衡指数与儿茶酚胺呈正相关，能客观地反映交感-肾上腺系统的功能状态。该指数值愈大提示交感系统愈活跃，反之则提示迷走神经系统占优势。

### （六）舌苔的细胞化学研究

人正常舌黏膜上皮细胞内葡萄糖-6-磷酸脱氢酶（G-6-PDH）呈高度活性，乳酸脱氢酶（LDH）、苹果酸脱氢酶（MDH）、酸性磷酸酶（ACP）、α-醋酸奈酯酶（ANAE）活跃，核糖核酸（RNA）、巯基（-SH）含量较丰富，标志着其细胞内氧化和合成代谢较旺盛，尤以戊糖旁路活跃、酵解和溶解活性较强为其显著特点。病理薄白苔 LDH、MDH、RNA、-SH 等各项指标低于正常；白厚苔的特点是 G-6-PDH、MDH、ANAE 活性增强，RNA 和-SH 含量丰富，ACP 活性相对低下；薄黄苔 LDH、MDH、G-6-PDH、RNA、-SH 及 ACP 均高于正常；黄厚苔 LDH、G-6-PDH、MDH、ANAE、RNA、-SH 增高而 ACP 无明显变化；花剥与光剥的共同特点是 MDH、G-6-PDH、ANAE 活性减弱，RNA、-SH 含量降低而 LDH、ACP 活性病理亢进，其中光剥苔变化较花剥苔更为明显。

由于生物化学和组织学的迅速发展，酶的研究日益受到重视。Burket 认为，地图舌的形成可能与角蛋白酶有关。Jensen 发现，缺铁或缺维生素 $B_{12}$，舌黏膜萎缩时葡萄糖-6-磷酸脱氢酶（G-6-PDH）及琥珀酸脱氢酶（SDM）明显降低。当经过治疗而恢复时，则见它们活性增加，因此，认为此酶的活性与舌乳头之生长有关。

### （七）舌苔与舌面 pH 值的关系

陕西中医药研究院对 227 例健康人舌苔及唾液成分观察表明，发现正常人薄白苔、厚白苔、厚黄苔等酸碱度无明显差异。上海中山医院还发现，厚苔、腻苔、黑苔、光红舌等病理舌象的唾液 pH 值低于正常薄白苔，而薄黄苔唾液 pH 值则与正常苔相近。

正常薄白、病理薄白、白厚、薄黄、黄厚、花剥、光剥病人舌面 pH 值分别为 6.94±0.34、7.05±0.50、6.92±0.60、6.54±0.44、6.40±0.45、6.10±0.58、5.81±0.34。可见舌面 pH 值与舌苔变化有一定关系，剥苔、黄苔、厚苔高于正常、白苔及薄苔者。其 pH 值与唾液分泌率、酸性代谢产物等有关。pH 值降低时游离 $H^+$增多，有利于细胞间隙中正离子与膜表面糖链末端的负电荷相互吸收，增强了细胞间的黏附力，可能是舌苔变厚变腻的因素之一[8]。

对 200 例不同舌苔病人的舌面 pH 值研究表明[9]，厚苔病人，无论白苔及黄苔均表现舌面 pH 值明显低于正常人。说明蓄积的代谢产物及外来不洁之物在口腔细菌作用下水解而使 pH 值降低。这点与厚苔病人，舌涂片中见到背景较脏及有大量细菌是一致的。无苔病人舌面 pH 值不但低于正常人，而且也低于厚苔病人，说明舌面酸碱度不但与舌苔本身有关，也与机体全身的病理改变有关，如水电解质和酸碱平衡失调等。有人认为，阴虚病人较阳虚病人有明显的水电解质和酸碱平衡失调，所以舌面 pH 值偏酸。对 48 例无苔病人观察，均属阴虚，pH 值明显降低。所以舌面 pH 值的测定对研究阴虚阳虚和了解机体酸碱平衡情况有一定的参考价值。

### （八）影响舌苔变化的其他因素

**1. 与营养缺乏有关[8]**　动物实验表明，缺乏核酸的食物，可造成舌黏膜上皮角化亢进和溃疡；缺乏蛋白质的食物，可造成舌黏膜萎缩；在胃肠系统疾患和癌肿病人，由于肿瘤的消耗或胃肠功能损害，造成营养缺乏，甚至发生恶病质，均可使舌黏膜乳头上皮角化亢进，促使溃疡形成或发生萎缩，形成异常舌苔。

**2. 与微循环的关系[10]**　局部血行障碍对舌苔变化有很大影响，心肌梗死或因头部外伤而休克的病人，舌苔往往在 1～3 日内变厚，如治疗后病情好转，则舌苔在 1 周左右恢复正常，如病情恶化，则厚苔持续不退。

神经传导障碍亦可引起舌苔变化，用普鲁卡因、酒精阻滞一侧舌咽神经，阻滞侧的舌苔消失，形成光滑舌。

**3. 吸烟对舌苔的影响**　吸烟可影响舌苔色泽，使之变黄变黑；对苔质影响更大，使舌苔变厚、变腻、变燥，成为异常烟苔。

4. 饮酒对舌苔的影响　饮酒对舌苔苔质有一定影响，主要是对黑苔和厚腻苔的影响。

5. 刮舌　对舌苔的颜色和苔质未见明显影响。

6. 舌苔与食物残渣　冈田正直[11]对2个明胶与火棉胶包埋的舌标本和100余例刮苔涂片的标本进行镜检，表明普通舌标本未见到动、植物纤维和淀粉，在丝状乳头间的小窝内也未见到食物残渣，因此认为，就诊病人在一般情况下，食物残渣对舌苔的影响很小。

### （九）舌苔与疾病、预后的关系

岛田丰[12,13]依据色泽的气虚、气郁、气逆、血虚、血瘀、水湿内停记分和所拍舌像进行分类，舌苔按厚度分为轻、中、重三度，按色泽分为白、白黄和黄色三种，探讨了舌苔与气、血、水失调以及与自觉症状的关系。结果：在气、血、水失调各类型中，气虚与舌苔厚度及色泽呈明显相关，即舌苔越黄、越厚，则气虚程度越严重。病人自觉症状特别是消化系统症状如体倦身重、易疲劳、睡眠差、食欲不振、胃部不适、胸胁苦满等也与舌苔的厚度和色泽有关。

关矢信康[14]对268例病人进行研究，于同一日拍摄其舌部照片并进行腹诊，探讨舌苔厚度、颜色与腹部证候的关系。腹力分为软弱、中等和充实三级；腹直肌紧张，心下痞硬，胃部振水音，胸胁苦满，脐上悸，脐周围、回盲部及乙状结肠部压痛拒按，小腹不仁分为阴性和阳性；舌苔厚度由薄至厚，舌苔颜色由白至黄均分为6级，分别按0～5分评价。结果：经统计学分析，心下痞硬、右胸胁苦满、腹直肌紧张阳性组与阴性组相比，舌苔厚度及颜色分均明显升高；脐下悸阳性组舌苔颜色分比阴性组明显升高；腹力软弱组的舌苔厚度分比腹力中等组明显升高。结果表明，舌苔的厚度及颜色与腹部证候之间存在一定的相关性。

诸惜勤等[15]对300例小儿肺炎病人进行舌象观察，舌苔以薄黄、薄黄腻、黄腻为多，占82.7%，白苔仅见于肺炎初起或恢复期。其中花剥苔患儿经常反复发生呼吸道感染和肺炎，经免疫学检查细胞免疫和体液免疫明显低于正常患儿，提示花剥苔患儿可能存在免疫功能的不足。舌苔白细胞计数 100 例，白苔患儿白细胞数少，说明白苔患儿炎症感染较轻；黄苔、黄腻苔患儿舌苔白细胞数明显增多可由（++）增至（+++）或（++++），说明炎症后感染越重。舌苔从薄白→薄黄→黄苔为进，舌苔白细胞计数亦由（+）→（++）→（+++），舌苔渐化由黄苔转为薄白，舌苔白细胞计数也逐渐减少。患儿舌苔从薄白变为黄苔或黄腻苔且持续不退，舌白细胞数亦持续增加，临床症状加重，高热，咳喘，烦躁，两肺啰音增多，反之舌苔渐化，舌苔白细胞数减少，则临床症状渐见好转。

李成军等[16]观察了 15 例急性心肌梗死（AMI）病人的舌苔变化，AMI 初 1～3 天，出现剧烈持久性的胸痛，难以忍受，或痛连肩背，伴有胸闷憋气、冷汗肢厥。病因不论气滞、痰阻、血瘀、寒凝，舌苔以薄白多见，可出现白腻、薄黄等。病程进展至 4～20 天，病人病情发展，机体正气已虚，气阴两伤，表现为虚实并重。邪实证主要为气滞、痰浊、血瘀，或有腑实证，此时舌苔多白腻或黄燥。至疾病的后期，约 3 周之后邪实逐渐衰减，以正气虚损为主，表现气阴两虚或阴虚，亦可兼有血瘀、痰浊，此期舌苔多薄白，白腻或剥脱光红。

成志峰等[17]观察了 125 例中风病人舌苔与病情的关系，研究表明中风病人的舌苔多为黄苔或黄腻苔，出现率为 78.4%，入院时见黄苔者共 56 例，治疗效率为 89.4%，显效率为 34.5%；腻苔者共 60 例，其有效率为 92.1%，显效率为 36.4%。出院时仍有黄苔者 27 例，其治疗有效率为 98.3%，显效率为 33.8%，其中有黄苔者显效率最低，疗效较差，可见黄苔之持续存在不退，提示预后欠佳。

## 参考文献

[1] 马文香. 舌苔的实验观察. 中华医学杂志，1980，60（10）：617-618.

[2] 张伯礼. 健康人舌象调查和实验研究（二）——舌苔部分. 天津中医，1992，（6）：31-33.

[3] 中田薰. 高中、初中、小学学生体检中舌诊与疾病的关系. 日本东洋医学杂志，1995，45（5）：147.

[4] 马伯龙. 舌苔形成与口腔免疫关系的初步观察与分析. 中西医结合杂志，1985，5（6）：363.

[5] 贺祖喜. 舌苔与免疫相关性的初步研究. 铁道医学，1985，13（4）：224-225.

[6] 吴正治. 舌苔原理的综合实验研究. 中国中医药科技，1996，3（4）：5-8.

[7] 三谷和合. 舌苔与唾液皮质醇含量的关系. 日本东洋医学杂志，1981，31（4）：71.

[8] 吴胜东. 中医舌象形成机制的探讨. 白求恩医科大学学报，1983，9（20）：99-100.

[9] 秦去华. 200例不同舌苔病人舌象细胞学检查. 中医药学报，1985，9（6）：38-39.

[10] 胡庆福. 国外舌诊研究的现状. 国外医学·中医中药分册，1985，7（2）：12-18.

[11] 冈田正直. 舌苔与食物残渣. 日本东洋医学杂志，1997，47（6）：134.

[12] 岛田丰. 舌苔与气血水失调的关系. 日本东洋医学杂志，1994，44（5）：135.

[13] 岛田丰. 舌苔与气血水及脾胃失调的关系. 日本东洋医学杂志，1995，45（4）：841-847.

[14] 关矢信康. 舌苔与腹部证候的关系. 日本东洋医学杂志，1995，45（5）：206.

[15] 诸惜勤. 300 例小儿肺炎舌象和舌苔白细胞数临床观察. 南京中医学院学报，1992，8（3）：144-145.

[16] 李成军. 15例急性AMI舌苔的动态变化与辨证论治. 黑龙江中医药，1988，（4）：44.

[17] 成志峰. 125例中风病人舌苔与病情的关系. 中医药信息，1991，（6）：31.

# 第二章
# 切　诊

切诊主要分为脉诊和按诊两部分，两者都是运用双手对病人的体表进行触、摸、按压，从而获得重要辨证资料的一种诊察方法。脉诊是指按脉诊病，是中医理论体系的重要组成部分，历来被医学家们所重视，早在《内经》中就有“能合脉色，可以万全”的记载。仲景在吸取《内经》色脉诊理论的基础上，通过大量临床实践，深刻体察到诊脉与审证的辩证关系，独创“平脉辨证，为《伤寒杂病论》合十六卷”以遗后世，对脉诊在辨证论治中的重要作用进行了详细论述。按诊是对病体的肌肤、手足、胸腹以及其他部位的触摸按压。仲景按诊的主要内容为腹诊和肢体的切诊。

## 第一节　脉　诊

脉象的形成与脏腑气血有十分密切的关系，脏腑气血发生病变，血脉运行受到影响，脉象就会发生相应的变化，故通过诊察脉象，可以判断疾病的部位与推断疾病的预后。

### 一、常用脉诊部位

#### （一）寸口脉

脉诊部位在两手桡骨头内侧桡动脉搏动处，可分寸、关、尺三部。桡骨茎突处为关，关之前为寸，关之后为尺。寸、关、尺三部的脉搏，分别称为寸脉、关脉、尺脉。一说仅指两手寸脉。

柯琴："寸口兼两手六部而言，不专指右寸也。上古以三部九候决生死，是遍求法。以人迎、寸口、趺阳脉辨吉凶，是扼要法。自《难经》独取寸口，并人迎、趺阳不参矣。然气口成寸，为脉之大会，死生吉凶系焉，则内外脏腑之诊，全赖浮、沉、迟、数为大纲耳。"(《伤寒论注》卷一)

### （二）趺阳脉

诊脉部位之一。位于足背胫前动脉搏动处，即冲阳穴处，故又称冲阳脉，属足阳明胃经。《灵枢·本输》："胃脉过冲阳。"诊趺阳脉主要用以候胃气的盛衰。"人迎，趺阳，三部不参，动数发息，不满五十。"（序）"少阴负趺阳者，为顺也。"(《伤寒》第2条)

方有执："趺阳主胃而属土，且万物滋生于土，而百骸藉养于胃。水土咸平，物类安，非天下之至顺乎！古今谓趺阳有脉者不死，有以哉。"(《伤寒论条辨》卷五)

### （三）少阴脉

指足少阴肾脉而言，位于太溪穴，少阴为阴阳气血之本。亦有指手少阴心脉者，位于神门穴，以候心气的盛衰。

## 二、寸口脉象

### （一）和脉（平脉）

【特征】指脉搏不浮不沉，不迟不数，和缓有力，节律均匀，三部有脉。

【诊断意义】

(1) 霍乱吐利后，大邪已去，表里俱解，阴阳调和，故脉平。主病欲愈。"吐、利，发汗，脉平，小烦者，以新虚不胜谷气故也。"(《伤寒》第391条)

（2）温疟，外寒郁闭，里热不显。“温疟者，其脉如平，身无寒但热，骨节疼烦，时呕，白虎加桂枝汤主之。”（《金匮·疟病脉证并治第四》）

（3）痰饮不盛。“支饮亦喘而不能卧，加短气，其脉平也。”（《金匮·痰饮咳嗽病脉证并治第十二》）

（4）下利，正气不虚。“下利三部脉皆平，按之心下坚者，急下之，宜大承气汤。”（《金匮·呕吐哕下利病脉证治第十七》）

（5）妊娠早期，胎气未盛。“师曰：妇人得平脉，阴脉小弱，其人渴，不能食，无寒热，名妊娠，桂枝汤主之。”（《金匮·妇人妊娠病脉证并治第二十》）

【补遗】

柯琴：“凡脉之不浮不沉而在中，不迟不数而五至者，谓之平脉，是有胃气，可以神求，不可以象求也。若一见浮沉迟数之象，斯为病脉矣。”（《伤寒论注》卷一）

吴谦：“霍乱，吐已利断，汗出已止，脉平和者，内外俱解也。”（《订正伤寒论注》卷十四）

黄元御：“吐利发汗后，阳气极虚，而脉却平和，是正复邪退，必自愈也。”（《伤寒悬解》卷十三）

### （二）浮脉

【特征】脉位浮浅，轻取即得。举之有余，按之不足。

【诊断意义】

（1）外邪袭表，正气趋表抗邪，故脉浮。主病在太阳。“太阳之为病，脉浮，头项强痛而恶寒。”（《伤寒》第 1 条）“脉浮，宜以汗解。”（《伤寒》第 116 条）“脉浮者，以汗解之。”（《伤寒》第 394 条）可见于以下情况：

①汗出表虚，表证未解。见于太阳病，先发汗不解，而复下之。（《伤寒》第 45 条）

②寒邪束表。症见发热，无汗等。治宜发汗解表，酌用麻黄汤。（《伤寒》第 51、115、170 条）

③温病初起，邪在卫分。“形作伤寒，其脉不弦紧而弱，弱者必渴，被火必谵语，弱者发热脉浮，解之当汗出愈。”（《伤寒》第113条）

④太阳蓄水，表邪未解。见于太阳病，发汗后，大汗出，胃中干。症见小便不利，微热消渴。治宜化气行水解表，用五苓散。（《伤寒》第71条）

⑤阴阳俱虚，复感外邪。“伤寒脉浮，自汗出，小便数，心烦，微恶寒，脚挛急，反与桂枝，欲攻其表，此误也。”（《伤寒》第29条）

⑥太阴病兼有表证。一说太阴病由阴转阳，邪气外达肌表。治宜发汗解肌，酌用桂枝汤。（《伤寒》第276条）

（2）阳明里热蒸腾，气血涌迫于外，故脉浮。可见于以下情况：

①阳明津伤，水热互结。症见发热，渴欲饮水，小便不利。治宜育阴清热利水，用猪苓汤。（《伤寒》第223条）

②阳明热盛，气血两燔。“脉浮，发热，口干，鼻燥，能食者则衄。”（《伤寒》第227条）

（3）正气驱邪外出，邪气退出于表，故脉浮。“（火逆）欲自解者，必当先烦，烦乃有汗而解。何以知之？脉浮，故知汗出解。”（《伤寒》第116条）

（4）关前浮，正气奋起抗邪，病在表；关后浮，肾虚阳浮，病在里。“师曰：病人脉浮者在前，其病在表；浮者在后，其病在里，腰痛背强不能行，必短气而极也。”（《金匮·脏腑经络先后病脉证第一》）

（5）风邪侵袭，其性轻扬开泄，鼓脉外达，故脉浮。见于以下情况：

①“五邪中人，各有法度，……，风令脉浮。”（《金匮·脏腑经络先后病脉证第一》）

②“风水，其脉自浮，外证骨节疼痛，恶风。”“风水，脉浮身重，汗出恶风者，防己黄芪汤主之。”“风水恶风，一身悉肿，脉浮而渴，续自汗出，无大热，越婢汤主之。”（《金匮·水气病脉证并治第十四》）

（6）湿病，风湿在表。“风湿脉浮身重，汗出恶风者，防己黄芪汤主之。”（《金匮·痉湿暍病脉证治第二》）

（7）阴虚阳浮。

①男子虚劳。“男子面色薄者，主渴及亡血，卒喘悸，脉浮者，里虚也。”（《金匮·血痹虚劳病脉证并治第六》）

②女劳疸，肾虚有热。“尺脉浮为伤肾，趺阳脉紧为伤脾。”（《金匮·黄疸病脉证并治第十五》）

③衄血，肾虚火炎。“师曰：尺脉浮，目睛晕黄，衄未止。晕黄去，目睛慧了，知衄今止。”（《金匮·惊悸吐衄下血胸满瘀血病脉证治第十六》）

（8）病位在上或在表。可见于以下情况：

①中寒，病在上焦。“心中寒者，其人苦病心如啖蒜齑状，剧者心痛彻背，背痛彻心，譬如蛊注。其脉浮者，自吐乃愈。”（《金匮·五脏风寒积聚病脉证并治第十一》）

②咳喘病，寒邪迫肺，病偏于表。“咳而脉浮者，厚朴麻黄汤主之。”（《金匮·肺痿肺痈咳嗽上气病脉证治第七》）

③肺胀，外邪束表。“肺胀，咳而上气，烦躁而喘，脉浮者，心下有水，小青龙加石膏汤主之。”（《金匮·肺痿肺痈咳嗽上气病脉证治第七》）

④酒疸，病近于上。“酒黄疸者，或无热，靖言了了，腹满欲吐，鼻燥；其脉浮者先吐之，沉弦者先下之。”（《金匮·黄疸病脉证并治第十五》）

（9）太阳经腑同病。“脉浮，小便不利，微热消渴者，宜利小便发汗，五苓散主之。”（《金匮·消渴小便不利淋病脉证并治第十三》）

（10）肺热津伤，里热外达。“脉浮发热，渴欲饮水，小便不利，猪苓汤主之。”（《金匮·消渴小便不利淋病脉证并治第十三》）

【补遗】

成无己：“浮为轻手得之，以候皮肤之气。”（《注解伤寒论》卷一）

方有执：“《难经》曰：浮脉在内上行也。滑氏曰：脉在肉上行，主表也。表即皮肤，荣卫丽焉。故脉见尺寸俱浮，知为病在太阳之诊。”（《伤寒论条辨》卷三）

柯琴：“脉象在表，应病亦为在表。脉浮虽有里证，主表其大纲也。”（《伤寒论注》卷一）

尤在泾："太阴脉浮有二意：或风邪中于太阴经，其脉则浮；或从阳经传入太阴，旋复反而之阳者，其脉亦浮。浮者，病在经也。凡阴病在脏者，宜温；在经者，则宜汗。"（《伤寒贯珠集》卷六）

王邦傅："浮者，阳也。指下寻之不足，举之有余，再再寻之，如太过，曰浮。"（《脉诀乳海》）

【复合脉】

1. 脉浮大　指脉形阔大，按之盈指，轻取即得。太阳脉浮，阳明脉大，太阳阳明同病，故脉浮大。

（1）表邪未全入里，里热尚未成实。"结胸证，其脉浮大者，不可下，下之则死。"（《伤寒》第132条）

（2）三阳合病，邪热壅盛，故脉浮大，上关上。"三阳合病，脉浮大，上关上，但欲睡眠，目合则汗。"（《伤寒》第268条）

（3）疟病，病位偏上。"疟脉自弦，……，浮大者可吐之，弦数者风发也，以饮食消息止之。"（《金匮·疟病脉证并治第四》）

（4）虚劳，阴虚阳浮。"劳之为病，其脉浮大，手足烦，春夏剧，秋冬瘥，阴寒精自出，酸削不能行。"（《金匮·血痹虚劳病脉证并治第六》）

（5）肾不摄纳，元气离根。"上气，面浮肿，肩息，其脉浮大，不治，又加利尤甚。"（《金匮·肺痿肺痈咳嗽上气病脉证治第七》）

（6）水饮协热上逆。"咳而上气，此为肺胀，其人渴，目如脱状，脉浮大者，越婢加半夏汤主之。"（《金匮·肺痿肺痈咳嗽上气病脉证治第七》）

2. 脉浮细　指脉搏和缓无力，轻取即得。主表邪已去，正气渐复。"太阳病，十日已去，脉浮细而嗜卧者，外已解也。"（《伤寒》第37条）

3. 脉浮紧　指脉来绷急，应指紧张有力，轻取即得。亦作"脉浮而紧"。

（1）太阳病，寒邪束表，卫闭营郁，脉道收引，气血外趋，故脉浮紧。症见发热，恶寒，无汗，身疼痛而衄。治宜发汗解表，用麻黄汤。（《伤寒》第16、46、47、50、55条）"太阳病，脉浮而紧，法当骨节疼痛，反不疼，身体反重而痠，其人不渴，汗出即愈，此为风水。"（《金匮·水气病脉证并治第十四》）若外

有表实，内有郁热，症见发热恶寒，身疼痛，不汗出而烦躁。治宜外散风寒，内清郁热，用大青龙汤。(《伤寒》第 38 条)

（2）中风病，里虚兼外中风寒。“寸口脉浮而紧，紧则为寒，浮则为虚。”(《金匮・中风历节病脉证并治第五》)

4. 脉浮弱　指脉来缓而细弱无力，轻取即得。与脉浮紧相对。亦作“阳浮而阴弱”。

（1）风邪袭表，卫气不固，营阴外泄，故脉浮弱。“太阳病，外证未解，脉浮弱者，当以汗解，宜桂枝汤。”(《伤寒》第 42 条)

（2）历节病，血虚风乘。“少阴脉浮而弱，弱则血不足，浮则为风，风血相搏，即疼痛如掣。”(《金匮・中风历节病脉证并治第五》)

（3）黑疸，热浮于上而阴不足。“酒疸下之，久久为黑疸，目青面黑，心中如啖蒜齑状，大便正黑，皮肤爪之不仁，其脉浮弱，虽黑微黄，故知之。”(《金匮・黄疸病脉证并治第十五》)

（4）内伤失血，虚阳上浮。“病人面无色，无寒热。脉沉弦者，衄。浮弱，手按之绝者，下血；烦咳者，必吐血。”(《金匮・惊悸吐衄下血胸满瘀血病脉证治第十六》)

5. 脉浮虚　指脉来柔软怠缓，轻取即得，按之空虚。主表邪不去，里实未甚。症见烦热，如疟状。治宜发汗解肌，酌用桂枝汤。(《伤寒》第 240 条)

6. 脉浮滑　指脉搏往来流利，应指圆滑，轻取即得。主表里俱热，气实血壅。

（1）痰热互结，主小结胸病。症见正在心下，按之则痛。治宜清热涤痰开结，用小陷胸汤。(《伤寒》第 138 条)

（2）热伤阴络。“太阳病下之，……脉浮滑者，必下血。”(《伤寒》第 140 条)

（3）阳明热盛。“伤寒脉浮滑，此以表有热，里有寒，白虎汤主之。”(《伤寒》第 176 条)

7. 脉浮缓　指脉搏柔弱怠缓，轻取即得。亦作“脉浮而缓”。

（1）主风寒束表，里有郁热，感邪较轻。症见身不痛，但重，乍有轻时，无

少阴证。治宜外感风寒，内清郁热，用大青龙汤。(《伤寒》第 39 条)

(2) 脾蕴湿热，外感风邪。“寸口脉浮而缓，浮则为风，缓则为痹。痹非中风。四肢苦烦，脾色必黄，瘀热以行。”(《金匮·黄疸病脉证并治第十五》)

8. 脉浮数　指脉来薄疾，一息六至，轻取即得。一说义同脉浮紧。亦作“脉浮而数”。

(1) 风寒束表，卫闭营郁，气血趋表抗邪，故脉浮数。“脉浮数者，法当汗出而愈。”(《伤寒》第 49 条) 若伤寒汗后，余邪未尽。见于伤寒发汗，已解，半日许复烦。治宜发汗解肌，调和营卫，酌用桂枝汤。(《伤寒》第 57 条)

(2) 表邪入里，水蓄膀胱。见于发汗已，症见烦渴。治宜化气行水解表，用五苓散。

(3) 热盛于里，蒸腾于外，故脉浮数。“病人无表里证，发热七八日，虽脉浮数者，可下之。”(《伤寒》第 257 条)

(4) 表邪未解，里已化热。“病腹满，发热十日，脉浮而数，饮食如故，厚朴七物汤主之。”(《金匮·腹满寒疝宿食病脉证治第十》)

(5) 风热在表。“诸浮数脉，应当发热，而反洒淅恶寒，若有痛处，当发其痈。”(《金匮·疮痈肠痈浸淫病脉证并治第十八》)

9. 脉浮而芤　指脉搏轻取浮大，重按中空，如按葱管。阳盛灼阴，津血亏耗，故脉浮而芤。主胃热津亏。“脉浮而芤，浮为阳，芤为阴，浮芤相搏，胃气生热，其阳则绝。”(《伤寒》第 246 条)

10. 脉浮迟　指脉来一息不足四至，轻取即得。亦作“脉浮而迟”。

(1) 阴寒内盛，虚阳外越，故脉浮而迟。主表热里寒。症见下利清谷。治宜回阳救逆，用四逆汤。(《伤寒》第 225 条)

(2) 水热互结。“寸口脉浮而迟，浮脉则热，迟脉则潜，热潜相搏，名曰沉。”(《金匮·水气病脉证并治第十四》)

(3) 营血不足，阳虚气浮。“寸口脉浮而迟，浮即为虚，迟即为劳；虚则胃气不足，劳则营气竭。”(《金匮·疮痈肠痈浸淫病脉证并治第十八》)

11. 脉浮而动数　指脉来躁动急速，一息六至，轻取即得。风邪在表，阳热较盛，里无实邪，故脉浮而动数。“太阳病，脉浮而动数，浮则为风，数则为热，动则为痛，数则为虚，头痛发热，微盗汗出，而反恶寒者，表未解也。”(《伤寒》第134条)

12. 脉浮虚而涩　指脉搏浮大而软，按之无力，往来艰涩。风邪在表，卫阳不固，寒湿郁滞，脉道不利，故脉浮虚而涩。见于伤寒八九日，风湿相搏，身体疼烦，不能自转侧，不呕不渴。治宜温经散寒，祛风除湿，用桂枝附子汤。(《伤寒》第174条)

13. 脉浮弱而涩　指脉搏浮而无力，按之往来艰涩。见于真阴真阳俱亏，脉失濡养，鼓动无力。“男子脉浮弱而涩，为无子，精气清冷。”(《金匮·痰饮咳嗽病脉证并治第十二》)

14. 脉浮大涩　指脉搏浮大，往来艰涩。见于宿食壅滞，胃肠气滞。“问曰：人病有宿食，何以别之？师曰：寸口脉浮而大，按之反涩，尺中亦微而涩，故知有宿食，大承气汤主之。”(《金匮·腹满寒疝宿食病脉证治第十》)

15. 脉浮而细滑　指脉搏浮取即得，脉细如丝，应指圆滑，往来流利。饮邪初伤，阳气未郁。“脉浮而细滑，伤饮。”(《金匮·痰饮咳嗽病脉证并治第十二》)

16. 脉浮微而涩　指脉搏浮而极细极软，若有若无，往来艰涩。见于失血汗出，阴血内耗，阳气外浮。“问曰：寸口脉浮微而涩，法当亡血，若汗出。设不汗者云何？答曰：若身有疮，被斧所伤，亡血故也。”(《金匮·疮痈肠痈浸淫病脉证并治第十八》)

17. 脉浮洪　指脉体大，脉位浅。外受风邪、内有郁热，郁热与风气相搏、郁于肌表而脉浮洪。“脉浮而洪，浮则为风，洪则为气，风气相搏，风强则为隐疹，身体为痒，痒则泄风，久为痂癞。”(《金匮·水气病脉证并治第十四》)

(三)沉脉

【特征】脉搏轻取不应，重按始得。

【诊断意义】主里证。

（1）阳虚阴盛，脉气鼓动乏力，陷而不举，故脉沉而无力。如：

①少阴寒化，阳气大虚。见于少阴病。治宜回阳救逆，酌用四逆汤。（《伤寒》第323条）

②太阳少阴两感。见于少阴病，始得之，反发热。治宜温经解表，用麻黄附子细辛汤。（《伤寒》第301条）

③寒湿凝滞。见于少阴病，症见身体痛，手足寒，骨节痛。治宜温经散寒，除湿止痛，用附子汤。（《伤寒》第305条）

④肾阳虚衰，水湿内停。“水之为病，……水，发其汗即已，脉沉者宜麻黄附子汤；浮者宜杏子汤。”（《金匮·水气病脉证并治第十四》）

⑤阴寒凝结下焦。“石水其脉自沉，外证腹满不喘。”（《金匮·水气病脉证并治第十四》）

（2）阳邪内郁，正邪搏结，气血困滞，故脉沉而有力。“脉沉，亦在里也。”（《伤寒》第148条）“伤寒四五日，脉沉而喘满，沉为在里，而发其汗，津液越出，大便为难，表虚里实，久则谵语。”（《伤寒》第218条）“胸中有留饮，其人短气而渴；四肢历节痛。脉沉者，有留饮。”（《金匮·痰饮咳嗽病脉证并治第十二》）

（3）水湿阻遏，营卫受阻。“里水者，一身面目黄肿，其脉沉，小便不利，故令病水。”“脉得诸沉，当责有水，身体肿重。水病脉出者，死。”“黄汗之为病，身体肿，发热汗出而渴，状如风水，汗沾衣，色正黄如柏汁，脉自沉。”（《金匮·水气病脉证并治第十四》）

（4）湿热郁滞于里。“脉沉，渴欲饮水，小便不利者，皆发黄。”（《金匮·黄疸病脉证并治第十五》）

（5）水饮内停，病趋于里。“脉沉者，泽漆汤主之。”（《金匮·肺痿肺痈咳嗽上气病脉证治第七》）

【补遗】

柯琴：“脉象在里，应病亦为在里。脉沉虽有表证，主里其大纲也。”（《伤寒论注·总论》卷一）

程应旄："沉属阴寒重着所致。里阴有余，表阳不足，附子汤主之。温而兼补，助阳气以御阴寒。于所谓脉沉者急温之，盖始终不能易其治也。条中单拈一沉字，沉而着也。故所见者寒实之证。经曰：诸痛为实是也。寒实无假热证，寒虚多假热证。"（《伤寒论后后条辨》卷十一）

林澜："传邪与阴寒皆有沉脉。沉但可为病之在里，而未可专以沉为寒也。夫少阴证中，微细而沉，与细数而沉，其为寒热之殊，则大有别矣。"（引《订正伤寒论注》卷七）

钱潢："脉沉者，浮候取之则全无，中候取之犹未见，重按之而方得也。沉则在里在下，沉则为阴为寒。曰急温之，则知非沉数、沉实、沉滑之沉，乃沉迟、沉细、沉微之沉也。"（《伤寒溯源集》卷九）

王邦傅："沉者，阴也。指下寻之似有，举之全无，缓度三关，状如烂绵曰沉。"（《脉诀乳海》）

【复合脉】

1. 脉沉迟　指脉来轻取不应，重按始得，一息不足四至。亦作"脉沉而迟"。

（1）发汗太过，气血亏耗，脉道不充，鼓动无力，故脉沉迟。症见发汗后，身疼痛。治宜调和营卫，益气和营，用桂枝加芍药生姜各一两人参三两新加汤。（《伤寒》第62条）

（2）阳气亏虚，鼓动无力。

①胸阳不振。"胸痹之病，喘息咳唾，胸背痛，短气，寸口脉沉而迟，关上小紧数，瓜蒌薤白白酒汤主之。"（《金匮·胸痹心痛短气病脉证治第九》）

②肾阳不足，水气停蓄。"正水其脉沉迟，外证自喘。"（《金匮·水气病脉证并治第十四》）

③脾肾阳虚，虚寒泄泻。"下利脉沉而迟，其人面少赤，身有微热，……所以然者，其面戴阳，下虚故也。"（《金匮·呕吐哕下利病脉证治第十七》）

（3）水湿郁遏，营气受阻。"黄汗，其脉沉迟，身发热，胸满，四肢头面肿，久不愈，必致痈脓。"（《金匮·水气病脉证并治第十四》）

2. 脉沉实　指脉来轻取不应，重按坚实有力。伤寒瘥后，胃有积滞，故脉沉实。“伤寒瘥以后，更发热者，小柴胡汤主之，脉浮者，以汗解之，脉沉实者，以下解之。”(《伤寒》第 394 条)

3. 脉沉弦　指脉来轻取不应，重按端直而长，如按琴弦。亦作“脉沉而弦”。

(1) 厥阴下利，阳复太过，湿热内结，里气壅滞，故脉沉弦。一说由木郁土中，下焦寒实所致。“下利，脉沉弦者，下重也。”(《伤寒》第 365 条)

(2) 水饮内结。“脉沉而弦者，悬饮内痛。”(《金匮·痰饮咳嗽病脉证并治第十二》)

(3) 酒黄疸，病偏里。“酒黄疸者，或无热，靖言了了，腹满欲吐，鼻燥；其脉浮者先吐之，沉弦者先下之。”(《金匮·黄疸病脉证并治第十五》)

(4) 内伤出血，肾虚肝旺。“病人面无色，无寒热。脉沉弦者，衄。”(《金匮·惊悸吐衄下血胸满瘀血病脉证治第十六》)

(5) 虚寒内盛，阳气不足。“下利脉沉弦者，下重。”(《金匮·呕吐哕下利病脉证治第十七》)

(6) 阳虚受寒，经脉拘急。“师曰：腹中痛，其脉当沉若弦，反洪大，故有蛕虫。”(《金匮·趺蹶手指臂肿转筋阴狐疝蛔虫病脉证治第十九》)

4. 脉沉结　指脉来轻取不应，重按应指缓慢，时一止复来，止无定数。湿热内蕴或下焦蓄血，脉道阻滞，气血运行不畅，故脉沉结。“太阳病，身黄，脉沉结，少腹硬，小便不利者，为无血也。”若症见小便利，其人如狂，治宜破血逐瘀，用抵当汤。(《伤寒》第 125 条)

5. 脉沉紧　指脉来轻取不应，重按应指紧张有力。亦作“脉沉而紧”。

(1) 伤寒误治，中阳虚损，阴寒入里，故脉沉紧。“太阳病，下之，……脉沉紧者，必欲呕。”(《伤寒》第 140 条) 若里寒凝滞，水饮不化，症见心下逆满，气上冲胸，起则头眩等。治宜温阳健脾利水，用桂枝茯苓白术甘草汤。(《伤寒》第 67 条)

(2) 邪传少阳，其脉不浮不沉，少阳脉弦，甚者似紧，故脉沉而紧。见于本太阳病不解，转入少阳，其脉不浮而沉，少阳脉弦，甚者似紧，故脉沉而紧。症见胁下硬满，干呕不能食，往来寒热。治宜和解少阳，可用小柴胡汤。(《伤寒》第266条)

（3）里寒内盛，筋脉拘急。“寒疝绕脐痛，若发则白汗出，手足厥冷，其脉沉紧者，大乌头煎主之。”(《金匮·腹满寒疝宿食病脉证治第十》)

（4）寒饮留伏于里，结聚不散。“膈间支饮，其人喘满，心下痞坚，面色黧黑，其脉沉紧，得之数十日，医吐下之不愈，木防己汤主之。”(《金匮·痰饮咳嗽病脉证并治第十二》)

（5）水寒之气结于下焦。“寸口脉沉而紧，沉为水，紧为寒，沉紧相搏，结在关元，……胁下急痛。”(《金匮·水气病脉证并治第十四》)

6. 脉沉滑　指脉来轻取不应，重按往来流利，应指圆滑。

（1）太阳病误下，表邪内陷，热迫于里，故脉沉滑。“太阳病，下之，……脉沉滑者，协热利。”(《伤寒》第140条)

（2）风水病，水气已盛。“寸口脉沉滑者，中有水气，面目肿大，有热，名曰风水。”(《金匮·水气病脉证并治第十四》)

7. 脉沉微　指脉来轻取不应，重按极细极软，若有若无。伤寒误治，真阳衰微，阴寒独盛，故脉沉微。

（1）见于下之后，复发汗。症见昼日烦躁不得眠，夜而安静，不呕，不渴，无表证，身无大热。治宜破阴回阳，用干姜附子汤。(《伤寒》第61条)

（2）见于心肾阳虚，饮邪上盛。“青龙汤下已，多唾口燥，寸脉沉，尺脉微，手足厥逆，……与茯苓桂枝五味甘草汤。”(《金匮·痰饮咳嗽病脉证并治第十二》)

8. 脉沉小　指脉来轻取不应，按之无力，重按脉象如线，应指明显。见于肾虚气化不利。“水之为病，其脉沉小，属少阴；浮者为风。”(《金匮·水气病脉证并治第十四》)

9. 脉沉小迟　指脉来一息不足四至，轻取不应，按之无力，重按脉象如线，应指明显。见于虚劳病，脾肾阳虚。“脉沉小迟，名脱气，其人疾行则喘

喝，手足逆寒，腹满，甚则溏泄，食不消化也。”（《金匮·血痹虚劳病脉证并治第六》）

10. 脉沉细　指脉来轻取不应，重按始得，脉细如线。

（1）见于气血不足导致的痉病。“太阳病，发热，脉沉而细者，名曰痉，为难治。”（《金匮·痉湿暍病脉证治第二》）

（2）湿邪痹阻阳气，阳气不能外达。“太阳病，关节疼痛而烦，脉沉细者，此名湿痹。”（《金匮·痉湿暍病脉证治第二》）

11. 脉沉而弱　指脉来轻取不应，重按始得，脉细极软。“寸口脉沉而弱，沉即主骨，弱即主筋，沉即为肾，弱即为肝。……故曰历节。”（《金匮·中风历节病脉证并治第五》）

（四）大脉

【特征】脉形阔大，按之盈指，浮取有力。

【诊断意义】

（1）阳明热盛，气血涌溢，鼓动于外，故脉大。“伤寒三日，阳明脉大。”（《伤寒》第186条）

（2）厥阴下利，邪势方张，正气抗邪，故脉大。主病进。“下利，脉沉弦者，下重也；脉大者，为未止。”（《伤寒》第365条）

【补遗】

成无己：“经曰：尺寸俱长者，阳明受病，当二三日发。阳明气血俱多，又邪并于经，是以脉大。”（《注解伤寒论》卷五）

吴谦：“此云三日阳明脉大者，谓不兼太阳阳明之浮大，亦不兼少阳阳明之弦大，而见正阳阳明之大脉也。盖由去表传里，邪热入胃，而成内实之诊。故其脉象有如此者。”（《订正伤寒论注》卷四）

黄宫绣：“大脉大则应指漫溢，既大且长，按似少力。凡浮芤洪长，皆属大类。不似长脉但长不大，洪脉既大且数也。”（《脉理求真》卷一）

【复合脉】脉大而紧　指脉形阔大紧急，按之盈指，如牵绳转索。参阅脉紧大而迟。

（五）小脉

【特征】指脉象如线，应指明显，按之无力。

【诊断意义】少阳病，邪气已退，正气渐复，故脉小。主病退。“伤寒三日，少阳脉小者，欲已也。”（《伤寒》第271条）

【补遗】

成无己：“《内经》曰：大则邪至，小则平，伤寒三日，邪传少阳，脉当弦紧，今脉小者邪气微而欲已也。”（《注解伤寒论》卷五）

喻昌：“脉不弦大，邪微欲解之先征也。”（《尚论篇》卷三）

黄宫绣：“小脉小则三部皆小，而指下显然。凡微细短若皆属小类，不以微脉之微弱依稀，细脉之微细如发，弱脉之软弱不前，短脉之首位不及也。小为元气不足及病已退之势。”（《脉理求真》卷一）

汪琥：“少阳伤寒，以脉弦大为病进，今者，脉不弦而且小，乃邪气已退，正气将复也，故云其病欲已。”（《伤寒论辨证广注》）

尤在泾：“伤寒三日，少阳受邪，而其脉反小者，邪气已衰，其病欲解而愈。经云，大则病进，小则病退。此之谓也。”（《伤寒贯珠集》）

（六）弦脉

【特征】指脉搏端直而长，如按琴弦。

【诊断意义】

（1）邪陷少阳，肝胆气郁，故脉弦。“太阳病，下之，……脉弦者，必两胁拘急。”（《伤寒》第140条）“太阳与少阳并病，头项强痛，或弦冒，时如结胸，心下痞硬者，……慎不可发汗，发汗则谵语，脉弦。”（《伤寒》第142条）

（2）阳明腑实危候，少阳生机尚存，三焦真气未竭，故脉弦长而不燥疾。症见不大便五六日，上至十日余，日晡所发潮热，不恶寒，独语如见鬼状。剧者发

则不识人，寻衣摸床，惕而不安，微喘直视。治宜通腑泄热，用大承气汤。（《伤寒》第212条）

（3）水饮之邪内停。“咳家其脉弦，为有水，十枣汤主之。”（《金匮·痰饮咳嗽病脉证并治第十二》）

【补遗】

王叔和：“弦脉举之无有，按之如弓弦状。”（《脉经》卷一）

庞安时：“足少阳胆，属木。弦者，细长如琴弦状。仲景云：脉浮而紧曰弦，非谓此弦脉也。凡伤寒脉浮紧相搏，皆属弦之类也。有属太阳，有属阳明者。少阳正得弦脉，体是小弦长大脉也。多宜和表，鲜有汗证。”（《伤寒总病论》卷一）

成无己：“脉弦则太阳之邪传于少阳，经曰：尺寸俱弦者，必两胁拘急。”（《注解伤寒论》卷四）

喻昌：“脉弦亦即合病内少阳终胜而阳明负之互词。此所以刺期门，随木邪之实而泻之也。”（《尚论篇》卷三）

钱潢：“弦为东方木气，肝胆之病脉也。下后而见弦脉，则知邪犯少阳之经矣。《经脉篇》谓足少阳之脉，贯膈络肝属胆，循胁里，出气街，动则病口苦，善太息，心胁痛，不能转侧。”（《伤寒溯源集》卷一）“弦脉属肝，弦则少阳之生气未绝，三焦之真气尚行，且脉气旺而有力，故生。若如新张弓弦，则亦真脉之绝脉，未必生矣。”（《伤寒溯源集》卷六）

王邦傅：“弦者，阳也。指下寻之不足，举之有余，状若筝弦，时时带数为弦。……，少阳主春生之令，故其春脉弦，而伤寒少阳证，其脉亦弦，是以知其弦为阳也。说者有曰：仲景以弦脉为阴，而叔和独以弦脉为阳者，何也?不知仲景所论者伤寒，是以由表渐入于里，自外而至内言之也。故以弦为阴。叔和所论者，劳证自内而渐达于表，是自内至于外言之也，故以弦为阳。”（《脉诀乳海》卷三）

【复合脉】

1. 脉弦迟　指脉搏端直以长，挺然有力而一息不足四至。

（1）痰食阻遏胸中，阳气郁闭，故脉弦迟。“少阴病，饮食入口则吐；心中温温欲吐，复不能吐，始得之，手足寒，脉弦迟者，此胸中实，不可下也，当吐之。”（《伤寒》第324条）

（2）寒邪凝结，形成寒疟。“师曰：疟脉自弦，弦数者多热，弦迟者多寒。”（《金匮·疟病脉证并治第四》）

2. 脉弦细　指脉搏端直以长，状如细线而稍软，即弦而不甚。病在少阳，故脉弦细，主少阳病。“伤寒，脉弦细，头痛发热者，属少阳。”（《伤寒》第265条）

3. 脉弦紧　指脉搏端直而长，如牵绳转索，或按之左右弹指。

（1）疟病兼表寒。“疟脉自弦，……弦紧者可发汗、针灸也。”（《金匮·疟病脉证并治第四》）

（2）寒疝，阴寒内盛。“腹痛，脉弦而紧，弦则卫气不行，即恶寒，紧则不欲食，邪正相搏，则为寒疝。”（《金匮·腹满寒疝宿食病脉证治第十》）

（3）寒气外束，卫阳被郁。“寸口脉弦而紧，弦则卫气不行，即恶寒，水不沾流，走于肠间。”（《金匮·水气病脉证并治第十四》）

4. 脉弦而大　指脉搏端直而长，脉体宽大。参阅革脉（1）（2）（3）。

5. 脉弦小紧　指脉搏端直而长，如牵绳转索，或按之左右弹指应指明显，按之无力。见于疟病偏于里。“疟脉自弦，……，脉弦小紧者下之瘥。”（《金匮·疟病脉证并治第四》）

6. 脉弦细芤迟　指脉搏端直而长，脉细如线，浮大中空，一息不足四至。见于气阴两伤。“太阳中暍，发热恶寒，身重而疼痛，其脉弦细芤迟。”（《金匮·痉湿暍病脉证治第二》）

7. 脉弦浮大　指脉搏端直而长，脉形阔大，轻取即得。见于三阳合病。太阳脉浮，阳明脉大，少阳脉弦，病涉及三阳经，故脉弦浮大。“阳明中风，脉弦浮大而短气，腹部满，胁下及心痛，久按之气不通，鼻干，不得汗，嗜卧，一身及目悉黄，小便难，有潮热，时时哕，耳前后肿。”（《伤寒》第231条）

### （七）紧脉

【特征】指脉来紧急，应指紧张有力，状如转索，左右无常。

【诊断意义】

（1）寒邪搏阳，脉道收引，故脉紧。“太阳病，下之，……脉紧者，必咽痛。”（《伤寒》第 140 条）“少阴病，脉紧，至七八日，自下利，脉暴微，手足反温，脉紧反去者，为欲解。”（《伤寒》第 287 条）

（2）湿热内郁，胃阳复胜，邪正剧争，故脉紧。“阳明病，初欲食，小便反不利，大便自调，其人骨节疼，翕翕如有热状，奄然发狂，濈然汗出而解者，此水不胜谷气，与汗共并，脉紧则愈。”（《伤寒》第 192 条）

【补遗】

成无己：“下后脉紧，则太阳之邪传于少阴，经曰：脉紧者属少阴。《内经》曰：邪客于少阴之络，令人咽痛，‘不可内食’，所以脉紧者，必咽痛。”（《注解伤寒论》卷四）

王肯堂：“紧者，阴寒脉也，此则变热入腑，何以脉紧？盖由阴气与汗共并然也，且紧亦与长类，长为阳明本脉。成氏所注，汗出阳微脉紧，阴生阳衰，阴生则阴阳不平矣。”（《伤寒准绳》卷三）

喻昌：“脉紧则不弱矣。邪方炽盛，其不能得汗，又可知矣。”（《尚论篇》卷四）

张璐：“脉紧者，为寒，寒邪在表则脉浮，在里则沉紧。”（《伤寒缵论》卷下）

柯琴：“脉紧者，对迟而言，非紧则为寒之谓。”（《伤寒论注》卷三）

钱潢：“脉紧见于太阳，则发热恶寒而为寒邪在表；见于少阴，则无汗恶寒而为寒邪在里。”（《伤寒溯源集》卷九）

王邦傅：“紧者，阳也。指下寻之，三关通度，按之有余，举之甚数，状若洪弦曰紧。……诸家言紧脉，或云如切绳，或云如转索，皆不过形容其左右无常耳。”（《脉诀乳海》卷三）

【复合脉】

1. **脉紧大而迟** 指脉来紧急，应指紧张有力，状如转索。见于阳中有阴，证属寒实。“脉紧大而迟者，必心下坚；脉大而紧者，阳中有阴，可下之。”（《金匮·腹满寒疝宿食病脉证治第十》）

2. **脉紧数** 脉来紧急，应指紧张有力，状如转索，左右无常，一息六至以上。见于胸痹，胃脘停饮。参见脉沉迟（2）之①。

3. **芤动微紧脉** 脉来浮大中空，如按葱管，脉形紧急，如牵绳转索。见于虚劳，阴阳两虚而失调。“脉得诸芤动微紧，男子失精，女子梦交，桂枝龙骨牡蛎汤主之。”（《金匮·血痹虚劳病脉证并治第六》）

### （八）滑脉

【特征】脉搏往来流利，应指圆滑，替替然如珠应指。

【诊断意义】热盛阳郁，气实血涌，往来流利，故脉滑。见于伤寒里有热，症见手足厥冷。治宜清解里热，用白虎汤。（《伤寒》第350条）

【补遗】

王叔和：“滑脉往来前却，流利辗转，替替然与数相似。一曰浮中如有力，一曰漉漉如欲脱。”（《脉经》卷一）

许叔微：“仲景云：翕，奄，沉名曰滑。沉为纯阴，翕为正阳，阴阳相合，故名曰滑。古人论滑脉，虽云往来前却，流利展转，替替然与数相似，曾未若仲景三语而足也。翕，张也。言脉升而开张也……仲景论滑脉，可谓谛当矣。然观言雅，恐浅识者未易晓。”（《伤寒发微论》卷下）

柯琴：“脉微而厥为寒厥，脉滑而厥为热厥。阳极似阴之证，全凭脉以辨之。然必烦渴引饮，能食而大便难，乃为里有热也。”（《伤寒论注》卷三）

钱潢：“滑者，为动数流利之象，无沉细微弱之形，故为阳脉。滑主痰食，又主胃实，乃伤寒郁热之邪在里，阻绝阳气，不得畅达于四肢而厥，所谓厥深热亦深也。为阴经之邪复归阳明，故当清泻胃热，而以白虎汤主之。”（《伤寒溯源集》卷十）

王邦傅："滑者，阳也。指下寻之，三关如珠动，按之即伏，不进不退，曰滑。"(《脉诀乳海》)

【复合脉】

1. 脉滑而疾　指脉搏应指滑利，往来前却、辗转疾速，如珠应指。里热炽盛，大实大坚未成，故脉滑而疾。症见谵语，发潮热。治宜泄热通便，用小承气汤。

2. 脉滑而数　指脉搏应指圆滑流利，往来急速，一息六至。宿食内结，胃热燥实，故脉滑而数。"阳明、少阳合病，必下利，……脉滑而数者，有宿食也，当下之，宜大承气汤。"(《伤寒》第256条)

(九)涩脉

【特征】指脉搏往来艰涩，迟滞不畅，有如轻刀刮竹之状。"若发汗不彻，不足言，阳气怫郁不得越，当汗不汗，其人烦躁……何以知其汗出不彻？以脉涩，故知也。"(《伤寒》第48条)

【诊断意义】发汗不彻，邪气阻遏。

【补遗】

成无己："《内经》曰：诸过者切之，涩者阳气有余，为身热无汗，是以脉涩知阳气拥郁而汗出不彻。"(《注解伤寒论》卷三)

汪琥："夫汗出不彻，营气不能条达则脉涩。条辨以涩脉作血虚解大误。"(《伤寒论辨证广注》卷四)

尤在泾："《内经》云：脉滑者多汗。又曰，脉涩者，阴气少阳气多也。夫汗出于阳而生于阴，用诊其脉涩，而知其汗出不彻也，此又并病之治也。"(《伤寒贯珠集》卷三)

王邦傅："涩者，阴也。指下寻寻似有，举之全无，前虚后实，无复次序，曰涩。……，何谓轻刀刮竹行？谓其往来寒涩，中有一止也。诸家论涩脉，谓如轻刀刮竹，但言其往来寒涩，未尽其如轻刀刮竹之脂。所谓轻刀刮竹者，谓以轻刀刮竹，遇节而即止，故诀云涩脉如轻刀刮竹也。"(《脉诀乳海》卷四)

【复合脉】涩小脉　指脉搏往来艰涩，脉体细小，按之无力。见于历节病，湿盛阳微。“盛人，脉涩小，短气，自汗出，历节痛不可屈伸，此皆饮酒汗出当风所致。”（《金匮·中风历节病脉证并治第五》）

（十）迟脉

【特征】脉来一息不足四至。

【诊断意义】

（1）寒凝脉道，阳气不运，脉行滞缓，故脉迟而无力。“阳明病，脉迟，食难用饱，饱则微烦头眩，必小便难，此欲作谷瘅。”（《伤寒》第 195 条）“伤寒脉迟六七日，而反与黄芩汤彻其热。脉迟为寒，今与黄芩汤复除其热，腹中应冷，当不能食。”（《伤寒》第 333 条）

（2）实热内壅，腹气不通，脉道郁滞，故脉迟而有力。症见汗出不恶寒，身重，短气，腹满而喘，有潮热，手足濈然汗出。治宜通腑泄热，用大承气汤。（《伤寒》第 208 条）

（3）热入血室，气血搏结，脉道阻滞，故脉迟而有力。“妇人中风，发热恶寒，经水适来，得之七八日，热除而脉迟。身凉，胸胁下满，如结胸状，谵语者，此为热入血室也，当刺期门。”（《伤寒》第 143 条）

【补遗】

王叔和：“迟脉，呼吸三至，去来极迟。”（《脉经》卷一）

柯琴：“迟为阴，阴主寒，而迟有浮沉。浮迟应表寒，沉迟应里寒，虽迟脉，多有病在腑者。然五脏为阴，而阴脉营其脏，则主脏之大纲也。脉状种种，总该括于浮沉迟数，然四者之中，又以独浮，独沉，独数为准则。而独见何部，以何部深求其表里脏腑之所在，病无遁情矣。”

王邦傅：“迟者，阴也。指下寻之，重手乃得，隐隐曰迟。……一日举之不足，按之尽劳；举之无有。经云：迟则为寒。”（《脉诀乳海》卷四）

【复合脉】

1. 脉迟滑　指脉来一息不足四至，应指圆滑，往来流利。实热燥结，郁阳阳

气所致。“下利脉迟而滑者，实也，利未欲止，急下之，宜大承气汤。”（《金匮·呕吐哕下利病脉证治第十七》）

2. 脉迟缓　指脉来一息不足四至，柔软松弛，来去怠缓。营卫不足，复感外邪所致。“寸口脉迟而缓，迟则为寒，缓则为虚；营缓则为亡血，卫缓则为中风。邪气中经，则身痒而瘾疹，心气不足，邪气入中，则胸满而短气。”（《金匮·中风历节病脉证并治第五》）

3. 脉迟涩　指脉来一息不足四至，往来艰涩，如轻刀刮竹。血虚感寒，寒凝血瘀所致。“寸口脉迟而涩，迟则为寒，涩为血不足。”（《金匮·水气病脉证并治第十四》）

4. 脉迟浮弱　指脉搏细软无力，一息三至，轻取即得。脾阳素虚，感受风寒，邪犯太阴，故脉迟浮弱。“得病六七日，脉迟浮弱，恶风寒，手足温，医二三下之，不得食，……柴胡不中与也，食谷者哕。”（《伤寒》第98条）

5. 脉迟紧　指脉来一息不足四至，应指紧张有力，状如转索，左右无常。见于肠痈，热伏血瘀，脓液未成。“肠痈者，……其脉迟紧者，脓未成，可下之，当有血。”（《金匮·疮痈肠痈浸淫病脉证并治第十八》）

（十一）数脉

【特征】脉来薄急，一息六至。

【诊断意义】

（1）邪热内蕴，搏于血分，脉行加速，故脉数。“若脉数不解，而下不止，必协热便脓血也。”（《伤寒》第 258 条）若症见发热，消谷喜饥，至六七日不大便。治宜泻热逐瘀，酌用抵当汤。（《伤寒》第257条）

（2）厥阴阳复，热迫气血，故脉数。“下利脉数，有微热汗出，今自愈，设脉紧，为未解。”（《伤寒》第361条）

①阳复太过，热壅经脉。“后三日脉之，而脉数，其热不罢者，此为热气有余，必发痈脓也。”（《伤寒》第332条）

②阳复太过，灼伤阴络。“下利脉数而渴者，今自愈；设不瘥，必清脓血，

以有热故也。”（《伤寒》第367条）

（3）胃中虚冷，虚阳浮动，故脉数而无力。“病人脉数，数为热，当消谷引食。而反吐者，此以发汗，令阳气微，膈气虚，脉乃数也。”（《伤寒》第122条）

【补遗】

管玉衡：“数，阳火也。一呼一吸，脉逾五至曰数，是阳热太过之脉。有力实火，无力虚火，浮数表热，沉数里热。”（《诊脉三十二辨·辨数脉可统有二》）

黄宫绣：“寒热内搏，风火冲激，是以人见脉数，多作热治。讵知脉有真假，数有虚实，仍须查其兼症兼脉，乃脉有力无力，以为分耳。若使数兼洪滑，且极有力，或是内热蒸腾，伏火发动，当作实看。如系细小强滑细数绵软，纵有身热，须宜温治。或引阳归阴，其数自平；或补精化气，其数自除；或温中发表，其气自舒；或宣壅去滞，其数自消。矧有并无热候，症有虚寒，脉见虚数，温补尚恐不及，其可以数为热，妄用寒凉之味乎。”（《脉理求真》卷一）

【复合脉】脉数急 指脉来急速，一息六至。与“脉若静”相对。外邪入里化热，蒸迫气血，故脉数急。“伤寒一日，太阳受之，脉若静者，为不传，颇欲吐，若躁烦，脉数急者，为传也。”（《伤寒》第4条）

（十二）虚脉

【特征】脉来细弱，举之无力，按之空虚。

【诊断意义】

（1）津伤血虚，脉道不充。“伤寒五六日，不结胸，腹濡，脉虚，复厥者，不可下；此亡血，下之死。”（《伤寒》第347条）

（2）因暑邪伤人，伤阴耗气，气血不足所致。“脉盛身寒，得之伤寒；脉虚身热，得之伤暑。”（《伤寒论·伤寒例》29条）

【补遗】

陈修园："伤寒五六日，六经已周也，不伤于气，而伤于血，故不结胸，则腹不硬而软濡。脉乃血脉，血虚则脉亦虚，阴血虚于内，不能与阳气相接于外，故手足复厥者，慎不可下，此厥不为热深，而为亡血。"（《伤寒论浅注》）

（十三）弱脉

【特征】脉搏细软而沉，柔弱无力。

【诊断意义】

（1）正气虚衰，脉气不足，鼓动无力，故脉弱。

①体质虚弱，脾胃虚损。"太阴为病，脉弱，其人续自便利，设当行大黄、芍药者，宜减之。以其人胃气弱，易动故也。"（《伤寒》第 280 条）

②阳气虚衰，阴寒内盛。症见呕而小便利，身有微热，手足厥冷。治宜扶阳消阴，用四逆汤。（《伤寒》第 377 条）

③胃气已虚。"呕而脉弱，小便复利，身有微热，见厥者，难治，四逆汤主之。"（《金匮·呕吐哕下利病脉证治第十七》）

（2）正气渐复，邪衰阴消，故脉弱。"下利有微热而渴，脉弱者，今自愈。"（《伤寒》第 360 条）

（3）寒邪化热入里，脉象由紧转缓，故脉弱。"得病二三日，脉弱，无太阳柴胡证，烦躁，心下硬，至四五日，虽能食，以小承气汤，少少与，微和之。"（《伤寒》第 251 条）

（4）正虚邪消。

①"久咳数岁，其脉弱者可治；实大数者死。"（《金匮·痰饮咳嗽病脉证并治第十二》）

②"下利有微热而渴，脉弱者，今自愈。"（《金匮·呕吐哕下利病脉证治第十七》）

【补遗】

王邦傅："弱者，阴也，指下寻之，如烂绵相似，轻手乃得，重手稍无，怏

怏不前，曰弱。”（《脉诀乳海》卷四）

张璐：“脉弱乃阴退阳复，在表作微热，在里作微渴，微热而渴，证已转阳，故不治自愈。”（《伤寒缵论》卷上）

汪琥：“脉弱者，谓无浮紧等在表之脉也。”（《伤寒论辨证广注》卷十）

【复合脉】动弱脉　指脉形如豆，厥厥动摇，软而沉细。惊则气乱，脉搏动摇，气血虚弱，心悸不宁。“寸口脉动而弱，动即为惊，弱则为悸。”（《金匮·惊悸吐衄下血胸满瘀血病脉证治第十六》）

（十四）微脉

【特征】脉搏极细极弱，似有似无，按之欲绝。

【诊断意义】

（1）阳气虚衰，鼓动乏力。如：

①少阴阳衰。“少阴病，脉微，不可发汗，亡阳故也。”（《伤寒》第286条）

②少阴阴盛阳衰，戴阳于上。“少阴病，下利，脉微者，与白通汤。”（《伤寒》第315条）

③真阳极虚，脏气垂绝。“伤寒脉微而厥，至七八日肤冷，其人躁，无暂安时者，此为脏厥。”（《伤寒》第338条）

④厥阴阴盛阳衰。“伤寒六七日，脉微，手足厥冷，烦躁，灸厥阴，厥不还者，死。”（《伤寒》第343条）

（2）阴阳俱虚，阳虚不能推动，阴亏脉道不充。

①太阳病失治误治，损伤人体阴阳之气，表里俱虚。“太阳病，得之八九日，……脉微而恶寒者，此阴阳俱虚，不可更发汗、更下、更吐也。”（《伤寒》第23条）

②霍乱病，阳气衰微，津液内竭。“恶寒脉微而复利，利止，亡血也，四逆加人参汤主之。”（《伤寒》第385条）

③太阳病误治，既伤阳气又伤津液，阴阳俱伤，气血俱虚。“伤寒吐下后发汗，虚烦，脉甚微。”（《伤寒》第160条）

④风痹证阴阳俱微，邪郁血分，气血涩滞，血不外荣。“血痹阴阳俱微，寸口关上微，尺中小紧，外证身体不仁，如风痹状，黄芪桂枝五物汤主之。”（《金匮·血痹虚劳病脉证并治第六》）

（3）阳回自愈，邪退正复。“少阴病，脉紧，至七八日自下利，脉暴微，手足反温，脉紧反去者，为欲解也，虽烦，下利，必自愈。”（《伤寒》第 287 条）“脉阳微而汗出少者，为自和也。”（《伤寒》第 245 条）

【复合脉】

1. 脉微而沉　指脉搏似有似无，轻取不应，按之不起。因血热瘀结，蓄积下焦，气血阻滞，脉道不利。“太阳病，六七日表证仍在，脉微而沉，反不结胸，其人发狂者，以热在下焦，少腹当硬满，小便自利者，下血乃愈。”（《伤寒》第 124 条）

2. 脉微细　指脉来如丝之应指，按之欲绝，似有似无。阴阳俱虚所致，阳气衰微，鼓动无力即脉微，阴血不足，脉道不充即脉细。“下之后，复发汗，必振寒，脉微细，所以然者，此内外俱虚故。”（《伤寒》第 60 条）“少阴之为病，脉微细，但欲寐也。”（《伤寒》第 281 条）

3. 脉微细沉　指脉来细而无力，若有若无，即脉微细。此由邪入少阴，阳气衰微，鼓动无力，阴血不足，脉道不充。“少阴病，脉微细沉，但欲寐，汗出不烦，自欲吐。至五六日自利，复烦躁不得卧寐者，死。”（《伤寒》第 300 条）

4. 脉微浮　指脉搏由沉微逐渐呈现浮象。为阴邪渐衰，阳气渐复之象。“厥阴中风，脉微浮为欲愈，不浮为未愈。”（《伤寒》第 327 条）

5. 脉微涩　指脉搏细软无力，往来涩滞。因阳虚阴弱，推动乏力，脉道不充。

（1）阳虚气陷，津亏血少所致。“少阴病，下利，脉微涩，呕而汗出，必数更衣，反少者，当温其上，灸之。”（《伤寒》第 325 条）

（2）霍乱吐利，气津大伤，血流不畅所致。“伤寒，其脉微涩者，本是霍乱，今是伤寒，却四五日，至阴经上，转入阴必利。本呕下利者，不可治也。”

（《伤寒》第 384 条）

6. 脉微弱　指浮紧之脉微微变为缓弱。

（1）指脉搏较前少力。由太阳病，表证渐罢，邪郁有化热入里之势使然。“太阳病，发热恶寒，热多寒少，脉微弱者，此无阳也，不可发汗，宜桂枝二越婢一汤。”（《伤寒》第 27 条）

（2）太阳中风，表里俱虚，卫外不固所致。“太阳中风，脉浮紧，……大青龙汤主之。若脉微弱，汗出恶风者，不可服之，服之则厥逆，筋惕肉瞤，此为逆也。”（《伤寒》第 38 条）

（3）寒邪化热入里，正气不趋肌表所致。“太阳病，二三日，不能卧，但欲起，心下必结，脉微弱者，此本有寒分也。反下之，若利止，必作结胸。”（《伤寒》第 139 条）

7. 脉微弱数　指脉来一息六至，按之细软无力。因厥阴下利，邪衰阳复。“下利，脉沉弦者，下重也；脉大者，为未止，脉微弱数者，为欲自止，虽发热不死。”（《伤寒》第 365 条）

8. 脉微欲绝　指脉搏极细极软，似有似无，往来不继，即将断绝。阳气虚衰，无力鼓动血脉所致。

（1）主少阴病，里寒外热。“少阴病，下利清谷，里寒外热，手足厥逆，脉微欲绝，身反不恶寒，其人面色赤，或腹痛，或干呕，或咽痛，或利止脉不出者。通脉四逆汤主之。”（《伤寒》第 317 条）

（2）主霍乱吐利，亡阳，里寒外热。“既吐且利，小便复利而大汗出，下利清谷，内寒外热，脉微欲绝者，四逆汤主之。”（《伤寒》第 389 条）

（3）主霍乱吐利，阳亡阴竭。“吐已下断，汗出而厥，四肢拘急不解，脉微欲绝者，通脉四逆加猪胆汤主之。”（《伤寒》第 390 条）

9. 脉微续　指脉象由无脉而逐渐出现。为阴液未竭，阳气渐复的好现象。“少阴病，下利，脉微者，与白通汤。利不止，厥逆无脉，干呕，烦者，白通加猪胆汁汤主之。服汤，脉暴出者死，微续者生。”（《伤寒》第 315 条）

10. 脉微缓　指脉搏微呈和缓之势，与浮紧之脉相对。此处之微为稍微之微，非微脉之微。此因太阳表病，已经数日，邪气减退，正气来复，表里气和。“太阳病，得之八九日，如疟状，发热恶寒，热多寒少，其人不呕，清便欲自可，一日二三度发。脉微缓者，为欲愈也。”（《伤寒》第23条）

11. 脉微数

（1）阴虚内热。“微数之脉，慎不可灸。”（《伤寒》第116条）

（2）营血不足，血不营脉。“寸口脉微而数，微则无气，无气则营虚，营虚则血不足，血不足则胸中冷。”（《金匮·呕吐哕下利病脉证治第十七》）

【补遗】

钱天来：“微者，细小软弱，似有若无之称也。脉微则阳气大虚，卫阳衰弱，故不可发汗以竭其阳，以汗虽阴液，为阳气所蒸而为汗，汗泄则阳气亦泄矣。今阳气已虚，故曰亡阳故也。”（《伤寒溯源集》）

成无已：“少阴病，下利，脉微，为寒极阴盛，与白通汤复阳散寒。”（《注解伤寒论》）

喻昌：“脏厥者，正指肾而言也。……曰脉微而厥，则阳气衰微可知。”（《伤寒尚论篇》）

汪琥：“此条乃寒厥之死证。寒中厥阴，所忌者厥，所喜者热。伤寒脉微，手足厥冷，至四五日，阳回当热。今者六七日而阳不回，反加烦躁，……乃脏中真阳欲脱，而神气为之浮越。”（《伤寒论辨证广注》）

尤在泾：“脉微而恶寒者，此阴阳俱虚，当与温养，如新加汤之例，而发汗吐下，均在所禁矣。”（《伤寒贯珠集》）

成无已：“恶寒脉微而利者，阳虚阴盛也。利止则津液内竭，故云亡血。……与四逆汤温经助阳，加人参生津液益血。”（《注解伤寒论》）

张隐庵：“脉微者，神气微也，细者，精气虚也。此少阴水火为病而见于脉也。”（《伤寒论集注》）

尤在泾：“脉微为阳气虚，细为阴血少。既下复汗，身振寒而脉微细者，阴阳并伤，而内外俱虚也。”（《伤寒贯珠集》）

沈明宗：“脉微沉细，但欲卧，少阴阳虚脉证，护卫之阳将欲离散，故汗出

而不烦。”(《伤寒六经辨证治法》)

成无己：“经曰：阴病见阳脉者生。浮者，阳也。厥阴中风，脉微浮，为邪气还表向汗之时，故云欲愈。”(《注解伤寒论》)

柯韵伯：“微浮，是阴出之阳，亦阴病见阳脉也。”(《伤寒来苏集》)

成无己：“脉微亡阳，涩为亡血，下利呕而汗出，亡阳亡血也。”(《注解伤寒论》)

沈明宗：“微为阳微，涩为阴弱，而下利脉见微涩，乃阴阳不足，而受寒邪。”(《伤寒六经辨证治法》)

钱潢：“其脉微涩者，阳气大衰则微，阴血凝涩则涩。微涩之脉，阴阳两伤残矣。”(《伤寒溯源集》)

成无己：“脉微弱数者，邪气微而阳气复，为欲自止，虽发热止由阳胜，非大逆也。”(《注解伤寒论》)

钱潢：“若脉微弱，则阳气虽弱，而寒邪已衰，数则阳气渐复，故为欲自止也。然脉微弱则阳气已虚，脉数则热气必盛而发热矣。”(《伤寒溯源集》)

吴谦：“脉微欲绝者，是外之阳虚，不能固护，内之阴寒，独盛于中，内真寒而外假热也。”(《医宗金鉴》)

### （十五）细脉

【特征】脉细如线，按之应指明显。

【诊断意义】邪入少阳，正气不足，阳气郁闭，气血不畅。“伤寒五、六日，头汗出，微恶寒，手足冷，心下满，口不欲食，大便硬，脉细者，此为阳微结，必有表，复有里也。”(《伤寒》第 148 条)

【复合脉】

1. 脉沉细数　指脉搏细软，来去薄疾，重按无力而散。为少阴病心肾两虚，属里虚之证。“少阴病，脉细沉数，病为在里，不可发汗。”(《伤寒》第 285 条)

2. 脉细欲绝　指脉搏细小无力，往来不继，有即将断绝之势，此由血虚寒凝所致。因血虚则脉道不充而细，寒凝则血流不畅而欲绝。“手足厥寒，脉细欲绝者，当归四逆汤主之。”（《伤寒》第351条）

3. 脉细数　指脉搏细直如线而软，来去薄疾，一息六至。因太阳误下，伤及正气，而表热未罢。“太阳病，下之，……脉细数者，头痛未止。”（《伤寒》第140条）

【补遗】

沈尧封：认为脉沉细数属少阴热化证。“脉细属阴虚，沉为在里，数则为热，此阴虚而热邪入里也。”（《伤寒论读》）

薛慎庵：认为脉沉细数属少阴寒化证。“人之数为热，不知沉细中见数为寒甚，真阴寒证，脉常有一息七八至者，尽概述此一数字中，但按之无力而散耳，宜深察也。”（《伤寒论后条辨》）

程郊倩：认为脉沉细数不必辨其阴虚阳虚，总属里虚之证，与表证无涉，故不可发汗。“何谓之里，少阴病脉沉是也，毋论沉细、沉数，俱是脏阴受邪，与表阳是无相干，法当固密肾根为主，其不可发汗，从脉上断，非从证上断。”（《伤寒论后条辨》）

尤在泾：“脉细欲绝者，血虚不能温于四末，并不能荣于脉中也。故欲续其脉，必益其血，欲益其血，必温其经。”（《伤寒贯珠集》）

成无己：“下后邪气传里，则头痛未止。脉细数为邪未传里而伤气也。细为气少，数为在表，故头痛未止。”（《注解伤寒论》）

尤在泾：“脉细为气少，数为阳脉，气不足而阳有余，乃邪盛于上也。故头痛未止。”（《伤寒贯珠集》）

（十六）缓脉

【特征】一息四至，应指和缓，往来均匀，不急不徐，不强不弱。

【诊断意义】

（1）脉来和缓舒徐，不数不动，不结不促，寸口尺中上下相等，为平人和缓

之脉象。“阳脉浮大而濡，阴脉浮大而濡，阴脉与阳脉同等者，名曰缓也。”（《伤寒论·辨脉法》第8条）

（2）脉来柔弱松弛，来去怠缓，与紧脉相对。多见于太阳中风表虚证。乃汗出营弱，脉道松弛使然。“太阳病，发热汗出，恶风，脉缓者，名为中风。”（《伤寒》第2条）

（3）“太阳病，寸缓、关浮、尺弱，其人发热汗出，复恶寒，不呕，但心下痞者，此以医下之也。”（《伤寒》第244条）

【补遗】

周澄之：“缓脉只是长而濡，条畅而柔和也，今言阴阳同等，长意自在其中。浮言其气之畅也；大言其势之盛，起伏高下有力也；濡言其形体之和也。阴阳同等，彻上彻下，无有不调也。”（《辨脉法篇章句》）

李时珍：“缓脉去来，小于迟（《脉经》），一息四至（戴氏），如丝在经，不卷其轴，应指和缓，往来甚匀（张太素），如初春杨柳舞风之象（杨玄操），如微风轻贴柳梢（滑伯仁）。”（《濒湖脉学》）

方有执：“缓即下文阳浮阴弱之谓，风性柔和，所以然也。”（《伤寒论条辨》）

柯韵伯：“风性散漫，脉应其象，故浮而缓。”（《伤寒论注》）

钱潢：“缓者紧之对称，非迟脉之谓也。风为阳邪，非劲急之性，故其脉缓也。”（《伤寒溯源集》）

黄元御：“风性动荡，伤风则经气发泄，故脉缓。”（《伤寒悬解》）

汪琥：“脉缓当作脉浮缓看，浮是太阳病脉，虚是中风脉。”（《伤寒论辨证广注》）

### （十七）短脉

【特征】脉来首尾俱短，不及本位，两头缩缩，仅见关部。

【诊断意义】阴阳俱损，正气衰微。因发汗而汗出过多，又重复发汗，犯虚其虚之戒，故可致亡阳伤津而脉短。“发汗多，若重发汗者，亡其阳，谵语，脉

短者死，脉自和者不死。”(《伤寒》第211条)

【补遗】

柯韵伯：津亏血虚。“亡阳即津液越出之互辞，心之液为阳之汗，脉者，血之腑也。心主血脉，汗多则津液脱，营血虚，故脉短是营卫不行，脏腑不通，故死。”(《伤寒来苏集》)

山田正珍：亡阳。“短乃微弱，为亡阳之诊。”(《伤寒论集成》)

钱潢：阳亡阴竭。“脉者，气之先，血之腑也。脉之动，阳气鼓之也。阳亡阴竭，故脉短促而死。但言亡其阳而不及阴者，重阳气也。”(《伤寒溯源集》)

（十八）实脉

【特征】三步脉长大而坚实，举按皆有力。

【诊断意义】

(1)邪盛阳明，正气不衰，邪正相搏，脉道充盈。“病人烦热，汗出则解，又如疟状，日晡所发热者，属阳明也。脉实者，宜下之。”(《伤寒》第240条)

(2)表实证。“阳脉实，因发其汗，出多者，亦为太过。太过者，为阳绝于里，亡津液，大便因硬也。”(《伤寒》第245条)

【补遗】

尤在泾：“烦热，热而烦也，是为在里。里则虽汗出不当解，而反解者，知表犹有邪也。如疟者，寒热往来，如疟之状，是为在表。表则日晡所不当发热，而反发热者，知里亦成实也。是为表里错杂之候，故必审其脉之浮沉，定其邪之所在，而后从而治之。若脉实者，知气居于里，故可下之，使从里出。”(《伤寒贯珠集》)

（十九）革脉

【特征】浮而搏指，中空外坚，如按鼓皮。

【诊断意义】伤精亡血，阳气浮越，虚寒相搏。

（1）虚劳亡血气浮。“脉弦而大，弦则为减，大则为芤，减则为寒，芤则为虚，虚寒相搏，此名为革。妇人则半产漏下，男子则亡血失精。”（《金匮·血痹虚劳病脉证并治第六》）

（2）男子亡血，阳气浮越。“寸口脉弦而大，弦则为减，大则为芤，减则为寒，芤则为虚，寒虚相搏，此名曰革，妇人则半产漏下，男子则亡血。”（《金匮·惊悸吐衄下血胸满瘀血病脉证治十六》）

（3）妇人半产漏下，亡血，气浮。“寸口脉弦而大，弦则为减，大则为芤，减则为寒，芤则为虚，虚寒相搏，此名曰革，妇人则半产漏下，旋覆花汤主之。”（《金匮·妇人杂病脉证并治第二十二》）

### （二十）结代脉

【特征】脉象缓而中止，呈不规则间歇。

【诊断意义】主阴盛气结。“脉按之来缓，时一止复来者，名曰结。又脉来动而中止，更来小数，中有还者反动，名曰结，阴也。”（《伤寒》第 178 条）“脉来缓，时一止复来者，名曰结。……阴盛则结。”（《伤寒论·辨脉法》第 6 条）

【复合脉】脉结代　指脉来有中止，节律不齐。由气血亏虚，心脉失养，脉气不续所致。“伤寒脉结代，心动悸，炙甘草汤主之。”（《伤寒》第 177 条）

【补遗】

钱潢：“结者，邪结也。脉来停止暂歇之名，犹绳之有结也。凡物之贯于上者，遇结必碍，虽流走之甚者，亦必少有逗留，乃得过也。此因气虚血涩，邪气间隔于经脉之间耳。虚衰则气力短浅，间隔则经络阻碍，故不得快于流行而止歇也。动而中止者，非辨脉法中阴阳相搏之动也。谓缓脉正动之时，忽然中止，若有所遏而不得动也。更来小数者，言止后更勉强作小数。小数者，郁而复伸之象也。小数之中，有脉还而反动者，名曰结阴。何以谓之结阴？辨脉法云：脉来缓，时一止复来者，名曰结脉；脉来数，是一止复来者，名曰促脉。阳盛则促，阴盛则结，此皆病脉。以此观之，则此条乃脉缓中止，为阴盛之结，故谓之结阴

也。”(《伤寒溯源集》)

成无己：“结代之脉，动而中止，能自还者，名曰结；不能自还者，名曰代。由血气虚衰，不能相续也。”(《注解伤寒论》)

柯琴：“心不主脉，失其常度，故结代也。结与代皆为阴脉，伤寒有此，所谓阳证见阴脉者死矣。”(《伤寒来苏集》)

（二十一）促脉

【特征】脉来急促或短促。

【诊断意义】

（1）表邪内陷，正气起与邪争。

①阳气向上向外，有抗邪外出之机。“太阳病，下之，其脉促，不结胸者，此为欲解也。”(《伤寒》第 140 条)

②阳气虚较重，虽欲抗邪而力不能胜。“太阳病，下之后，脉促、胸满者，桂枝去芍药汤主之。”(《伤寒》第 21 条)

③太阳误下，邪气入里化热。“太阳病，桂枝证，医反下之，利遂不止，脉促者，表未解也。”(《伤寒》第 34 条)

（2）阳虚阴盛，虚阳搏阴。“伤寒脉促，手足厥逆，可灸之。”(《伤寒》第 349 条)

（3）阳盛阴虚，阳气有余，阴虚而不与阳相续。“脉来缓，时一止复来者，名曰结。脉来数，时一止复来者，名曰促。脉阳盛则促，阴盛则结。”(《伤寒论·辨脉法》第 6 条)

【补遗】

钱潢：“促为阳盛，下利则不应促，以阳邪炽盛，故脉加急促，足以知其邪尚在表而未解也。”(《伤寒溯源集》)

成无己：“时有一止者，阴阳之气不想续也。阳行也速，阴行也缓。……数以候阳，若阳气胜，而阴不能相续，则脉来数而一止。”(《注解伤寒论》)

## 附　寸口脉几种特殊脉象

### （一）脉绝（脉停）

【特征】脉象沉伏不见，触摸不到。

【诊断意义】厥阴中寒，阴寒暴盛，阳气一时脱绝。“下利后，脉绝，手足厥冷，晬时脉还，手足温者生，脉不还者死。”（《伤寒》第368条）

【补遗】

钱潢：“夫寒邪下利而六脉已绝，手足厥冷，万无更生之理，而仲景犹云周时脉还，手足温者生，何也？夫利有新久，若久利脉绝，而至手足厥冷，则阳气以渐而虚，直至山穷水尽，阳气磨灭殆尽，脉气方绝，岂有复还之时，惟暴注下泄，忽得之骤利，而厥冷脉绝者，则真阳未至陡绝，一时为暴寒所中，致厥利脉伏，真阳未致陡绝，故阳气尚有还期。此条乃寒中厥阴，非久利也。故云“时脉还，手足温者生，若脉不见还，则孤阳已绝而死也。”（《伤寒溯源集》）

### （二）脉暴出

【特征】断绝之脉陡然涌出，浮大躁动。

【诊断意义】阴液枯竭，虚阳无依而暴脱于外，阴阳离决。“少阴病，下利，脉微者，与白通汤。利不止，厥逆无脉，干呕，烦者，白通加猪胆汁汤主之。服汤，脉暴出者死，微续者生。”（《伤寒》第315条）

【补遗】

成无已：“服汤脉暴出者，正气因发泄而脱也，故死。”（《注解伤寒论》）

钱潢：“服汤后，其脉忽暴出者，是将绝之阳得热药之助，勉强回焰，一照而息，故死。”（《伤寒溯源集》）

### （三）脉萦萦如蜘蛛丝

【特征】脉象纤细而微弱欲绝。

【诊断意义】主阳气衰亡。“脉萦萦如蜘蛛丝者，阳气衰也。”（《伤寒论·辨脉法》第5条）

【补遗】

成无己：“萦萦，滞也，若萦萦惹惹之不利也。如蜘蛛丝者，至细也。微为阳微，细为阳衰。《脉要》曰：微为气痞，是未至于衰。《内经》曰：细则气少，以至细为阳衰宜矣。”（《注解伤寒论》）

（四）脉累累如循长竿

【特征】形容脉象沉迟中有坚涩结滞之象。

【诊断意义】主阴气偏胜。“脉累累如循长竿者，名曰阴结也。”（《伤寒论·辨脉法》第5条）

【补遗】

成无己：“累累如循长竿者，连连而强直也。为阴气郁结于内，不与阳气合杂也。”（《注解伤寒论》）

（五）脉绵绵如泻漆之绝

【特征】脉象如倾漆欲尽之状，前大而后小。

【诊断意义】主血虚。“脉绵绵如泻漆之绝者，亡其血也。”（《伤寒论·辨脉法》第5条）

【补遗】

张隐庵：“脉绵绵如泻漆之绝，头大而末小，此阳气外越，阴血内虚，不和于阳，故曰亡其血也。”（《伤寒论集注》）

（六）脉瞥瞥如羹上肥

【特征】形容脉象轻浮无根，难以寻按。

【诊断意义】主阳气衰微。“脉瞥瞥如羹上肥者，阳气衰也。”（《伤寒论·辨脉法》第5条）

【补遗】

张隐庵："脉瞥瞥如羹上之肥，浮泛于上，难以寻按，故曰阳气微也。"(《伤寒论集注》)

（七）脉蔼蔼如车盖

【特征】形容脉象浮数中而有上壅之象。

【诊断意义】主阳气偏亢。"脉，蔼蔼如车盖者，名曰阳结也。"(《伤寒论·辨脉法》第5条)

【补遗】

成无己："蔼蔼如车盖者，大而厌厌聂聂也。为阳气郁结于外，不与阴气合杂也。"(《注解伤寒论》)

## 三、趺阳脉脉象

趺阳脉为足阳明胃脉，在足背冲阳穴处。胃为后天之本，诊趺阳脉以候脾胃之气，对于保胃气扶正祛邪有重要意义。

（一）趺阳脉浮而芤

【特征】足阳明胃经趺阳穴处之动脉轻按即得，重按中空而无力。

【诊断意义】主脾胃气虚，化源不足，荣卫耗伤。"趺阳脉浮而芤，浮者卫气虚，芤者荣气伤，其身体瘦，肌肉甲错。浮芤相搏，宗气衰微，四属断绝。"(《伤寒论·平脉法》第70条)

【补遗】

成无己："经曰：'卫气盛名曰高，高者暴狂而肥；荣气盛名曰章，章者暴泽而光。'其身体瘦而不肥者，卫气衰也；肌肉甲错而不泽者，荣气伤也。宗气者，三焦归气也，四属者，皮肉脂髓也。荣卫衰伤，则宗气亦微，四属失所滋养，致断绝矣。"(《注解伤寒论》)

### （二）趺阳脉滑而紧

【特征】足阳明胃经趺阳穴处之动脉脉来流利，应指流利，且呈紧急之象。

【诊断意义】主脾有寒而胃有热，邪气盛实。“趺阳脉滑而紧，滑者卫气实，紧者脾气强，持实击强，痛还自伤，以手把刃，坐作疮也。”（《伤寒论·平脉法》第59条）

【补遗】

张令韶：“趺阳者，胃脉也。土气柔和，脉当迟缓，今反滑而紧。滑为阳，故滑则胃气实，紧为阴，故紧为脾气强，持胃气之实，击脾气之强，两实相击，太刚则折，故痛还自伤，犹自贻其害也。以手把刃，坐作疮者，犹以操刀而自割也。”（《伤寒论直解》）

### （三）趺阳脉微而紧

【特征】足阳明胃经趺阳穴处之动脉脉来有紧张之象，然按之又微弱无力。

【诊断意义】主中土阳虚寒盛。“趺阳脉微而紧，紧则为寒，微则为虚，微紧相搏，则为短气。”（《伤寒论·平脉法》第72条）

【补遗】

黄坤载：“趺阳脉微而紧，紧则为胃气之寒，微则为胃气之虚，微坚相合，虚而且寒，浊阴凝塞，清阳不升，则为短气。”（《伤寒悬解》）

### （四）趺阳脉浮

【特征】足阳明胃经趺阳穴处之动脉轻取即得，重按不应而无力。

【诊断意义】主脾胃气虚。“趺阳脉浮，浮则为虚，浮虚相搏，则令气噎，言胃气虚竭也。”（《伤寒论·辨脉法》第26条）

【补遗】

周澄之：“是时也，趺阳脉必浮，浮则内虚也。内之津液愈虚，而气愈上涌，故令气噎。浮则伤胃，浮极故胃气虚竭也，此寒变也。”（《辨脉法章句》）

### （五）趺阳脉大而紧

【特征】足阳明胃经趺阳穴处之动脉脉形阔大，有紧急之象。

【诊断意义】主中阳不足，阴寒内盛之下利。“浮阳脉大而紧者，当即下利，为难治。”(《伤寒论·平脉法》第 64 条)

【补遗】

张令韶：“趺阳者，胃脉也。胃脉当迟缓，今反大而紧者，大为虚，紧为寒，虚寒下陷，当即下利，阴寒盛而土气败，故为难治。”(《伤寒论直解》)

### （六）趺阳脉不出

【特征】足阳明胃经趺阳穴处之动脉一时不见。

【诊断意义】

（1）主脾气虚衰，不能升降。“趺阳脉不出，脾不上下，身冷肤硬。”(《伤寒论·平脉法》第 74 条)

（2）主气虚不运化，水湿内浸。“趺阳脉伏，水谷不化，脾气衰则鹜溏，胃气弱则身肿。”(《金匮·水气病脉证并治第十四》)

【补遗】

成无己：“脾胃为荣卫之根，脾能上下，则水谷消磨，荣卫之气得以行。脾气虚衰不能上下，则荣卫之气不得通荣于外，故趺阳脉不出。”(《注解伤寒论》)

黄坤载：“趺阳脉不出，胃气虚败，则脾不运行，中脘滞塞，不能上下升降，故身冷肤硬。以阳虚不能外达，无以温分肉而柔肌肤也。”(《伤寒悬解》)

### （七）趺阳脉伏而涩

【特征】足阳明胃经趺阳穴处之动脉沉伏不起，往来坚涩。

【诊断意义】主脾胃阴阳虚弱，升降紊乱。“趺阳脉伏而涩，伏则吐逆，水谷不化，涩则食不得入，名曰关格。”(《伤寒论·平脉法》第 61 条)

【补遗】

张令韶：“趺阳者，土也。土不宣通，谓之顽土，今伏而不宣，则中焦不运，不

能消磨水谷而吐逆也。涩而不通，则上焦不纳而食不得入也。”(《伤寒论直解》)

### （八）趺阳脉沉而数

【特征】足阳明胃经趺阳穴处之动脉轻取不应，按之始见，且一息超过五六至。

【诊断意义】主胃有实热。“趺阳脉沉而数，沉为实，数消谷。”(《伤寒论·平脉法》第68条)

【补遗】

张令韶：“脉沉而数，沉则土气实，数则热消谷，火土之气旺，柔和之气少也。”(《伤寒论直解》)

### （九）趺阳脉迟而缓

【特征】足阳明胃经趺阳穴处之动脉脉来和缓不数。

【诊断意义】为脾胃功能正常之征。“趺阳脉迟而缓，胃气如经也。”(《伤寒论·辨脉法》第21条)

【补遗】

吴谦：“趺阳胃脉，迟而和缓，是胃气不病，如经脉也。”(《医宗金鉴》)

### （十）趺阳脉紧而浮

【特征】足阳明胃经趺阳穴处之动脉轻取即得，按之不足，且呈紧急之象。

【诊断意义】主中阳不足，寒邪内生。“趺阳脉紧而浮，浮为气，紧为寒，浮为腹满，紧为绞痛，浮紧相搏，肠鸣而转，转即气动，膈气乃下。”(《伤寒论·平脉法》第66条)

【补遗】

张令韶：“趺阳脉紧而浮，乃阴寒气盛，而阳气外越也。故浮为气，紧为寒，浮为腹满者，气外出而中土虚满也。紧为绞痛者，邪正相攻而阴气盛也。浮紧之气两相搏击，则从脾胃而溜于大肠，故肠鸣而转……”(《伤寒论直解》)

### （十一）趺阳脉数

【特征】足阳明胃经趺阳穴处之动脉一息超过五六至。

【诊断意义】主胃中有热。“趺阳脉数，胃中有热，即消谷引食，大便必坚，小便即数。”（《金匮·消渴小便不利淋病脉证并治第十三》）

### （十二）趺阳脉浮而数

【特征】足阳明胃经趺阳穴处之动脉轻取即得，且一息超过五六至。

【诊断意义】为医生误下，虚其里气，邪气内陷，以致脾胃气虚而有热。“趺阳脉浮而数，浮则伤胃，数则动脾，此非本病，医特下之所为也。”（《伤寒论·辨脉法》第21条）

### （十三）趺阳脉浮而涩

【特征】足阳明胃经趺阳穴处之动脉轻取即得，往来坚涩。

【诊断意义】

（1）胃强脾弱，津液枯竭。“趺阳脉浮而涩，浮则胃气强，涩则小便数，浮涩相搏，大便则硬，其脾为约，麻子仁丸主之。”（《伤寒》第247条）

（2）脾胃虚寒，津液不足。“趺阳脉浮而涩，浮则为虚，涩则伤脾，脾伤则不磨，朝食暮吐，暮食朝吐，宿谷不化，名曰胃反。”（《金匮·呕吐哕下利病脉证治第十七》）

### （十四）趺阳脉紧而数

【特征】足阳明胃经趺阳穴处之动脉一息超过五六至，且有紧急之象。

【诊断意义】主脾寒胃热。“趺阳脉紧而数，数则为热，热则消谷，紧则为寒，食即为满。”（《金匮·黄疸病脉证并治第十五》）

### （十五）趺阳脉微弦

【特征】足阳明胃经趺阳穴处之动脉端直以长，然按之又微弱无力。

【诊断意义】主脾胃虚寒，肝气上逆。“趺阳脉微弦，法当腹满，不满者必便难，两胠疼痛，此虚寒从下上也，当以温药服之。”（《金匮·腹满寒疝宿食病脉证治第十》）

## 四、少阴脉脉象

少阴脉指足少阴肾脉而言，位于太溪穴处，少阴为阴阳气血之本。亦有指手少阴心脉者，位于神门穴，以候心气的盛衰。

### （一）少阴脉微滑

【特征】足少阴经太溪穴之处的动脉微呈滑象。

【诊断意义】主湿热客于下焦。“少阴脉微滑，滑者，紧之浮名也。此为阴实，其人必股内汗出，阴下湿也。”（《伤寒论·平脉法》第55条）

【补遗】

成无己：“少阴脉微滑者，当阴部见阳脉，则阳偏盛而阴不足也。以阳凑阴分，故曰阴实。股与阴，皆少阴之部也，今阳热凑阴，必熏发津液，泄达于外，股内汗出而阴下湿也。”（《注解伤寒论》）

### （二）少阴脉弦而浮

【特征】足少阴太溪穴处之脉轻取即得，按之不足，端直以长。

【诊断意义】为少阴之正常脉象。“……少阴脉如经者，……以少阴脉弦而浮才见，此为调脉，故称如经也。”（《伤寒论·辨脉法》第19条）

【补遗】

成无己：“少阴肾脉也，肾者肺之子，为肝之母，浮为肺脉，弦为肝脉，少阴脉弦而浮，为子母相生，故云调脉。”（《注解伤寒论》）

### （三）少阴脉不至

【特征】少阴太溪穴之处动脉触摸不到。

【诊断意义】主肾气衰微，精血不足。“少阴脉不至，肾气微，少精血，奔气迫促，上入胸膈，宗气反聚，血结心下，阳气退下，热归阴股，与阴相动，令身不仁，此为尸厥。”(《伤寒论·平脉法》第75条)

【补遗】

张令韶：“此言少阴上主阳气，下主精血，由下而上，由上而下者也。少阴为气血生始之源，脉不至，必肾之真气微而精血少也。真气不足，则虚奔之气，反促迫而上入于胸膈矣。宗气反聚者，不能贯膈络肺，出于左乳下，而反聚于胸膈矣，此不当上而上者。精血少，则血不能流于经脉，而反结于心下，阳气不得上行，而反退归于阴股，阳入于阴，与阴相动，此不当下而下者也。上者自上，下者自下，上下之气血不相顺接，故令身不仁，其形若尸，故曰，此为尸厥。”(《伤寒论直解》)

### （四）少阴脉不出

【特征】太溪穴处之少阴脉沉伏不起，触摸不到。

【诊断意义】主肾阳虚寒邪盛。“……少阴脉不出，其阴肿大而虚也。”(《伤寒论·平脉法》第66条)

【补遗】

成无己：“若太溪部少阴脉不出，则肾气亦虚，虚寒之气至于下焦，结于少阴，而聚于阴器，不得发泄，使阴肿大而虚也。”(《注解伤寒论》)

张隐庵：“少阴脉不出，其阴肿大而虚，是肾水之气不归中土，水气不上，聚水而从其类，故阴气肿大而虚浮也。”(《伤寒论集注》)

吴谦：“阴肿大之虚字，当是痛字，细玩可知。外感六脉浮紧，寒气在外，故骨节烦痛，内伤胃脉浮紧，寒气在内，则腹满绞痛。……若少阴脉伏不出，则下焦阳虚，寒气聚于阴器，不得发泄，故病疝，阴肿大而痛也。”(《医宗金鉴》)

### （五）少阴负趺阳

【特征】切按足少阴太溪穴之动脉与足阳明胃经冲阳穴之动脉，两相比较，趺阳脉盛于少阴脉。

【诊断意义】阳衰阴盛之下利重证，在下利、手足厥冷，手太阴寸口脉不至时，此脉象主胃气尚在，预后较好。“下利、手足厥冷，无脉者，灸之不温，若脉不还，反微喘者，死。少阴负趺阳者，为顺也。”（《伤寒》第362条）

【补遗】

李荫岚：“少阴肾脉也，趺阳胃脉也，……三阴以少阴为主，盖少阴司寒水，阴寒为甚也。三阴下利之证，得阳为顺。少阴负趺阳者，谓趺阳大于少阴也。此阴病得阳也，不得阳为逆。趺阳负少阴者，谓少阴盛于趺阳也。此阴病不得阳也。土胜水则厥利止，水侮土，则厥利作。故趺阳负为逆，逆者，死之候也；少阴负为顺，顺者，生之候也。”（《伤寒论条析》）

（六）少阴脉弱而涩

【特征】足少阴太溪穴处之动脉沉细无力，往来涩滞。

【诊断意义】主少阴阳气精血两虚。“少阴脉弱而涩，弱者微烦，涩者厥逆。”（《伤寒论·平脉法》第73条）

【补遗】

成无已：“少阴脉弱者，阴虚也。阴虚则发热，以阴部见阳脉非大虚也，故生微烦。厥逆者，四肢冷也。……少阴脉涩者，阴气涩不能与阳相顺结，故厥逆也。”（《注解伤寒论》）

张隐庵：“少阴脉弱，则心血内虚，少阴脉涩，则生阳不足；弱者微烦，心血虚而内烦也；涩者厥逆，生阳不足而厥逆也。”（《伤寒论集注》）

张令韶：“此言脉之始于少阴也。少阴上火下水，而主神机出入。弱者，下水不上交于火，火独盛而微烦；涩者，上火不下济于水，水偏盛而厥逆。”（《伤寒论直解》）

（七）少阴脉细

【特征】足少阴太溪穴处之动脉细直而软，应指如丝。

【诊断意义】主精血虚少，肾虚气化失职。“少阴脉细，男子则小便不利，妇

女则经水不通。”（《金匮·水气病脉证并治第十四》）

（八）少阴脉紧而沉

【特征】足少阴太溪穴处之动脉轻取不应，按之始见，且有紧急之象。

【诊断意义】主肾阳不足，寒从内生。“少阴脉紧而沉，紧则为痛，沉则为水，小便即难。”（《金匮·水气病脉证并治第十四》）

（九）少阴脉滑而数

【特征】足少阴太溪穴处之动脉应指流利，且一息超过五六至。

【诊断意义】主湿热在下焦。“少阴脉滑而数者，阴中即生疮，阴中蚀疮烂者，狼牙汤洗之。”（《金匮·妇女杂病脉证并治第二十二》）

（十）少阴脉浮而弱

【特征】足少阴太溪穴处之动脉轻取即得，按之无力。

【诊断意义】主心肾不足，精血虚而受风。“少阴脉浮而弱，弱则血不足，浮则为风，风血相搏，即疼痛如掣。”（《金匮·中风历节病脉证并治第五》）

## 五、张仲景脉学评价

《伤寒论》为 398 条，113 方，其中脉证并举的有 135 条，共叙述 60 种脉象，其中单脉 10 种，相兼脉 42 种。《金匮要略》共三卷二十五篇，全书包括 40 多种疾病，共载方 205 首（其中 4 首只载方名而未见药味），其中脉证并举的达 120 多处，脉象达 69 种，单脉 18 种，相兼脉 51 种。因此，《伤寒杂病论》虽非脉学专著，但对脉象及主病已形成理论体系，而且是脉证紧密结合为特点进行辨证论治。

张仲景是以独取寸口脉法为主，多种诊脉方法并存并用。每一种诊脉方法都有其独到之处，都有一定实用价值。有关脉诊的内容，除《伤寒论·辨脉法》和《伤寒论·平脉法》之外，一般都是脉、病、证、治并举，将脉象变化与病因、症状、病机、辨证及其治法进行有机的结合。对不同病证采用不同的诊脉方法，可以弥补独取寸口脉法在某些方面的不足，可以使脉法与临证的结合更加有利，临床诊断也会更加准确。辨证与辨脉相结合，辨脉寓于辨证之中，多种诊法并存并用。仲景脉法就是这样机动灵活，而且内容非常丰富。所以说《伤寒杂病论》包含着临床实用性很强的脉法，他在开创辨证论治体系的同时，也创立了与辨证论治理论体系相适应的脉法。仲景脉学在以下几个方面具有非凡的特色：

（1）以阴阳学说为脉法理论和辨证论治理论体系的总纲，其脉法理论和辨证论治理论体系都是在古代哲学思想指导下发展起来的。它是将古代哲学作为世界观和方法论，对脉象和病证的分析，是从实质性变化和理性认识两方面进行的。

（2）在阴阳学说和经络理论的指导下，以脉象和临床症状作为辨证、辨病的基本依据，正确处理了理论与实践的关系。

（3）根据脉理阐释病理，以脉证密切结合为特点进行辨证论治。在脉与证相结合的方式方法上，灵活机动，多种多样，使脉法在很多方面发挥了重要作用。

（4）善于区分主症主脉。围绕主症主脉，结合兼症兼脉进行综合分析，这是张仲景将脉法用于诊疗实践、辨别证候性质和病理机制的基本方法。

（5）脉象与病证的关系，不是僵化固定的对应关系，而是根据脉象变化的成因及性质，辨别证候的性质和病因病机，以指导辨证论治。

（6）根据脉与四时相应的变化规律和脉象变化的程度，辨别脉象所主的“病”与“不病”及其疾病的发生发展和预后转归。辨证以脉法为重要依据，辨脉寓于辨证之中。

（7）以独取寸口脉法为主，多种诊法并存并用。

仲景脉法的这些特点，基本上代表了脉法发展的正确方向。《伤寒杂病论》虽不是脉学专著，但它将脉诊应用于临床辨证论治，脉证密切结合，脉理病理融为一体，已经形成了比较完备的理论体系，而且成功用于诊疗实践，堪为后世之楷模。它是中医经典著作中唯一一部将脉法理论应用于临床实践而且自成体系的名著。对发展和完善几种脉法的相关理论，指导独取寸口脉法在临床实践中的应用，发挥了重要作用，在学术上已经达到了一定高度。它的实用价值经过两千多年的实践证明是很高的，是将脉法理论应用于临床实践的典范。学习、掌握和运用仲景脉法的基本理论和基本方法，再与其他经典著作的学术思想互相参照，可以解决后世脉法中存在的实际问题，澄清一部分曲解和误说，剔除一些玄虚无用、荒诞不实的东西，使脉法朝着更科学、更合理、更实用的方向发展。

## 第二节　腹　诊

张仲景的《伤寒杂病论》据《素问·腹中论》"臌胀""血枯"的腹证与方药论治的理论，创造性地把腹诊腹证与辨证施治的方药密切地结合起来，把自觉症状和他觉症状的病理变化及治疗反应客观地相互联系在一起。两书涉及腹诊有300 多处，论述了腹部不同部位及表里的腹诊方法，并和临床证候及其他诊断方法有机地相结合，进行客观地综合分析，作为辨证的根据。通过腹诊及四诊合参确定腹部疾患的病因、病机、病理、病位，作为论治的基础，同时，对《内经》《难经》腹诊腹证的论述有了很大的发展，即通过发现特有的腹证而得到应用特定方剂的根据，因而，有腹证、有方药，而使临床选方用药准确性大为提高，使腹证成为中医"辨证"中一个不可分割的组成部分。

《伤寒论》对外感病进行辨证论治，首开外感病腹诊运用之先例，由于腹诊在诊察病人的客观证候方面具有重要意义，故仲景特别重视。《伤寒论》在六经病证的诊断和鉴别诊断中大量运用了腹诊。如太阳篇的蓄血、结胸、痞证、脏结，阳明病的胃家实诸证，少阳病的胁下硬满，三阴病的腹痛等，均须借助腹诊加以判定。若从数量上来看，全书关于腹诊的论述仅略少于脉诊，可见腹诊亦是六经辨证的重要诊断依据之一。《金匮要略》以脏腑辨证为纲领，主要论述内伤杂病的辨证论治。仲景在内伤杂病中运用腹诊尤为突出，而且特别擅长，从其著作中可以看出，腹诊常被作为辨证论治的一项重要依据，有时甚至是惟一依据加以强调，舍此不能进行正确有效的治疗，如"按之心下满痛者，此为实也，当下之，宜大柴胡汤"(《金匮·腹满寒疝宿食病脉证治第十》)。据统计《伤寒论》

《金匮要略》中，共有方 240 余首，提出腹证的有 80 余首，占 1/3 之多；《伤寒论》397 条中，论及腹证的有 114 条，约占全书的 1/4；《金匮要略》22 篇中，重点论述腹证的条文计有 10 篇之多，接近于 1/2。

概而言之，仲景的腹诊方法涉及到望、闻、问、切四诊，其运用包括分析病因病机、诊断和鉴别诊断疾病、确定病位病性、指导立法论治、选方遣药及判断预后转归等。可见仲景对腹诊是十分重视的，进而显示出医圣已把腹诊广泛灵活运用于临床的精炼程度，可想象当时的腹诊已处于黄金时代。

## 一、腹诊的方法

《伤寒杂病论》腹诊内容包括胸腹部的望、闻、问、切四个方面。

### （一）望

《伤寒》第 64 条："发汗过多，其人叉手自冒心，心下悸欲得按者。"《金匮·腹满寒疝宿食病脉证治第十》："心胸中大寒痛，呕不能饮食，腹中寒，上冲皮起，出见有头足，上下痛而不可触近。"《金匮·趺蹶手指臂肿转筋阴狐疝蛔虫病脉证治第十九》："阴狐疝气者，偏有大小，时时上下。"上文"其人叉手冒心""上冲皮起，出现由头足"及"偏有大小"等腹证，皆是医者可见的胸腹部病变反应特征，是腹诊的内容之一。

### （二）闻

《伤寒》第 157 条："心下痞硬，干噫食臭，胁下有水气，腹中雷鸣。"《金匮·痰饮咳嗽病脉证并治第十二》："水走肠间，沥沥有声。"《金匮·妇人杂病脉证并治第二十二》："胃气下泄，阴吹而正喧，此谷气之实也。"文中的"腹中雷鸣""沥沥有声"及"阴吹"均为医患可以听见的腹部病变声响，也是腹诊闻之可得的腹证。

### （三）问

《伤寒》第 76 条"虚烦不得眠，若剧者，必反复颠倒，心中懊侬。"《金匮·妇人妊娠病脉证并治第二十》：“怀娠六七月，……，其胎愈胀，腹痛恶寒。”上述“不得眠”“反复颠倒，心中懊侬”及“腹痛恶寒”病理反应特征，多为病人的主诉或医者问诊所得之腹证，因而，问诊也是胸腹诊的主要内容之一。

（四）切

《伤寒》第137条：“从心下至少腹硬满而痛，不可近。”第375条：“按之心下濡。”《金匮·水气病脉证并治第十四》：“心下坚，大如盘，边如旋杯”等，这些触而可得的腹证当然是腹诊的主要内容。

总之，仲景腹诊是把望、闻、问、切有机地融为一体，用以诊察疾病反应与胸腹部的症状和体征，为辨证论治提供可靠的客观依据。

## 二、腹诊部位及腹证

《伤寒杂病论》的腹诊部位是胸腹部。一般分胸胁、胁下、心下、大腹、少腹等部位。腹诊的基本内容包括观外形、按腹力、测腹温、触痞硬、揣拘急、诊压痛、视络脉、探癥块、扪动悸等。

胸胁（包括胸中）：胸为心肺之廓，胸中为宗气之源，膻中之居所。胸胁多为心、肺及少阳经证。腹证有胸胁苦满、胸胁烦满、胸胀满、胸胁满、胸中痛、胸中窒等。

胁下：肝胆之居所，胁下多为肝胆经证。腹证有胁下痞硬、胁下偏痛、胁下硬满、胁下满痛、胁下支满等。

心下：心下约当胃脘、横膈、脾胃、肝胆、肠道。胃属阳明，其腹证有心下痞、心下痞硬、心下痞坚、心下急、心下逆满、心下支结、心下硬痛、心下悸等。

大腹：脐上为大腹，脾胃之处也。证以太阴、阳明病居多。其腹证有腹痛、腹满而吐、时腹自痛、腹满时痛、雷鸣切痛、腹胀满、腹硬满、腹满痛拒按。全书以腹满为主者，《金匮要略》篇计 18 条、《伤寒论》计 22 条。

少腹：脐下为少腹，膀胱、小肠、胞宫等寄寓其中。胃、肝、冲、任诸脉循行其地。证以局部腑经病多，如少腹硬满、少腹弦急、少腹肿痞及太阳蓄水、蓄血等证。

脐：脐即神阙穴。属脾、为冲脉之穴。症见脐动、脐下动、绕脐动等。

腹证有主观症状（自觉症）属腹诊中的问诊范畴，有客观症状（他觉症）属于医生望、闻、触诊的范畴，比较起来，客观症状要较主观症状多，而且有更重要的临床诊断价值。以心下腹证举例：主观症状有心下痛，心下悸，心下结；属于客观体征的有心下硬，按之心下坚，心下坚大如盘，按之心下悸；两者兼有者如按之心下满痛，心下坚满，心下痞坚，心下满，心下满而硬，心下痞硬，心下痞等。有一些腹证如胸胁苦满，腹胀痛等，两者亦兼有之，或时以主观症状为主，或时以客观指征为主，时轻时重，时有时无的现象也常有出现。所以对腹证的诊察要从全局、全病程或分阶段来审察，不能以一时的状态、程度贸然断定。

## 三、腹证意义

《伤寒杂病论》中的腹证对诊治有重要的意义，主要有以下几点：

### （一）确定病名

《伤寒》第 138 条："小结胸病，正在心下，按之则痛。"第 128 条："按之痛，……名曰结胸也。"第 149 条："若心下满而硬痛者，此为结胸也，……但满而不痛者，此为痞。"《金匮·五脏风寒积聚病脉证并治第十一》："气者，胁下痛，按之则愈，复发为气。"《金匮·水气病脉证并治第十四》："肾水者，其腹大，脐肿腰痛。"《伤寒杂病论》就是这样以腹证而定病名的。如心下痛，按之硬者为结胸；心下满，按之不痛者为痞。又以痰饮停留的不同部位和不同腹证分为支饮、悬饮、痰饮。以腹痛的性质和程度分胸痹、肺痈、肺痿、心痛、结胸等病。又有以腹证而诊六经之病，如胃家实，绕脐痛，拒按属实者称阳明病；腹满时痛，喜按属虚寒，称太阴病等。用腹证判断疾病的本质、病机，对确定病名起主导作用。

（二）判断病位

《金匮·痰饮咳嗽病脉证并治第十二》："水在心，心下坚筑。""水在肝，胁下支满。""水在肾，心下悸。"《伤寒》第 65 条"发汗后，其人脐下悸，欲作奔豚。"第 355 条"心下满而烦，饥不能食者，病在胸中"等，上条说明何脏何部有病，必然出现何脏及相应部位之腹证；有此腹证，则知其脏及其所属部位必有病理变化。如水所处位置有心下（胃）、肝、肾之别，就必然出现相应的"心下坚筑""胁下支满""心下悸"的腹证。《金匮·五脏风寒积聚病脉证并治第十一》云："积者，脏病也，终不移；聚者，腑病也，发作有时，展转痛移。"此以腹证定其积聚之属性。又如第 152 条："其人漐漐汗出，发作有时，头痛，心下痞硬满，引胁下痛，干呕、短气、汗出不恶寒者，此表解里未和也"，第 208 条"阳明病，脉迟，虽汗出不恶寒者，其身必重，短气，腹满而喘，有潮热者，此外欲解，可攻里也"，都谈到了病位，即邪气之在表在里。

（三）阐述病因

《金匮·水气病脉证并治第十四》云："气分，心下坚，大如盘，边如旋杯，水饮所作。"《金匮·妇人产后病脉证治第二十一》："产妇腹痛，……此为腹中有干血著脐下。……少腹坚硬，此恶露不尽。"《金匮·妇人杂病脉证并治第二十二》："妇人少腹满如敦状，……此为水与血俱结在血室也。"《金匮·血痹虚劳病脉证并治第六》："夫失精家，少腹弦急。"《伤寒》第 124 条："以热在下焦，少腹当硬满，……瘀热在里故也。"第 241 条："腹满痛者，此有燥屎也，所以然者，本有宿食故也。" 第 340 条："小腹满，按之痛者，此冷结在膀胱关元也。"凡此等等，腹证可判断其病变之病因，即审证求因也。

（四）审证（病）析机

《伤寒》第 138 条："小结胸病，正在心下，按之则痛，脉浮滑者小陷胸汤主之。”第 135 条：“结胸热实，脉沉而紧，心下痛，按之石硬者，大陷胸汤主之。”第 141 条：“寒实结胸，……与三物小陷胸汤，白散亦可服。”第 131 条：“结胸者，项亦强，如柔痉状，……宜大陷胸丸。” 第 148 条：“妇人中风，……胸胁下满如结胸状，此为热入血室也。”上列条文皆有结胸之状，是以腹证的部位及腹证不一的程度辨析各证（病）的病机。如小陷胸为邪热与痰饮互结于心下；大陷胸为水热互结于胸腹；寒实结胸为实邪与水凝结于胸及心下；高位结胸为水热互结于胸膈；妇人胸胁下满如结胸状者为“热入血室”。从而明析病机，指导辨证施治。再如第 158 条甘草泻心汤“但以胃中虚，客气上逆，故使硬也”，与第 279 条“大实痛者，桂枝加大黄汤主之”，说的是病证之虚实，而第 340 条“小腹满，按之痛者，此冷结在膀胱关元也”，以及第 124 条抵当汤证“瘀热在里”，均为病性之寒热。《金匮·腹满寒疝宿食病脉证治第十》中：“病者腹满，按之不痛者为虚，痛者为实”“腹满时减，复如故，此为寒，当与温药”“病腹满，发热十日，……厚朴七物汤主之”，这说明腹满的证候可虚可实，可寒可热，可表可里。因此，充分证实《伤寒论》《金匮要略》中腹诊已包含着较为完备的八纲辨证模式，其腹证也是根据这一主导思想来辨别病证，制定治疗原则的。

（五）判断预后及疗效

**1. 辨疑难证及死证** 《金匮·黄疸病脉证并治第十五》：“其腹胀如水状，……此女劳之病，非水也。腹满者难治。”这是以腹证来鉴别女劳和水肿腹胀的方法。女劳病虽也有“腹胀如水状”之腹形，但其腹按之不坚，压之无凹陷，振之无水声等症状。若女劳“腹满者难治”。《伤寒》第 167 条：“病胁下素有痞，连在脐旁，痛引少腹入阴筋者，此名脏结，死。”本条是言明结胸与脏结的不同腹证，从而揭示了两种病证的不同本质，其预后是结胸者吉，脏结者凶。

**2. 辨传变** 《伤寒》第 65 条：“发汗后，其人脐下悸者，欲作奔豚。”这里，“脐下悸”是“发汗后”出现的腹证，从此腹证可预测将“欲作奔豚”。

**3. 观察疗效** 《金匮·水气病脉证并治第十四》：“心下坚，大如盘”，诊为“水饮所作”，投以健脾行水之枳术汤治疗，服药后，“腹中软，即当散也”。说明治疗有效，水饮已散。

通过《伤寒杂病论》六经、八纲辨证的腹证剖析，可知仲景把腹诊不仅摆在几乎和脉诊同等重要的诊断位置，而且推广应用于六经、八纲辨证中，指导着临床各科辨证施治，这是仲景对腹诊发展完善和扩大腹诊应用范围的又一贡献。

仲景在《内经》《难经》论述腹诊的基础上，对腹诊内容有所补充，对其理论有所发展，尤其是仲景把腹诊腹证与病证、方药有机地联系起来，有效地完成了中医理法方药的全过程，提高了临床诊断准确性。仲景又把腹诊广泛应用于临床辨证中，使腹诊腹证更加具体化、形象化，便于理解、应用。从文中内容分析，在汉及汉后的一个时期，中医腹诊已发展到鼎盛时期，这一时期的腹诊理论及临床应用，对后世腹诊的发展、完善有重要的影响。

综上所述，张仲景继承了《内经》《难经》及其他医家有关腹诊理论的成就，结合自己的临床实践，创造性地发展了腹诊理论与临床运用方法，其最突出的成就在于将腹诊理论与临床融会于辨证论治体系中，使腹诊和理法方药紧密结合，使临床运用有法可依，有方可用，而且疗效卓著，开创了中医辨证论治的先河，因而对中医腹诊学的贡献超过了其他任何一部中医著作，对我国中医、日本汉方医腹诊，乃至整个汉方医体系都有着无与伦比的深远影响。

《伤寒杂病论》虽对不同的腹诊部位、腹证都有明言，但其概念至今尚未明确统一，诸家注解多含混笼统。故应探求《伤寒杂病论》的腹诊学术思想，期待使其明了。

## 第三节 肢体切诊

肢体切诊为医生直接触摸或按压病人某些部位，了解局部冷热、润燥、软硬、压痛、肿块或其他异常变化，从而推断疾病部位、性质和病情轻重等情况的一种诊察方法，是切诊的重要组成部分。张仲景对肢体切诊的论述亦较多，其内容包括按肌肤及按手足等，这里主要列举《伤寒论》中的有关论述。

## 一、按手足

指触摸病人手足部位的冷热，来判断疾病的表里寒热虚实及顺逆。手足的寒温对判断阳气存亡、推测疾病预后有重要的意义。

### （一）手足自温

指发热仅见于手足，是太阴发热的特征。太阴脾经感受外邪，郁热循经达于四末所致。“伤寒脉浮而缓，手足自温者，是为系在太阴。”（《伤寒》第 187、278 条）钱潢曰：“手足自温者，脾主四肢也。以手足而言自温，则知不发热矣。邪在太阴，所以手足自温，不至如少阴厥阴之四肢逆冷。”（《伤寒溯源集》）

### （二）手足冷

指手足厥冷不温。阳气内郁，不能布达四肢，表里之气不相顺接所致。“伤寒五六日，头汗出，微恶寒，手足冷，心下满，口不欲食，大便硬，脉细者，此为阳微结，必有表，复有里也。”（《伤寒》第 148 条）

### （三）手足逆冷

即手足厥冷。多为阳气衰微，阴寒内盛，不能温煦四肢之象。

（1）为三阳合病，胃热炽盛，误用下法，阴竭于下，阳浮于上。“三阳合病，腹满身重，难以转侧，口不仁，面垢，谵语遗尿。发汗则谵语，下之则额上生汗，手足逆冷。”（《伤寒》第 219 条）

（2）为中阳虚衰，不能温布四末。“少阴病，吐利，手足逆冷，烦躁欲死者，吴茱萸汤主之。”（《伤寒》第 309 条）

（3）为少阴病，真阳衰竭，有阴无阳。“少阴病，恶寒身蜷而利，手足逆冷者，不治。”（《伤寒》第 295 条）

（4）为厥阴病，阴阳之气不能顺接。“凡厥者，阴阳气不相顺接，便为厥。厥者，手足逆冷者是也。”（《伤寒》第 337 条）

### （四）手足厥

指手足厥冷不温。为阳明中寒，脾胃阳气不能充养四末。“阳明病，反无汗而小便利，二三日呕而咳，手足厥者，必苦头痛。”（《伤寒》第197条）

### （五）手足厥冷

指四肢冰冷，由手足上至肘膝。

（1）为阳衰阴盛，不能温煦四末。“病者手足厥冷，言我不结胸，小腹满，按之痛者，此冷结在膀胱关元也。”（《伤寒》第340条）“伤寒六七日，脉微，手足厥冷，烦躁，灸厥阴，厥不还者，死。”（《伤寒》第343条）“下利，手足厥冷，无脉者，灸之。”（《伤寒》第361条）“下利后脉绝，手足厥冷，晬时脉还，手足温者生，脉不还者死。”（《伤寒》第367条）“吐利汗出，发热恶寒，四肢拘急，手足厥冷者，四逆汤主之。”（《伤寒》第387条）

（2）为痰实壅滞，郁遏胸阳，不能布达四末。“病人手足厥冷，脉乍紧者，邪结在胸中，心下满而烦，饥不能食者，病在胸中，当须吐之，宜瓜蒂散。”（《伤寒》第355条）

### （六）手足厥逆

指手足厥冷。

（1）为阳气衰微，阴寒内盛，不能温煦四肢。“少阴病，下利清谷，里寒外热，手足厥逆，脉微欲绝，身反不恶寒，其人面色赤，或腹痛，或干呕，或咽痛，或利止脉不出者，通脉四逆汤主之。”（《伤寒》第317条）

（2）伤寒误下，正伤邪陷，阳气郁遏，不温四末。“伤寒六七日，大下后，寸脉沉而迟，手足厥逆，下部脉不至，喉咽不利，唾脓血，泄利不止者，为难治，麻黄升麻汤主之。”（《伤寒》第357条）

（3）枢机不利，阳为阴阻。“伤寒脉促，手足厥逆，可灸之。”（《伤寒》第349条）

### （七）手足厥寒

即手足厥冷。为血虚寒凝，气血运行不畅，四肢失于温养。“手足厥寒，脉细欲绝者，当归四逆汤主之。”（《伤寒》第351条）

### （八）手足温

指手足温暖不凉。

（1）为阳明郁热，布达四末。“伤寒四五日，身热恶风，颈项强，胁下满，手足温而渴者，小柴胡汤主之。”（《伤寒》第 99 条）“阳明病下之，其外有热，手足温，不结胸，心中懊侬，饥不能食，但头汗出者，栀子豉汤主之。”（《伤寒》第228条）

（2）脾阳素虚，感受风寒，热郁于表。“得病六七日，脉迟浮弱，恶风寒，手足温，医二三下之，不能食，而胁下满痛，面目及身黄，颈项强，小便难者，与柴胡汤，后必下重。”（《伤寒》第98条）

（3）太阳病，误用汗下烧针，正气乃伤，手足温者为中土未败。“太阳病，医发汗，遂发热恶寒，因复下之，心下痞，表里俱虚。阴阳气并竭，无阳则阴独，复加烧针，因胸烦，面色青黄，肤瞤者，难治；今色微黄，手足温者易愈。”（《伤寒》第153条）

（4）为阳气来复，阴寒渐退，预后良好。“少阴病，下利，若利自止，恶寒而蜷卧，手足温者，可治。”（《伤寒》第 288 条）“下利后脉绝，手足厥冷，晬时脉还，手足温者生，脉不还者死。”（《伤寒》第368条）

### （九）手足寒

即手足厥冷。

（1）为少阴病，阳气虚衰，不温四末。“少阴病，身体痛，手足寒，骨节痛，脉沉者，附子汤主之。”（《伤寒》第305条）

（2）为少阴病，胸中痰实壅滞，阻遏阳气。“少阴病，饮食入口则吐，心中温温欲吐，复不能吐，始得之手足寒，脉弦迟者，此胸中实，不可下也，当吐

之。”（《伤寒》第 324 条）

## 二、按肌肤

指触摸某些部位的肌肤，从肌肤的寒热、润燥、滑涩、疼痛、肿胀、疮疡等，分析疾病的寒热虚实及气血阴阳盛衰的诊察方法。诊寒热可了解人体阴阳的盛衰，诊润燥滑涩可了解汗出与否及气血津液的盈亏情况，诊疼痛的程度可辨疾病的虚实，诊肿胀可辨水肿和气肿。

### （一）四肢沉重疼痛

指四肢感觉重滞疼痛，为少阴肾阳虚兼寒水为患。“少阴病，二三日不已，至四五日，腹痛，小便不利，四肢沉重疼痛，自下利者，此为有水气。”（《伤寒》第 316 条）

### （二）四肢拘急

指手足拘挛强急屈伸不利。汗吐下后津液消亡，不能充养筋脉，阳气虚衰，不能温煦经脉所致。“吐利汗出，发热恶寒，四肢拘急，手足厥冷者，四逆汤主之。”（《伤寒》第 388 条）“吐已下断，汗出而厥，四肢拘急不解，脉微欲绝者，通脉四逆加猪胆汁汤主之。”（《伤寒》第 390 条）

### （三）四肢疼

指四肢肌肉或骨节疼痛。为阳虚筋脉失于温煦、运行不利。“大汗出，热不去，内拘急，四肢疼，又下利厥逆而恶寒者，四逆汤主之。”（《伤寒》第 353 条）

### （四）四肢烦疼

指四肢疼痛并因此而心绪不宁、烦扰不安。太阴之经感受风邪，风邪郁于肌肉所致。“太阴中风，四肢烦疼，脉阳微阴涩而长者，为欲愈。”（《伤寒》第 274 条）

### （五）四肢微急

指四肢运动屈伸不自如，有拘急紧缩现象。病机为阳不足以温煦，阴不足以濡养，又以阳虚为主。“太阳病，发汗，遂漏不止，其人恶风，小便难，四肢微急，难以屈伸者，桂枝加附子汤主之。”（《伤寒》第20条）

### （六）四逆

即四肢逆冷的简称，与“厥”“厥逆”含义相近，其诊断意义如下：

（1）阳气衰微，阴寒内盛，不能温煦四肢。“少阴病，吐，利，躁烦，四逆者，死。”（《伤寒》第296条）“少阴病，四逆，恶寒而身蜷，脉不至，不烦而躁者，死。”（《伤寒》第298条）“诸四逆厥者，不可下之，虚家亦然。”（《伤寒》第330条）

（2）肝胃气郁，气机不利，阳气不达四肢。“少阴病，四逆，其人或咳，或悸，或小便不利，或腹中痛，或泄利下重者，四逆散主之。”（《伤寒》第318条）

### （七）肤冷

指周身皮肤凉冷，低于正常体温。阳气虚衰，阴寒内盛，阳不敷布温煦周身，乃纯阴无阳之候。“伤寒，脉微而厥，至七八日肤冷，其人躁无暂安时者，此为脏厥。”（《伤寒》第338条）

### （八）肤瞤

指肌肤跳动。阳气虚弱，肌肤失于温煦与濡养所致。“太阳病……面色青黄，肤瞤者，难治；今色微黄，手足温者，易愈。”（《伤寒》第153条）

### （九）形体不仁

指身体不知痛痒。营卫滞涩，不行不用所致，为“命绝”症状之一。“脉浮而洪，身汗如油，喘而不休，水浆不下，形体不仁，乍静乍乱，此为命绝也。”（《伤寒·辨脉法》第27条）

### （十）身为振振摇

指身体振动摇摆而不能自持。为不应汗而发汗，重虚表阳，经脉失其温养，且被水饮浸渍。“伤寒，若吐、若下后，心下逆满，气上冲胸，起则头眩，脉沉紧，发汗则动经，身为振振摇者，茯苓桂枝白术甘草汤主之。”（《伤寒》第 67 条）

### （十一）身体重

指身体沉重，转侧不便，亦作“身重”。热入精室，真元亏耗所致。“伤寒阴阳易之为病，其人身体重，少气，少腹里急，或引阴中拘挛，热上冲胸，头重不欲举，眼中生花，膝胫拘急者。”（《伤寒》第 392 条）

### （十二）身体枯燥

指身体消瘦，皮肤干燥而无光泽。气血衰少，失其温煦濡养之职，肌肉皮毛失养所致。“太阳病中风，以火劫发汗，邪风被火热，血气流溢，失其常度。两阳相熏灼，其身发黄，阳盛则欲衄，阴虚小便难，阴阳俱虚竭，身体则枯燥。”（《伤寒》第 111 条）

### （十三）身体疼烦

指身体疼痛较甚。风寒湿邪搏结于肌表，气血受阻所致。“伤寒八九日，风湿相搏，身体疼烦，不能自转侧，不呕不渴，脉浮虚而涩者，桂枝附子汤主之。”（《伤寒》第 174 条）

### （十四）身体疼痛

指身体肌肉包括骨节疼痛，又作“身疼痛”。寒邪郁表，阳虚内寒，阳气不运所致。“病发热头痛，脉反沉，若不瘥，身体疼痛，当救其里。”（《伤寒》第 92 条）“下利腹胀满，身体疼痛者，先温其里，乃攻其表。”（《伤寒》第 372 条）

### （十五）身疼痛

指全身肌肉疼痛，亦可包括骨节疼痛。又作“身疼”“身体痛”“身体疼痛”，在《伤寒论》中出现 8 次，外感病中的身疼痛总与感受外邪、气血运行不畅有关，其中又有夹虚与不夹虚的区别。

（1）太阳风寒表实证，风寒束表，营阴郁滞。“太阳中风，脉浮紧，发热恶寒，身疼痛，不汗出而烦躁者，大青龙汤主之。”（《伤寒》第 38 条）“太阳病，脉浮紧，无汗，发热，身疼痛，八九日不解，表证仍在，此当发其汗。”（《伤寒》第 46 条）“脉浮紧者，法当身疼痛，宜以汗解之。”（《伤寒》第 50 条）

（2）表里同病，里阳虚弱，寒邪束表。“伤寒，医下之，续得下利清谷不止，身疼痛者，急当救里；后身疼痛，清便自调者，急当救表。”（《伤寒》第 91 条）

（3）疮家感寒，素体营血不足，不能濡养肌体，不荣致痛。“疮家，虽身疼痛，不可发汗，发汗则痓。”（《伤寒》第 85 条）

（4）荣气不足，风邪在表。“发汗后，身疼痛，脉沉迟者，桂枝加芍药生姜各一两人参三两新加汤主之。”（《伤寒》第 62 条）

（5）霍乱病证，外有表邪郁闭。“霍乱，头痛发热，身疼痛，热多欲饮水者，五苓散主之；寒多不用水者，理中丸主之。”（《伤寒》第 386 条）

### （十六）身疼

即身体疼痛。

（1）寒邪束表，血行不利。“太阳病，头痛，发热，身疼，腰痛，骨节疼痛，恶风，无汗而喘者，麻黄汤主之。”（《伤寒》第 35 条）

（2）见于表里同病的霍乱证，为内伤饮食生冷，外感六淫邪气，经脉不利所致。“问曰：病发热头痛，身疼恶寒，吐利者，此属何病？答曰：此名霍乱。”（《伤寒》第 382 条）

（3）寒湿阻塞经脉。“湿家病身疼发热，面黄而喘，头痛鼻塞而烦，其脉大，自能饮食，腹中和无病，病在头中寒湿，故鼻塞，纳药鼻中则愈。”（《金

匮·痉湿暍病脉证第二》)

### （十七）身灼热

指身热程度如烧灼状，扪之烙手。为温病误汗的变局。“太阳病，发热而渴，不恶寒者为温病。若发汗已，身灼热者，名风温。”(《伤寒》第6条)

### （十八）身热

即“发热”，指病理性的体温升高。

（1）余热未清，留扰胸膈。“伤寒五六日，大下之后，身热不去，心中结痛者，未欲解也，栀子豉汤主之。”(《伤寒》第 78 条)“伤寒，医以丸药大下之，身热不去，微烦者，栀子干姜汤主之。”(《伤寒》第80条)

（2）邪入半表半里。“伤寒四五日，身热恶风，颈项强，胁下满，手足温而渴者，小柴胡汤主之。”(《伤寒》第99条)

（3）邪入阳明。“问曰：阳明病外证云何？答曰：身热，汗自出，不恶寒反恶热也。”(《伤寒》第182条)

（4）痉病。“病者身热足寒，颈项强急，恶寒，时头热，面赤目赤，独头动摇，卒口噤，背反张者，痉病也。”(《金匮·痉湿暍病脉证治第二》)

### （十九）身凉

指发热退后体温恢复正常或略低于常温。见于热邪乘血室之虚而入，但表热已去。“妇人中风，发热恶寒，经水适来，得之七八日，热除而脉迟身凉，胸胁下满如结胸状，谵语者，此为热入血室也。”(《伤寒》第143条)

### （二十）身瞤动

指身体筋肉跳动。为肾虚饮邪上泛，阳气受阻，不能温煦肌肤与经脉。“太阳病，发汗，汗出不解，其人仍发热，心下悸，头眩，身瞤动，振振欲擗地者，真武汤主之。”(《伤寒》第82条)

（二十一）身微肿

指身体轻度浮肿。风湿之邪外搏肌表所致。“风湿相搏，骨节疼烦，掣痛不得屈伸，近之则痛剧，汗出短气，小便不利，恶风不欲去衣，或身微肿者，甘草附子汤主之。”(《伤寒》第175条)

（二十二）身微热

指身体发热，但热度不甚高。热邪与燥屎搏结于肠道，深伏于里，未散发于表所致。“伤寒六七日，目中不了了，睛不和，无表里证，大便难，身微热者，此为实也，急下之，宜大承气汤。”(《伤寒》第252条)

（二十三）肿

“皮水其脉亦浮，外证胕肿，按之没指，不恶风，其腹如鼓，不渴，当发其汗。”(《金匮·水气病脉证并治第十四》)

## 附一　脉诊的现代研究

脉诊的现代研究主要集中在脉象的客观化问题上。其研究成果主要表现在脉图的系统分析、定型与鉴别，对脉图的生理病理机制的探讨，以及脉象仪的制作与使用上。

### 一、中医脉象研究的意义与特点

脉诊在中医“望、闻、问、切”四诊中占很重要的地位。《素问·五脏生成》指出：“五脏相音，可以意识，五色微诊，可以目察，能合脉色，可以万全。”《景岳全书》说：“脉者，血气之神，邪气之鉴也，有诸内必形诸外，故血气盛者脉必盛，血气衰者脉必衰，无病者脉必正，有病者脉必乖。”总之，中医对脉诊是十分重视的，认为通过脉诊可以了解病人脏腑气血的盛衰，可以探测病因、病位，预测疗效等。

从近代医学的角度来看，人体循环系统承担着协调全身各组织的能量代谢、输送氧气、营养物质、运走代谢废物等重要的工作，还承担运送抗体、激素等物质以协调整体的动态平衡。从整体的角度对疾病进行综合分析，显然循环系统的信息将占很重要的比重；从整个循环系统来看，桡动脉介于大动脉与小动脉之间，由于心脏的舒缩、内脏血容量的变化、血管端点阻抗、管道内脉波的反射、血液的黏滞性、血管壁的黏弹性等因素使脉象携带着有关心脏运动、内脏循环、外周循环等丰富的心血管系统及整体的动态信息。因此脉诊的临床意义很大，它的机制是亟待我们进行研究的。

不过目前西医学对脉象的认识仅停留在频率、节律、振幅等的分析上，主要用来辅助诊断心血管系统的疾病、心脏瓣膜病、高血压病、动脉硬化病、甲状腺功能异常、贫血、无脉症等疾病。总的看来，西医学对脉象的认识是以现代医学的生理病理、局部解剖等为基础，以此来剖析心血管系统疾病确切的病变位置及致病原因，目前尚未将脉象信息提高到整体角度或与其他脏腑相关的角度来进行分析。这种认识观对目前的中医脉象研究工作带来了一些消极的影响。

临床上中医通过对寸关尺、浮中沉脉象的判别，结合体征、舌象及主诉等来分析机体当时的动态趋势（阴阳、表里、虚实、气血的盛衰、邪正斗争的趋势、脏腑的动态变化等），即描绘出一幅当时整个机体的动态特征图——证。中医脉象所反映的病理信息是以中医基础理论及基本概念为基础的，是用来鉴别整体的某种动态性质的。由此可见，中医脉诊是建立在中医理论之上的，研究中医脉象必须以中医理论为基石，必须建立在整体构思的基础上。应用整体概念来研究中医脉象是中医脉象研究的一大特点。

中医脉诊的一个很重要的特点是定性分析。脉象的滑与涩、弦与濡、洪与细等均属于定性的范畴，就拿脉象的迟数来看，中医临床上认为迟脉一息三至，去来极慢，约每分钟少于 60 次；数脉一息六至，脉流薄疾，每分钟超过 100 次。粗粗一看，脉象的迟数的概念是建立在定量的基础上的，其实不然，临床上并不重视一定范围内脉搏次数上精确的差异，例如每分钟 62 次、有时 64 次也可能定为迟脉，实际上从 60 次到 72 次的过程中，判断为迟的可能性随之减少，不过通过四诊合参，结合中医寒证的特点均有可能判断为迟脉，中医脉学中“迟”的概念是一种模糊的属性概念，是与四诊合参及辨证中的综合评判融合在一起的[1]。

几千年来，中医一直依靠指面感觉来体会病人桡动脉搏动时所提供的脉象信息，在判别脉象的属性方面仅停留在一些形象化的概念上，例如滑脉“替替然如珠之应指”，如浮脉“微风吹鸟背上毛，厌厌聂聂；如捻葱叶”等[2]。临床脉诊时对某一脉象的认识是以医生指下的体会结合该医生对脉象概念的领会来加以鉴别与区分。由于概念本身较笼统，具体的判别标准又很模糊，内中还掺杂了医生的判别经验及指面感觉等很多主观因素，因此中医脉象在教学中困难较大，临床脉诊时分歧较多。难怪《脉经》作者王叔和也不得不承认：“脉理精微，其体难辨……在心易了，指下难明”[3]。为了让中医学走向世界，中医脉诊客观化、现代化势在必行，中医脉诊客观化研究是近代中医脉象研究的一大特点。

## 二、中医脉诊客观化研究的概况

在脉诊客观化研究方面，按研究特点，可以分为仪器研制、临床研究、参数分析等三个方面，这中间仪器设计与研制是首当其冲，它是临床脉诊客观化的基础。

### （一）仪器研制

早在1860年Vierordt创建了第一台杠杆式脉搏描记仪，国内20世纪50年代初朱颜将脉搏仪引用到中医脉诊的客观化研究方面。此后随着机械及电子技术的发展，国内外在研制中医脉象仪方面进展很快，尤其是20世纪70年代中期，国内天津、上海、贵州、江西等地相继成立了跨学科的脉象研究协作组，多学科共同合作促使中医脉象研究工作进入了一个新的境界。以下按脉象仪探头的形式，传感器的特点及研制者作一简单的归纳，详见表1[4-12]。

表 1 脉诊仪器一览表

| 研制者 | 探头形式单部 | 探头形式三部 |
| --- | --- | --- |
| 北京医疗仪器厂 | MX–1 型（应变片） | BYS–14 型（应变片） |
| 上海医疗仪器研究所 | MX–3 型，MX–5 型（7 点式） | 3MX–1 型（应变片） |
| 天津医疗仪器研究所 | | MTY–A 型（寸部 7 点，应变片） |
| 上海中医学院 | ZM–1 型（子母式，应变片） | 九路型（径向 7 点轴向 3 组） |
| 贵州省脉象协作组 | ZH–Ⅰ型（应变片） | ZH–Ⅱ型，径向轴向均可调节（应变片） |
| 西安交通大学 | 圆形气囊加压式（7 点） | |
| 上海中医研究院 | 横向线列式九道（应变片） | |
| 浙江大学 | | 63 点（PVDF 压电薄膜） |
| 大连 201 医院 | DhGZ（气导微压式） | |
| 西苑医院 | 压电晶体 | |
| 江西脉图协作组 | MX–811 型（液态汞） | |
| 中科院基础所 | 硅杯式（单晶硅） | |
| 中科院智能机械所 | 软接触式（应变片，液态） | |
| 湖南中医学院 | 血管容积式（光敏元件） | 阻抗仪 |
| 湖南省中医研究院 | | 三部压力换能器 |
| 中国台湾汪叔游 | | 三部手套力与压力复合式 |
| 美国 Dr. Laub | （压电晶体） | 三部绑带充气加压 |
| 德国 Park. H. S 式 | | |
| 日本谷美智士 | 半导体应变片式 | |

脉象探头式样很多，有单部、三部、单点、多点、刚性接触式、软性接触式、气压式、硅杯式、液态汞、液态水、子母式等。组成脉象探头的主要原件有应变片、压电晶体、单晶硅、光敏元件、PVDF 压电薄膜等，其中以单部单点应变片式为最广泛，不过近年来正在向三部多点式方向发展。

## （二）临床研究

在临床脉诊客观化方面，20 世纪 70 年代对正常人做了大量的测试，并将脉搏波的参数按年龄段进行统计分析，结果证实不同的年龄段的脉波参数特征与应用生物力学原理推断的脉象参数变化的特征是一致的。另外，山东、贵州、上海等地对正常人四季脉象及昼夜脉象进行跟踪测试及分析，发现脉象随昼夜阴阳消长、四季气候的变化而变化，其结论基本与古人对中医脉象的论述相一致。通过这一阶段的工作，对正常人不同年龄、不同季节的脉波特征有了一个基本的认识，这为进一步探索中医脉象打下了基础[13,14]。

在探索中医典型脉象的脉波特征方面，国内围绕弦脉与滑脉所做的工作为最多，例如对妊娠、经期、湿热等情况下，滑脉脉波的分析，对肝郁气滞、阴虚阳亢、肝阳上亢等情况下弦脉脉波的分析；其次是对外感表证的浮脉、气虚病人的虚脉与弱脉、心阳不振、心血瘀阻及心气亏损等病人的涩、促、结、代等脉象的分析。在临床疾病方面运用脉象仪描记得较多的疾病，有肝病（包括急慢性肝炎、肝硬化、肝癌等）、高血压、冠心病、风湿性心脏病、慢性肾炎、慢性胃炎等疾病。在探索传统的寸关尺三部候脉方面，上海、广州、美国加州的 Michall Broffman、加拿大滑铁卢大学 L.Y.Wei 等作了不少工作，通过临床测试发现寸口脉分配脏腑有一定的临床意义[14]。另外值得一提的是中国台湾的汪叔游，他经过近 20 年的努力，创立了一套独特的脉波辨证方法，并首次提出“类虚里脉”的概念[10,15]。从现有的资料来看，虽然国内外在中医脉象客观化研究方面已做了大量的工作，不过在中医脉象辨识方面，目前认识比较一致的并不多，只有浮沉、迟数、促结代、弦滑涩、虚实等 10 多种。

### （三）脉波参数分析

从总体上看，可分为时域分析法及频域分析法两大类。时域分析法是通过结合人体心血管系统的动态特征或中医脉象的特性，对脉波图上与时间有关的主峰、潮波、重搏波的幅值、曲线下的面积、曲线与坐标的夹角等内容进行统计分析、多元分析等，以寻找判别脉象的特征参数，与此相应还常采用脉波曲线的一阶导数配合同步分析。另外北京、南京等地通过建立数学模型和估计参数的方法来判别脉象，时域分析法是中医脉象分析方面最常用的一种分析方法。频域分析是近代工程上处理复杂的振动信号常用的方法，这种方法几乎无法用手工进行计算。1978 年贵州省脉象协作组运用 DJS–6 中型计算机对弦脉、滑脉作了频谱分析，发现弦脉频谱特征类似于大量文献报道中的血管内肾上腺素能神经介质含量较高的情况[16]。1981 年上海脉象协作组运用频谱仪对妊娠滑脉、病理滑脉进行分析，发现这两种滑脉在频谱上区别很大[17]。1983 年台湾新竹交通大学与加拿大的同行合作，用频谱研究中医脉象，发现 5Hz 以上的脉谱图在病人与正常人之间存在显著差异。总的看来，国内外在脉波参数分析方面，以时域分析法最普遍，因为这种方法比较直观，易被研究者接受，不过近年来随着电子计算机的普及与推广，频域分析法也渐渐增多。

## 三、中医脉诊机制研究概况

### （一）生物力学

脉象是中医通过触觉在病人桡动脉处截取信息的概括。桡动脉处的脉搏的搏动信息是由心脏的舒缩、血液的流动、血管壁的弹性等因素互相作用而产生的。这提示我们可以将中医脉象归结为血液在心血管系统中运动的血液动力学问题来进行探索。1978 年华有德等运用生物流体力学的基本理论对浮、沉、迟、数、实、虚等 11 种中医脉象进行了稳态参量讨论，指出桡动脉处的脉搏信息与血管内压力、管径、位移、输入阻抗、流动功率等有关[16]。1979 年复旦大学的柳兆荣提出了桡动脉脉搏波的线化理论，通过求解桡动脉处瞬态压力的分析表达式，对心脏搏动周期、臂动脉弹性、臂动脉端点阻力等生理参数与脉搏波信息之间的关系进行了详细探讨[18,19]。1981 年湘潭大学的袁龙蔚提出将血液看作为含有无浮力红细胞的二相流体，根据 Eringen 的微极流体理论，给出了二相悬浮系流动的场方程，以脉动速度向量的 z 分量和红细胞微旋向量的 θ 分量这两个基本特征为基础对中医脉象进行了初步探讨[20]。1982 年南京中医学院李枝以 Navier-stokes 方程和连续方程为基础，提出了桡动脉运动参数的量纲分析法[21]。笔者于 1983 年结合近代生物力学的概念，将中医传统的 28 脉分为弦滑、迟数、虚实、浮沉、粗细、长短等六大类，认为这些脉象可用以下生物力学的概念的不同组合来加以解释，即血管内压力 P、血管的管径 r、位移 dr、位移的变化 dr/dt、动脉血管的顺应性、脉波的反射与共振等[22]。1984 年北京大学吴望一提出了桡动脉处存在着血管位移波的新概念[23]，同年中科院血研所的陈先农利用光电式位移传感器通过试验证明了桡动脉处确实存在着弯曲振动，认为这种血管整体性振动与动脉管轴向张力的动态变化有关[24]。总之，随着认识的深化，对中医脉象机制的理论探索也在不断地深入。为了阐明中医脉象的形成机制，在模拟实验方面，国内所作的工作也不少，1981 年贵州脉象组与复旦大学数力系合作，在国产 719 电子计算机上，应用生物力学知识，结合心血管系统的特点，建立了一个包括左桡动脉在内的简化模型，通过数值模拟，改变参数，复制出典型的滑脉、弦脉等波形[25]。1982 年北京中医学院宋天彬发表了“模拟中医脉象示教仪的设想”一文，提出了详细的设计方案[26]，此后上海中医学院与上海标本模型厂研制了中医脉诊模拟手，可以复制出迟、数、滑、涩、弦、洪、濡、浮、沉、促结代等十几种中医脉象，该模型可以给学生一个形象的感性认识。最近清华大学生物力学研究室的席葆树为了揭开中医脉象的科学本质，按照相似原理建立了一套模拟实验装置，该装置能近似地模拟人体生理条件，并已调试出弦脉、滑脉、涩脉、平脉等多种脉搏波波形，这为中医脉象机制的研究开创了新的局面。

### （二）动物实验

为了探索中医脉象研究的机制，北京、上海、贵州等地的研究人员通过给狗注射去甲肾上腺素、异丙肾上腺素、酚妥拉明、低分子右旋糖酐、心得安、甘露醇等药物及结扎部分血管和放血等，复制出类似于人的弦、滑、缓、涩、芤等脉波图，揭示了脉波的特征与心血管血液动力学的一些参数特征间有密切的关系[21]。

## 四、问题与展望

在中医脉象研究领域中，由于探头种类很多，仪器不统一，各种脉象仪所记录的脉搏波之间是否存在可比性？针对这一问题，西安交大的陆耀祯对 3 种不同的脉象探头作了频率响应性的实验研究，发现频率曲线的平坦部分都在 30Hz 以上，可以满足测试要求[7]。对国内常用的几种脉象探头所截取的物理量进行了分析，经过推算，指出几种探头所获得的脉波间的基本特征是相仿的[27]，也就是说在低频部分存在可比性，不过随着研究的深入，所需信息量的增加，各种探头间不可比的成分会渐渐增多，预计在不远的将来，为了便于学术交流，统一探头的工作将会提到议事日程上。

中医脉象研究中另一个引人注目的问题，即可重复性，其涉及原因很多，例如探头的灵敏度，测量位置，所加的压力，周围环境，被测者的饮食、精神状态等均可影响测试的重复性。实践证明只要在脉象检测过程中，注意了上述问题，可重复性是容易达到的[27]。

近代医学中的鉴别与诊断是建立在定量的基础上的，用脉象仪记录下来的有关浮沉、虚实、迟数、洪细、长短、弦滑等的脉象信息是一种连续信号，而中医脉诊的一个很重要的特点是定性分析，把这些信息转变为中医脉诊的定性概念，即离散信息，这中间存在着许多模糊的边界。为了确立多种因素影响下的模糊边界的阈值限，笔者认为必须建立有经验的医生的脉诊信息数据库。中医脉象研究必须进入从定量到定性，进而结合四诊合参，与中医辨证挂钩的轨道，否则无法跳出心血管系统的圈子。

从系统分析的角度来看，一台现代化的中医脉象仪整个信息流程是：感受器（探头）→信息通道→存储器→运算器→输出结论[28]。在信息采集方面，目前探头的发展趋势是从单部到三部，从单点到多点，笔者结合中医脉象的生物力学分类的特点认为径向 5 点、轴向三部为最适宜，这样可兼顾寸关尺三部及脉象粗细，这是一般单点单部脉象探头无法解决的问题。为了避免因操作探头的位置差异而造成所采集的脉象信息间的误差，必须研制一种能自动调节最佳脉象信息采集位置的探头。在脉象信息的存储判别等方面一般是运用心电图机或多导生理记录仪作为脉象信息的输出设备，脉象的判别需要人工进行分析，目前正在向运用计算机进行脉象信息存储及自动判别的方向发展。

总之随着仪器研制、临床实验、动物实验、模拟实验、参数分析等工作的深入，现代科学技术不断地渗入，预计不久的将来，中医脉诊客观化、现代化问题必将获得解决，对中医脉象的形成机制，也将获得一个令人满意的解释。

## 参考文献

［1］施诚. 中医脉象研究的部分特点. 新医学，1978，9（3）：105–106.

［2］明・李时珍. 濒湖脉学白话解. 北京：人民卫生出版社，1978：5.

［3］晋・王叔和. 脉经. 北京：人民卫生出版社，1982：3.

［4］施诚. 谈谈中医脉象研究. 中医药研究资料，1979，（8）：21.

［5］魏钿. 多因素脉图识脉法. 医疗器械，1981，（2）：1.

［6］Laub，J. H. A New Non–invasive Pulse Wave Recording Instrument for the Acupuncture Clinic. Amer. J. Acupuncture，1983：9.

［7］全国脉象检测技术专题讨论会会议论文. 上海，1983：11.

［8］郑行一. 多维脉象信息检测. 医疗器械，1985，（5）：1.

［9］Michael Broffman，C. A. Instrument–Assisted Pulse Evaluation in the Acupuncture Practice. Amer. J. Acupuncture，1986：6.

［10］中医诊断研讨会论文专辑. 台中・中国台湾，1988.

［11］全国现代仪器中医诊疗应用学术研讨会论文汇编. 青岛，1990：8.

［12］施诚. 中国医学电子信号处理的应用. 中日医学信息研讨会，北京，1990：5.

［13］全国四诊研究第一届学术会议论文汇编. 青岛，1983：9.

［14］全国四诊研究第二届学术会议论文汇编. 苏州，1987：11.

［15］肖林榕. 台湾汪叔游教授等对脉学的现代研究. 福建中医药，1991，（4）：50–52.

［16］华有德. 中医脉象研究——运用近代生物力学、信息离散谱分析研究中医脉象. 医药资料，1978，（Z2）：5–6.

［17］上海脉象协作组. 脉象研究资料汇编（内部）. 上海市卫生局，1983：10.

［18］柳兆荣. 桡动脉压力波随生理参数的变化. 力学学报，1982，（3）：244.

[19] 柳兆荣. 桡动脉脉波的分析Ⅰ. 上海力学，1980，(1)：12.

[20] 袁龙蔚. 中医脉象流变力学与生物场数学模式. 科学探索，1981，(1)：97.

[21] 李枝. 脉象参数的初步分析. 南京中医学院学报，1982，(2)：57–63.

[22] 施诚. 生物力学在中医脉象分类中的应用. 全国第二届生物力学学术会议论文汇编，1985，(2)：171–173.

[23] 吴望一. 血管的位移波——脉象新释（内部）. 1984：5.

[24] 陈先农. 一种区别检测中医脉学脉波的新方法. 中国生物医学工程学报，1984，(3)：170–175.

[25] 菀新铮. 中医弦滑脉机制初探. 贵州医药，1983，8（4)：42–45.

[26] 宋天彬. 模拟中医脉象示教仪的设想. 北京生物医学工程，1982，(1)：43–46.

[27] 施诚. 对中医脉象研究中若干问题的几点认识. 中医药研究资料，1984，(1)：14–19.

[28] 施诚. 中医脉诊与智能模拟. 中医现代化研究（张士舜主编)，哈尔滨：黑龙江科学技术出版社，1989：6.

## 附二　腹诊的现代研究

腹诊是以切诊为主，望闻问切四诊相结合的对胸腹部全面诊察的一种直观诊断方法。它几经挫折，但经久不衰，目前对腹诊的研究和临床应用已进入一个新的阶段，尤其在日本已形成独特的汉方腹诊。

### （一）腹诊的规范和客观诊断的标准

通过对古今多种划分方法的系统研究，提出了胸区、心区、心下、左胁部、右胁部、左胁下、右胁下、脐部、小腹、左少腹、右少腹共 11 个区域的划分，并指出各种腹证的内属脏腑，使腹诊的诊断趋于规范化。制定了胸胁苦满、心下痞、心下痞满、心下痞硬、心下支结、心下痛、心下悸、腹胀满、腹痛、少腹急结等 20 多个常见腹证及其类证的诊断标准，从表现部位、诊断要点、兼症方面提出了诊断依据，创造出腹诊仪，使腹证的诊断标准化、客观化。

### （二）腹诊的研究和临床运用

关于胸胁苦满一证，现代研究有两种，一种为真皮、结缔组织的浆液性炎症，一种为腹肌紧张。前者为真性胸胁苦满，是全身性胶原组织免疫性炎症的部分表现；后者是假性胸胁苦满，是与精神神经相关联的症状。胸胁苦满是免疫性炎症，是机体防御反应的一种，所以当体力下降时，有关表现也即消失。如肝炎时有胸胁苦满，而肝硬化时则消失，所以它是可逆性的。

有人通过对 152 名瘀血腹证病人的临床研究，主要依据相关性的统计发现，瘀血腹证与血瘀证存在一定的相关性；应用电子计算机和逐步回归分析及显著性检验，筛选出全血黏度、红细胞变形性、体外血栓形成、血小板聚集与黏附、血栓弹力图以及肌电图异常等指标，建立了瘀血腹证诊断的回归方程，并认为上述指标可作为瘀血腹证的客观指标。

在腹诊研究的思路方法探索过程中，有人提出光电腹诊仪应用于中医腹诊的设想，即利用光电转换作用，通过 X 线荧光屏探测胃肠含气量以反映胀满程度。

在临床上，有人对 20 例胃下垂病人做立位与卧位腹诊，并以 X 线摄片作对照，发现均有不同程度的胃形低垂、下腹膨起、按腹后舒适、腹壁脂肪菲薄和腹肌松弛，并发现剑突下沿中线向下触及空瘪的止点与 X 线示胃小弯位置呈现一定的相关性。总结分析 200 余例中风病人的腹诊研究，据腹诊所见，以确定病位之深浅，判断病变之属中络、中经，病情之轻浅与危重，病证之属实属虚。有人观察到高脂血腹证者（腹大肥满，按之濡；属土、水型人）血脂数值较非高脂血腹证者（腹小平坦、凹陷，按之稍濡；属木、金、火型人）明显增高。

根据少腹急结，对少女狂躁型精神分裂症，投以核桃承气汤后数剂而愈；对胆囊炎、胆结石、胰腺炎，诊得心下急、腹满痛等，投与柴胡汤，随证加减而获效；对妇科病、月经不调，诊得少腹急结，属血瘀证，投桂枝茯苓丸，屡获良效。应用腹诊对闪挫伤见有两侧腹直肌挛急如弓弦，脐周有硬块疼痛可诊为实热型瘀血证。有人阐述常见小儿特殊腹证在儿科临床的应用，如腹壁板硬者，多为脐风；腹壁凹陷如舟者，多为重证腹泻等。

### （三）汉方腹诊的基本内容和特点

汉方腹诊渊源于中医学，但经日本学者在实践中反复验证和探求，在临证中不断熟练腹诊的操作方法，并逐渐使腹证具体形象化而有客观依据可循。形成的派别有难经派、伤寒派和折中派，专著达 70 余种，可见腹诊得到了发展和创新。

汉方腹诊的基本内容是观察腹壁的紧张度、腹部的膨满、胃部的振水音、肠鸣、腹部动脉的异常搏动、腹部抵抗及压痛、麻痹、过敏等，大致有以下几个方面。①腹壁：腹壁的寒热、凹凸、滑涩等及反射性强弱、麻痹现象的有无；腹壁的软硬、肌紧张度、弹力，特别是腹直肌的紧张状态；②腹腔：腹腔内的状态，如压痛、肿块、肠鸣、振水等；③动悸：动悸的部位、程度、时间；④特有的腹征；⑤人体差异的特殊性。

汉方腹诊的基本特点是：①注重腹部诊察。主张对胸腹部全面望闻问切，但相比是以诊察腹部为主，以诊察腹直肌拘挛、腹肌张力为中心。如在常见的 20 多个腹证中，除胸中、胸胁、虚里等处以外，绝大多数为腹部证候；②主张腹诊规范化、形象化。汉方腹诊专著中，多附有形象逼真的腹证图，使病人的痛苦部位、程度、性质等得以生动地描绘；③强调腹证与方药相对应的方法，即所谓“方证相对主义”；④重视腹证分虚实、寒热，不注重腹证反映脏腑病变的客观指征。

# 第三章
# 问诊和闻诊

《伤寒论》和《金匮要略》中的问诊内容，多蕴含于文字叙述之中，包括年龄、嗜好、喜恶、病史、现在症以及妇女经、带、胎、产等。现已有《张仲景症状学》一书，为避免重复，兹不赘述，读者可综合症状部分加以研究。

## 第一节　问　诊

### 一、问病史

问病史主要包括问疾病发生、发展的全过程，也包括疾病的起因、既往得病的情况，其中宿疾对疾病的诊治有重要的影响。仲景所提到的宿疾主要包括：喘家：指平素患有咳喘病的人；衄家：指素易鼻衄之人；亡血家：指平素经常出血的病人；淋家：指久患小便淋沥不畅的病人；疮家：指久患疮疡的病人；呕家：平素易呕吐的病人；酒客：指嗜酒之人；湿家：指平素有水气的病人。

### 二、问症状

仲景诊断疾病过程中，问症状主要包括问寒热、问汗、问头身、问胸胁脘腹、问饮食口味、问二便、问妇女等内容。

### （一）问寒热

寒指恶寒，包括“微恶寒”“恶风”“恶风寒”“微寒”“振寒”“啬啬恶寒”“淅淅恶风”等，见于表证、里证、寒证、热证及虚证；热指发热，包括“身热”“烦热”“微热”“无大热”等，病性有虚实、真假之分，病位有表、里、半表半里之别。

### （二）问汗

汗包括“自汗出”“大汗出”“但头汗出”“漐漐汗出”“濈然汗出”“黄汗出”等，有虚有实，有表有里。

### （三）问头身

问头身主要包括头痛、头眩、身重、四肢关节痛等内容。

### （四）问胸胁脘腹

问胸胁脘腹主要包括：懊憹、胸闷、胸痛、胁痛、胁胀、脘痞、胃脘痛、腹满、腹痛等。其中痛又有嘈杂、灼痛、满痛、隐痛、冷痛、结痛的区别。

### （五）问饮食口味

饮食主要包括渴、不渴、渴而不欲饮、能食（消谷善饥、欲食、饮食如故）、不能食（不欲食、不能消谷、不受食）；口味最主要的就是口苦与口淡乏味。

### （六）问二便

小便包括小便利与小便不利；大便包括便秘、便血、便脓血、下利、下重、利止等。

### （七）问睡眠

问睡眠包括欲寐与嗜卧、不得卧、不得眠等。

### （八）问妇女

问妇女主要包括经、带、胎、产等内容。

## 三、问治疗经过

问治疗经过主要是询问以往采取的治疗手段，仲景诊断疾病过程中问治疗经过最主要的部分是问误治的情况。

### （一）误汗

主要分为发汗不当与发汗太过两部分。

1. 发汗不当

见于太阳病发汗不当，邪陷化热，热结阳明则见发汗后不恶寒但热之调胃承气汤证（《伤寒》第 70 条）；热迫于肺则见发汗后汗出而喘，无大热之麻杏石甘汤证（《伤寒》第 63 条）。

2. 发汗太过

（1）发汗太过导致阳虚液伤。见于“发汗，遂漏不止，其人恶风，小便难，四肢微急难以屈伸”（《伤寒》第 20 条）之桂枝加附子汤证。

（2）发汗太过导致营血耗伤。见于“发汗后，身疼痛，脉沉迟”（《伤寒》第 62 条）之桂枝加芍药生姜各一两人参三两新加汤证。

（3）发汗太过导致心阳亏虚。轻者见于“发汗过多，其人叉手自冒心，心下悸，欲得按”（《伤寒》第 64 条）之桂枝甘草汤证；重者由于重发汗致虚，见到“两耳聋无闻也”（《伤寒》第 75 条）。

（4）发汗太过导致心脾阳虚，水气上凌。见于“发汗后，其人脐下悸者，欲作奔豚”（《伤寒》第 65 条）之茯苓桂枝甘草大枣汤证。

（5）发汗太过导致脾虚气滞。见于“发汗后，腹胀满”（《伤寒》第 66 条）之厚朴生姜半夏甘草人参汤证。

（6）发汗太过导致胃中虚冷。见于“以此发汗，令阳气微，膈气虚，脉乃数也。数为客热，不能消谷，以胃中虚冷，故吐也”（《伤寒》第 122 条）。

（7）发汗太过导致病陷少阴。见于“发汗后，恶寒者，虚故也”（《伤寒》第70条），“发汗，病不解，反恶寒者，虚故也，芍药甘草附子汤主之”（《伤寒》第68条）。

（8）发汗太过导致脾肾阳虚水泛。见于“太阳病发汗，汗出不解，其人仍发热，心下悸，头眩，身瞤动，振振欲擗地”（《伤寒》第82条）之真武汤证。

### （二）误汗下

误汗下，指误用汗法后又用下法，或误用下法后又用汗法的情况。

（1）太阳病误汗下导致表未解兼停水饮。见于“服桂枝汤，或下之，仍头项强痛，翕翕发热，无汗，心下满微痛，小便不利”（《伤寒》第28条）之桂枝去桂加茯苓白术汤证。

（2）太阳病误汗下导致正虚邪郁致冒。见于“太阳病，先下之而不愈，因复发汗，以此表里俱虚，其人因致冒”（《伤寒》第93条）。

（3）误汗下太阳病转属少阴。出现：①表里阴阳俱虚，见于“下之后，复发汗，必振寒，脉微细，所以然者，以内外俱虚故也”（《伤寒》第60条）；②阳衰阴伤，见于“发汗，若下之，病仍不解，烦躁者”（《伤寒》第69条）之茯苓四逆汤证；③阳气虚衰，见于：“下之后，复发汗，昼日烦躁不得眠，夜而安静，不呕，不渴，无表证，脉沉微，身无大热者”（《伤寒》第61条）之干姜附子汤证。

### （三）误下

误下，指误用下法导致的情况。

（1）太阳病误下后表未解，一则兼见下利。见于“太阳病，桂枝证，医反下之，利遂不止，脉促者，表未解也”（《伤寒》第34条）；二则导致胸阳受损，见于“太阳病，下之后，脉促，胸满者”（《伤寒》第21条）之桂枝去芍药汤证。

（2）太阳病误下后，里阳虚，表邪内陷。见于“太阳病，下之后，见微寒者”（《伤寒》第22条）之桂枝去芍药加附子汤证。

（3）太阳病误下后表邪内陷化热，热迫于肺。见于“下后，不可更行桂枝汤，若汗出而喘，无大热者，可与麻黄杏仁甘草石膏汤”（《伤寒》第 63 条）；热迫于大肠，见于“太阳病，桂枝证，医反下之，利遂不止，……喘而汗出者，葛根黄芩黄连汤主之”（《伤寒》第 34 条）。

（4）太阳病误下后表未解，中阳损伤。见于“太阳病，外证未除，而数下之，遂协热而利，利下不止，心下痞硬，表里不解者，桂枝人参汤主之”（《伤寒》第 163 条）。

### （四）误吐下

误吐下，指误用吐下之法所致的情况。

（1）太阳病误吐下后导致中阳损伤。其中包括：①中阳损伤，水饮内停，见于“伤寒，若吐若下后，心下逆满，气上冲胸，起则头眩，脉沉紧”（《伤寒》第 67 条）之茯苓桂枝白术甘草汤证；②中阳损伤，脾胃虚冷，如：“太阳病，当恶寒发热，今自汗出，反不恶寒发热，关上脉细数者，以医吐之过也”，轻者可见“一二日吐之者，腹中饥，口不能食”；重者可见“三四日吐之者，不喜糜粥，欲食冷食，朝食暮吐，以医吐之所致也，此为小逆”（《伤寒》第 120 条）。

（2）太阳病误吐下转属阳明。其中包括：①阳明热盛损伤气阴，见于“太阳病吐之，但太阳病当恶寒，今反不恶寒，不欲近衣，此为吐之内烦也”（《伤寒》第 121 条）；②阳明热结于腑，见于“太阳病，过经十余日，心下温温欲吐，而胸中痛，大便反溏，腹微满，郁郁微烦，先此时自极吐下者，与调胃承气汤”（《伤寒》第 123 条）。

### （五）火逆

火逆，指误用火法导致的情况。

（1）太阳病误用火法导致里热亢盛，汗出津伤，故见烦躁谵语等症，如：“太阳病二日，反躁，凡熨其背而大汗出，大热入胃。胃中水竭，躁烦，必发谵语”（《伤寒》第 110 条）；另外伤寒证被火劫后，火热亢盛，也可发生谵语，见于“形作伤寒，其脉不弦紧而弱，弱者必渴，被火必谵语”（《伤寒》第 113 条）。

（2）中风证误用火法，两阳相搏，风邪入里化热，蒸灼营血，外溢而发黄；阳邪亢盛，迫血妄行，而致衄血；热盛伤阴，阴津虚竭则小便难；气血不足，无以濡养，则肌肤干瘪粗糙。见于“太阳病中风，以火劫发汗，邪风被火热，血气流溢，失其常度。两阳相熏灼，其身发黄。阳盛则欲衄，阴虚小便难。阴阳俱虚竭，身体则枯燥，但头汗出，齐颈而还，腹满微喘，口干咽烂，或不大便，久则谵语，甚者至哕，手足躁扰，捻衣摸床。小便利者，其人可治”（《伤寒》第 111 条）。

（3）伤寒以火劫，汗出，亡失心阳。见于“伤寒，脉浮，医以火迫劫之，亡阳，必惊狂，卧起不安者”（《伤寒》第 112 条）之桂枝去芍药加蜀漆牡蛎龙骨救逆汤证。

（4）太阳病误用火法，火郁下迫可发生便血。见于“太阳病，以火熏之，不得汗，其人躁。到经不解，必清血，名为火邪”（《伤寒》第 114 条）。

（5）太阳病误灸，火邪上逆可发生吐血。见于“脉浮，热甚，而反灸之，此为实。实以虚治，因火而动，必咽燥，吐血”（《伤寒》第 115 条）。

（6）太阳病虚热或表证不解而误用火攻，不但不能攻邪反而伤阴助热。见于“微数之脉，慎不可灸，因火为邪，则为烦逆，追虚逐实，血散脉中，火气虽微，内攻有力，焦骨伤筋，血难复也。脉浮，宜以汗解。用火灸之，邪无从出，因火而盛，病从腰以下必重而痹，名火逆也”（《伤寒》第 116 条）。

（7）太阳病烧针导致心阳虚，而发奔豚。见于“烧针令其汗，针处被寒，核起而赤者，必发奔豚，气从少腹上冲心者，灸其核上各一壮，与桂枝加桂汤，更加桂枝二两也”（《伤寒》第 117 条）。

（8）太阳病烧针导致心阳虚烦躁。见于“火逆下之，因烧针烦躁者，桂枝甘草龙骨牡蛎汤主之”（《伤寒》第 118 条）。

（9）伤寒表证误用火法，可以劫伤心阳，导致神气不宁而发惊。见于“太阳伤寒者，加温针必惊也”（《伤寒》第 119 条）。

# 第二节 闻 诊

## 一、闻声音

### （一）声音、言语

1. 不能语言，声不出 声音嘶哑，难以发出。由于痰火互结，郁闭咽喉，咽中糜烂，故不能语言，声不出。见于“少阴病，咽中伤，生疮，不能语言，声不出者，苦酒汤主之”（《伤寒》第 312 条）。

尤在泾：“少阴热气，随经上冲，咽伤生疮，不能语言，音声不出，东垣所谓少阴邪入于里，上接于心与火俱化而克金也。”

2. 谵语 指病人神志不清，妄言乱语。多见于实证，邪热扰乱神明所致，“夫实则谵语，虚则郑声”（《伤寒》第 210 条）。

（1）《伤寒论》谵语多见于：

①太阳表虚，阴液不足，由于治疗中阳复太过或用热药过量，损伤津液，发生胃中不和，引起谵语。见于调胃承气汤证（《伤寒》第 29、30 条）；太阳病被火，燥热内盛而烦躁、谵语（《伤寒》第 110、111 条）；太阳与少阳并病，误汗伤津，热盛谵语（《伤寒》第 142 条）。

②阳明腑实，浊热上攻，而发谵语。阳明病痞、满、燥、实、坚俱全的大承气汤证：如阳明腑实，未至阴液全竭之地步，而见潮热谵语（《伤寒》第 212 条）；阳明腑实大便燥结微甚而发谵语（《伤寒》第 215 条）；太阳表虚与阳明里实同见，表证已罢，纯为里实之证，而发谵语（《伤寒》第 217 条）；伤寒四五日，里实证已俱，反发其汗，津液受劫，形成中焦阳明胃实，久则谵语（《伤寒》第 218 条）；二阳并病，太阳证罢，邪全入于阳明，阳明里热结实而发谵语（《伤寒》第 220 条）。此种谵语常伴见潮热，手足漐漐汗出，腹满，大便难等证。阳明病燥实未坚的小承气汤证：阳明病汗出过多，津液外泄，胃肠干燥结实，实

热阻于中焦，浊热上扰，而发谵语（《伤寒》第 213 条）；阳明病里热虽盛，大便已硬，然未致燥坚程度时也可发生谵语（《伤寒》第 214 条）。

③三阳合病，邪热偏重于阳明，阳明热盛而发谵语。见于《伤寒》第 219 条。

④少阳病，误汗津伤热盛而发谵语。见于《伤寒》第 265 条；伤寒误下，病入少阳，邪气弥漫，烦惊谵语，见于《伤寒》第 107 条；热入血室，血热扰心，而发谵语，见于《伤寒》第 145、216 条。

⑤温病初起，邪在卫分，反以火劫，既伤阴津，又助热邪，而致神昏谵语。见于《伤寒》第 113 条。

⑥发汗过多，阴液走泄，阳气外亡，致心气散乱，神明无主，而发谵语，见于《伤寒》第 211 条；少阴病火劫伤阴津，胃中干燥，邪热上扰心神，而发谵语，见于《伤寒》第 284 条。

（2）《金匮要略》谵语见于：

①燥屎内结，热结旁流，而下利谵语。见于"下利谵语者，有燥屎也，小承气汤主之"（《金匮·呕吐哕下利病脉证治第十七》）。

②产后瘀阻兼里实，实热结于胃肠，食则更助胃中邪热，胃热盛上扰神明而致谵语。见于"产后七八日，……不食，食则谵语……"（《金匮·妇人产后病脉证并治第二十一》）。

③妇人伤寒、中风发热，正逢经水适来，或阳明病，阳明热盛，热入血室而发谵语。见于"妇人伤寒发热，……暮则谵语"（《金匮·妇人杂病脉证并治第二十二》）、"妇人中风……谵语"（《金匮·妇人杂病脉证并治第二十二》）、"阳明病，下血谵语"（《金匮·妇人杂病脉证并治第二十二》）。

3. 郑声　指语言重复，声音低微，属虚。多见于虚寒重证的后期阶段，精气消亡而心神无所主所致。见于"夫实则谵语，虚则郑声。郑声者，重语也。直视，谵语，喘满者死，下利者亦死"（《伤寒》第 210 条）。

4. 独语　指自言自语，喃喃不休，见人则止，首尾不续。血虚生热，外邪乘虚侵袭，热扰心神，同时血不养心而致。见于"病如狂状，妄行，独语不休，无寒热，其脉浮"（《金匮·中风历节病脉证并治第五》附防己地黄汤）。

5. 声喝　指说话声音噎塞、嘶哑，多由湿热虫毒引起上部咽喉被蚀伤及声门，则声音嘶哑。见于“狐蜮之为病……蚀于上部则声喝，甘草泻心汤主之”（《金匮·百合狐蜮阴阳毒病脉证治第三》）。

6. 语声寂然喜惊呼者、喑喑然不彻者、啾啾然细而长者　骨节间病，动则作痛，故病人喜安静，但偶一转动，其痛甚剧，故又突然惊呼。心膈间病，指结胸、心痞、懊侬之类的病证，由于气道不畅，所以发声喑喑然不彻。头中病指头中痛，痛在头中，大声则震动头部，其痛愈甚，所以声不扬，但胸膈气道正常无病，故声音细小而清长。见于“病人语声寂然喜惊呼者，骨节间病；语声喑喑然不彻者，心膈间病；语声啾啾然细而长者，头中病”（《金匮·脏腑经络先后病脉证第一》）。

（二）呼吸

1. 咳　指咳嗽，又称咳逆，咳逆上气等。多由邪气犯肺，肺失肃降而引起。主要见于：

（1）水饮犯肺，肺失清肃而咳。太阳伤寒兼里停水饮证，外寒内饮，相互搏结，壅塞肺系，而致咳。见于：“伤寒表不解，心下有水气，干呕，发热而咳，……”（《伤寒》第 40 条）、“伤寒，心下有水气，咳而微喘……”（《伤寒》第 41 条）；少阴病，阳虚水泛，水饮内停，上逆犯肺而咳，“少阴病，……其人或咳，或小便利，或下利，或呕者，真武汤主之”（《伤寒》第 316 条）、“少阴病，咳而下利，谵语者，被火劫故也。小便必难，以强责少阴汗也”（《伤寒》第 284 条）；少阴病，阴虚有热，水气不利，上泛于肺而咳，“少阴病，下利六七日，咳而呕渴，心烦不得眠者，猪苓汤主之”（《伤寒》第 319 条）。

（2）肝胆气郁，逆而犯肺，故咳。邪在少阳，枢机不利，肺失清肃而咳。“伤寒五六日，中风，往来寒热，……或咳者，小柴胡汤主之”（《伤寒》第 96 条）；少阴病，肝胃气滞阳郁，肝气上逆犯肺而咳，“少阴病，四逆，其人或咳，或悸，或小便不利，或腹中痛，或泄利下重者，四逆散主之”（《伤寒》第 318 条）。

（3）阳明病，邪热上扰犯肺而咳。“阳明病，但头眩，不恶寒，故能食而

咳，其人咽必痛；若不咳者，咽不痛。”（《伤寒》第198条）

《金匮要略》中咳主要见于《金匮·肺痿肺痈咳嗽上气病脉证治第七》：咳嗽上气而喘多由外邪内饮，邪实气闭而致，见于外寒内饮郁热之厚朴麻黄汤证和小青龙汤加石膏证、寒饮郁肺之射干麻黄汤证、痰浊壅肺之皂荚丸证，症状表现多为咳嗽气喘，不能平卧，或喉中痰鸣有声等；另肺痿可见咳唾涎沫，由于肺气痿弱，通调失职，不能敷布脾气上散之津液，又为邪热熏灼，以致成稠痰白沫，随肺气上逆而吐出；肺痈可见咳吐脓痰腥臭，由于邪热壅肺，结而不散，血脉凝滞腐溃，随上逆之肺气而咳出。

2. 喘　指呼吸急促，甚者张口抬肩，鼻翼煽动，不能平卧。有寒喘、热喘、喘家、喘冒、喘满之说。

（1）寒喘　由于寒邪犯肺，肺气失宣而喘，见于太阳伤寒无汗而喘的麻黄汤证（《伤寒》第35、36、235条）；寒饮迫肺，肺气上逆而咳，见于“发汗后饮水多，必喘，以水灌之，亦喘”（《伤寒》第75条），“伤寒，心下有水气，咳而微喘，发热不渴”的小青龙汤证（《伤寒》第41条）；太阳中风，外寒引动宿疾，引起肺气不利而喘，见于“太阳病，下之微喘者，表未解故也”（《伤寒》第43条）之桂枝加厚朴杏子汤证。

（2）热喘　邪热壅肺，肺失清肃而喘，见于汗后或下后，汗出而喘，外无大热之麻杏石甘汤证（《伤寒》第63、162条）；表邪外束，里热内迫，表里俱热，肺气不利而喘，见于“太阳病，桂枝证，医反下之，利遂不止。脉促者，表未解也。喘而汗出者”（《伤寒》第34条）之葛根芩连汤证；实热内结，腑气壅滞，上逆于肺而喘，见于阳明病腹满而喘之大承气汤证（《伤寒》第208、212、242条）。

（3）喘家　指素患喘疾之病人。本有喘息之证，又触冒风邪而病太阳中风，见于“喘家作，桂枝加厚朴杏子佳”（《伤寒》第18条）。

（4）喘冒　指呼吸急促而头晕目眩。燥热内结于下，浊热之气上冲而肺气不降，清窍被熏所致。见于“病人小便不利，大便乍难乍易，时有发热，喘冒不能卧者，有燥屎也”（《伤寒》第242条）。钱潢曰：“喘者，中满而气急也；冒者，热邪不得下泄也，气蒸而郁冒也。胃邪实满，喘冒不宁，故不得卧，《经》

所谓‘胃不和则卧不安也’。”

（5）喘满　指呼吸急促与腹部胀满共见。一则阴竭于内，阳无所附，正气上脱而致喘满之阴竭气脱证，见于“直视谵语，喘满者死”（《伤寒》第 210 条）；二则热结于里，腑气壅滞，肺失清肃而致喘满，见于“伤寒四五日，脉沉而喘满，沉为在里，而反发其汗，津液越出，大便为难，表虚里实，久则谵语”（《伤寒》第 218 条）。

3. 息高　指呼吸表浅，喘促息短。由于肾气下绝，肺气上脱，气息浮游于上，不能归根，故息高，见于“少阴病，六七日，息高者，死”（《伤寒》第 299 条）。

### （三）噫气

噫气又称嗳气，指胃中之气上逆而出，微有声响。多由于伤寒汗出解后，汗后致虚，表证已解，但胃中不和，故噫气，见于“伤寒汗出解后，胃中不和，心下痞硬，干噫食臭”（《伤寒》第 157 条）；或由于伤寒发汗，若吐、若下，解后，脾胃气伤，痰饮内生，胃虚气逆，故噫气不除，见于“伤寒发汗，若吐，若下，解后，心下痞硬，噫气不除者，旋覆代赭汤主之”（《伤寒》第 161 条）。

### （四）哕

哕即呃逆，指气逆上冲，咽喉中呃呃连声，声短而频，不能自制。引起呃逆的原因有寒、热、虚、实之分，最终引起胃气上逆而致。

（1）胃中虚冷，误用吐下发汗伤败胃气，浊阴之气上逆故哕。见于“阳明病，不能食，攻其热必哕。所以然者，胃中虚冷也，以其人本虚，攻其热必哕”（《伤寒》第 194 条）；“伤寒大吐大下之，极虚，复极汗者，其人外气怫郁，复与之水，以发其汗，因得哕。所以然者，胃中寒冷故也”（《伤寒》第 380 条）。

（2）脾胃素虚，寒湿中阻，误用柴胡汤，重败胃气，故哕。见于“本渴饮水而呕者，柴胡汤不中与也，食谷者哕”（《伤寒》第 98 条）。

（3）胃中虚冷，寒邪内踞，复有水饮滞留胃中，寒水相搏，胃气失和，故哕。见于“若胃中虚冷不能食者，饮水则哕”（《伤寒》第 226 条）。

（4）邪实内结，气机阻滞，胃气上逆，故哕。见于“伤寒，哕而腹满，视其前后，知何部不利，利之则愈”（《伤寒》第 381 条）；“若不尿，腹满加哕者不治”（《伤寒》第 232 条）。

（5）火淫于内，津液大伤，胃气欲败而上逆，故哕。见于“太阳中风，以火劫发汗，邪风被火热，邪气流溢，失其常度，……久则谵语，甚者至哕”（《伤寒》第 111 条）。

（6）少阳气郁，枢机不利，邪热郁闭，胃气不降，故哕。见于“阳明中风，脉弦浮大，而短气，腹都满，胁下及心痛，久按之气不通，鼻干，不得汗，嗜卧，一身及目悉黄，小便难，有潮热，时时哕，耳前后肿”（《伤寒》第 231 条）。

### （五）肠鸣

肠鸣指腹中有漉漉作响的声音。由于伤寒汗下损伤脾胃，脾胃运化失司，水饮内生，水走肠间，故见腹中肠鸣或雷鸣，见于“胁下有水气，腹中雷鸣”（《伤寒》第 157 条）；“其人下利日数十行，谷不化，腹中雷鸣，心下痞硬而满”（《伤寒》第 158 条）。

《金匮要略》中肠鸣是由于脾胃虚寒，不能运化水湿，见于“若肠鸣，马刀侠瘿者，皆为劳得之”（《金匮·血痹虚劳病脉证并治第六》）；“腹中寒气，雷鸣切痛，胸胁逆满，呕吐”（《金匮·腹满寒疝宿食病脉证治第十》）；或见于痰饮证，水饮停留于胃肠，而见“水走肠间，沥沥有声”（《金匮·痰饮咳嗽病脉证并治第十二》）。

### （六）阴吹而正喧

阴吹指前阴出气，如后阴矢气一样；正喧，意味前阴出气很频繁，甚至声响连续不断。多由于胃肠燥结，腑气不畅，以致浊气下泄，干及前阴，而发生阴中出气有声之证。见于“胃气下泄，阴吹而正喧，此谷气之实也，膏发煎导之”（《金匮·妇人杂病脉证并治第二十二》）。

## 二、嗅气味

### （一）干噫食臭

干噫食臭，指嗳气中有食物味道。由于伤寒汗不得法，损伤脾胃之气，脾胃运化失健，转输不利，谷物不化，留置化作馊腐，故干噫食臭，见于“伤寒汗出，解之后，胃中不和，心下痞硬，干噫食臭”(《伤寒》第157条)。

### （二）浊唾腥臭

浊唾腥臭，指吐出脓痰有腥臭气味。由于肺中痰热壅盛，伤及血脉，热毒蕴蓄，酿成痈脓，则吐浊唾腥臭，见于“喘而胸满，振寒脉数，咽干不渴，时出浊唾腥臭，久久吐脓如米粥者，为肺痈，桔梗汤主之”(《金匮·肺痿肺痈咳嗽上气病脉证治第七》)。

## 附　闻诊的现代研究

近年来医学上利用声音的特性对其频率、振幅、持续时间进行分析，运用声谱仪、语声仪、喉声气流图仪、频谱分析仪等结合电子计算机对语声、咳嗽声、肠鸣声、呼吸声等进行了初步观察，为闻诊的客观化迈出可喜的一步。

## 一、闻语声

有应用声纹图分析心肝脾肺肾五声，将 70 例病人的资料做一系列的图像解析处理和数学分析，构成定量的评价指标作为认识声音心理属性的依据，并与声学家和临床医师的诊断结果进行对照。结果：在声纹图上可见肝之声高频成分量多，相当于声学上的高亢声；脾之声含高频成分比肝之声少；肺之声除高频成分少外尚含有噪音，属于听不清的声音；肾之声频率紊乱含高频成分少，相当于呻吟声。

使用长城 BBL–2B 晶体管携带式盘式磁带录音机记录了正常人、肺气虚、肺阴虚、实证各 30 例 e、i、a、u、o 五个母音，用美产 7029 型声图仪进行了声频图谱分析。结果显示：正常组谱纹整齐，线条清晰，各母音谐波及共振峰规律而声能较强，顶频一般在 4kHz 以上，各次谐波之间一般无杂音；肺气虚组各母音高次谐波不明显而声能低下，共振峰明显减少，有的母音共振峰消失，顶频在 4kHz 以上测不出任何成分，各次谐波之间含有少许杂音成分；肺阴虚组各母音谐波失去规律性，共振峰减少，声能较弱，各母音顶频一般在 3kHz 以下，杂音含量比肺气虚组多；实证组各母音谐波较窄，边缘不整齐，共振峰相应增多，声能较强，母音 e、a、o、i 的顶频在 5kHz，母音 u 顶频很低，在 2kHz 左右，各次谐波间杂音成分明显增多，与中医学中所说的虚证语声低微细弱，实证发音高亢吻合。有人采用频谱分析方法对喉癌、喉返神经麻痹、声带息肉和小结、沟状声带等四种疾病病人声音及正常人的声音进行了统计分析，结果表明：正常人与以上四种疾病病态嗓音间声音频谱分析诊断辨别率为 85%；喉癌与其他三种疾病间诊断辨别率为 58%。其他三种疾病间诊断辨别率为 70%。有人将 61 例肺结核病人其分为阴虚、气虚、气阴两虚三组，用微型计算机进行语声检测和频谱分析，结果显示元音“a”的振幅扰动各组间差异有着显著意义，频率扰动各组间差异无显著意义。因此，利用电话通讯，用计算机记录声音，进行声音频谱分析，判断声带有无疾病，可进行早期诊断及喉癌的早防早治。

## 二、闻咳嗽声

对肺气虚、肺阴虚、实证组各 30 例进行咳嗽声声纹图分析。结果显示：咳嗽声是非同期性的声波，没有规律和谐波和共振峰，肺气虚组顶频一般在 4kHz 左右，振幅较弱，杂音分布较散，密度不大，基频、顶频持续时间较短，肺阴虚组顶频在 5kHz 左右，振幅较强，杂音分布较集中，密度较大，基频、顶频持续时间较长；实证组顶频在 6kHz 左右，振幅很强，杂音分布集中，密度大，基频、顶频持续时间长。莫氏用顶频、振幅、基频时间、顶频时间、杂音等 5 项指标建立肺气虚、肺阴虚、实证判别方程。咳嗽声判别方程的诊断效率为 88.9%。

## 三、闻肠鸣声

采用 MSC–IT 心音拾音器，通过放大器将拾得的信号用磁带机储存后，放入医用数据处理机进行分析并作出肠鸣音曲线图，对几种急腹症常用中药对正常人肠运动的影响作了观察，结果表明：大承气汤有兴奋小肠肠管运动的功能，客观地、定量地显示了药物对肠道的作用，从而代替了“肠中漉漉有声”“腹中雷鸣”等模糊描述。

## 四、闻呼吸声

用呼吸音示波曲线描记法观察分析 50 例小儿支气管喘息病人的针灸治疗效果，根据记录的波形判断，结果显示：记录到的波形曲线能很好地再现支气管喘息患儿所特有的呼气性呼吸困难的呼吸音及杂音。

# 第四章
# 试探诊法

中医的药物试探病法，最早见于《素问·至真要大论》，“诸寒之而热者取之阴，热之而寒者取之阳”，开中医探病法之先河，但其仅点明“探病法”的原则，到汉代张仲景才进一步提出“探病”的具体做法，并运用于临床实践。

## 第一节　药物试探

让病人进服或者咀嚼某种药物或食物，观察其反应，据其反应判断病情。

### 一、探燥屎

如“若不大便六七日，恐有燥屎，欲知之法，少与小承气汤，汤入腹中，转矢气者，此有燥屎也，乃可攻之。若不转矢气者，此但初头硬，后必溏，不可攻之，攻之必胀满不能食也。”（《伤寒》第 206 条）临床见阳明病，谵语、潮热、脉滑而疾。此证似属大便已硬，腑实已成。但其脉滑疾，可能热邪未全归腑，这时宜用小承气汤试探之。若服小承气汤后，腹中行动而转矢气者，为腑实可下之征；不转矢气者，其腑实未成，或为里虚之证。此证启示我们：伤寒用攻下法时，当先从平缓之剂入手，切不可妄攻。

### 二、验痞之性质

如“本以下之，故心下痞，与泻心汤，痞不解，其人渴而口燥，烦，小便不利，五苓散主之。”(《伤寒》第 156 条）以泻心汤治心下痞证，本为正治之法，但服汤后，痞不解，说明此非寒热错杂之痞，而又见口燥渴，心烦，小便不利等症，反映内有停饮，是为水痞，故以五苓散。

### 三、验病之部位

如“食谷欲呕，属阳明也。吴茱萸汤主之。得汤反剧者，属上焦也。”(《伤寒》第 243 条）吴茱萸汤治中焦阳明寒呕，若服用反剧，知病不在中焦，以上焦论治。

## 第二节 饮食试探

张仲景善用食物、水等日常用品来探病，体现了以和为贵的思想。

### 一、《伤寒》能食

能食，症状名，指饮食尚可或饮食量多，张仲景在辨证时，常将能食作为鉴别某些疾病的依据之一。从伤寒论条文中看，能食的病机有三种：①胃阳素旺，胃气来复，受纳腐熟功能正常。如《伤寒》第 160 条“阳明病，若能食，名中风”。②阳明热盛，尚未化燥成实而阻滞气机。如《伤寒》第 215 条“阳明病，谵语，有潮热，反不能食，胃中必有燥屎五六枚也，若能食者，但硬耳”。③胃气垂绝，饮食自救，主除中危候。如《伤寒》第 332 条“凡厥利者，当不能食，今反能食，恐为除中”。又如第 333 条“脉迟为寒，今与黄芪汤复除其热，腹中应冷，当不能食，今反能食，此名除中，必死”。具体辨证详述如下：

1. 热证

（1）能食乃胃热消谷。如："问曰：脉有阳结、阴结者，何以别之？答曰：其脉浮而数，能食，不大便者，此为实，名曰阳结也，期十七日当剧……"（《伤寒论·辨脉法》第2条）

还见于其他条文，如："阳明病若能食，名中风；不能食，名中寒。"（《伤寒》第190条）

"脉浮发热，口干鼻燥，能食者则衄。"（《伤寒》第227条）

"阳明病，但头眩，不恶寒，故能食而咳，其人咽必痛，若不咳者咽不痛。"（《伤寒》第198条）

"能食汗止复烦者乃里热（甘草附子方后注）。"（《伤寒》第175条）

（2）能食者，也可见于阳明腑实，尚未燥结。"阳明病，谵语有潮热，反不能食者，胃中必有燥屎五六枚也；若能食者，但硬耳。宜大承气汤下之。"（《伤寒》第215条）

（3）合热则消谷善饥乃血分有热，影响于胃病。"人无表里证，发热七八日，虽脉浮数者，可下之。假令已下，脉数不解，合热则消谷善饥，至六七日，不大便者，有瘀血，宜抵当汤。"（《伤寒》第257条）

2. 虚证

（1）欲食冷食乃胃虚客热乘之。"太阳病，当恶寒发热，今自汗出，反不恶寒发热，关上脉细数者，以医吐之过也。一二日吐之者，腹中饥，口不能食；三四日吐之者，不喜糜粥，欲食冷食，朝食暮吐。以医吐之所致也，此为小逆。"（《伤寒》第120条）

（2）当不能食，今反能食，乃胃气败绝之象。如"伤寒脉迟六七日，而反与黄芩汤彻其热。脉迟为寒，今与黄芩汤，复除其热，腹中应冷，当不能食；今反能食，此名除中，必死。……"（《伤寒》第333条）又如"伤寒，始发热六日，厥反九日而利。凡厥利者，当不能食；今反能食者，恐为除中。食以索饼，不发热者，知胃气尚在，必愈，恐暴热来出而复去也……"（《伤寒》第332条）

### 3. 胃气和

（1）饮食如故乃邪未及胃。“何谓脏结？答曰：如结胸状，饮食如故，时时下利，寸脉浮、关脉小细沉紧，名曰脏结，舌上白苔滑者，难治。”（《伤寒》第129条）

（2）初欲食乃胃气尚强。“阳明病，初欲食，小便反不利，大便自调，其人骨节疼，翕翕如有热状……。”（《伤寒》第192条）

（3）虽能食乃胃不虚，肠未实。“得病二三日，脉弱，无太阳柴胡证，烦躁，心下硬。至四五日，虽能食，以小承气汤，少少与，微和之，令小安；至六日，与承气汤一升。若不大便六七日，小便少者，虽不受食，但初头硬，后必溏，未定成硬，攻之必溏；须小便利，屎定硬，乃可攻之，宜大承气汤。”（《伤寒》第251条）

（4）三阴当受邪，其人反能食乃胃气和。“伤寒三日，三阳为尽，三阴当受邪，其人反能食而不呕，此为三阴不受邪也。”（《伤寒》第270条）

便硬则能食者，胃气和。“……下利后当便硬，硬则能食者愈。今反不能食，到后经中，颇能食，复过一经能食，过之一日当愈；不愈者，不属阳明也……”（《伤寒》第384条）颇能食，复过一经能食，为胃气逐渐恢复之故。

## 二、《金匮》能食

（1）湿伤头部，腹中无病，自能饮食。“湿家病身疼发热，面黄而喘，头痛鼻塞而烦，其脉大自能饮食，腹中和无病，病在头中寒湿，故鼻塞，纳药鼻中而愈。”（《金匮·痉湿暍病脉证治第二》）

（2）病解能食，妇人郁冒之证已解，胃气冲和。“病解能食，七八日更发热者，此为胃实，大承气汤主之。”（《金匮·妇人产后病脉证治第二十一》）

（3）暴食之，脏气为邪气所改变所致。“五脏病各有所得者愈；五脏病各有所恶，各随其所不喜者为病。病者素不应食，而反暴思之，必发热也。”（《金匮·脏腑经络先后病脉证第一》）

（4）饮食或有美时，百合病胃气稍舒。“论曰：百合病者，……欲行不能

行，饮食或有美时，或有不用闻食臭时，如寒无寒，如热无热，……”（《金匮·百合狐蜮阴阳毒病脉证治第三》）

（5）饮食如故，胃气未伤。

①腹满兼表证，胃气未伤，饮食如故。如：“病腹满，发热十日，脉浮而数，饮食如故，厚朴七物汤主之。”（《金匮·腹满寒疝宿食病脉证治第十》）

②肾着病，胃中无病，饮食如故。如：“肾着之病，其人身体重，腰中冷，如坐水中，形如水状，反不渴，小便自利，饮食如故，病属下焦，身劳汗出，衣里冷湿，久久得之，腰以下冷痛，腹重如带五千钱，甘姜苓术汤主之。”（《金匮·五脏风寒积聚病脉证并治第十一》）

③病不在中焦，妊娠小便难，饮食如故。“妇人得平脉，阴脉小弱，其人渴，不能食，无寒热，名妊娠，桂枝汤主之。”（《金匮·妇人妊娠病脉证并治第二十》）

④妇人转胞，病不在胃，饮食如故。“妇人病，饮食如故，烦热不得卧，而反倚息者，何也？师曰：此名转胞。”（《金匮·妇人杂病脉证并治第二十二》）

（6）狐蜮病脓已成。“病者脉数，无热，微烦，默默但欲卧，汗出，初得之三四日，目赤如鸠眼；七八日，目四眦黑。若能食者，脓已成也，赤豆当归散主之。”（《金匮·百合狐蜮阴阳毒病脉证治第三》）

## 三、《伤寒》不能食

1. 寒证

胃中寒，受纳失职，故不能食。如：“阳明病若能食，名中风；不能食，名中寒。”（《伤寒》第 190 条）又如“阳明病，若中寒者，不能食，小便不利，手足濈然汗出，此欲作固瘕，必大便初硬后溏。所以然者，以胃中冷，水谷不别故也。”（《伤寒》第 191 条）

2. 热证

邪热阻于胃脘，使胃部气机不利，升降受纳失常，可出现不能食，如嘿嘿不欲饮食、不欲食、不能食均属此类，只不过在不同的兼夹情况下，临床意义稍有不同罢了。

（1）嘿嘿不欲饮食。胆热犯胃，胃中不和可出现此证，如：“伤寒五六日中风，往来寒热，胸胁苦满，嘿嘿不欲饮食，心烦喜呕，或……”（《伤寒》第 96 条）阳热内郁中焦也可导致此证，如：“伤寒热少微厥，指头寒，嘿嘿不欲饮食，烦躁，数日，小便利，色白者，此热除也，欲得食，其病为愈；若厥而呕，胸胁烦满者其后必便血。”（《伤寒》第 339 条）

（2）口不欲食，为热结于里所致。“伤寒五六日，头汗出，微恶寒，手足冷，心下满，口不欲食，大便硬，脉细者，此为阳微结，必有表，复有里也。脉沉，亦在里也。汗出，为阳微……”（《伤寒》第 148 条）

（3）不能食，因热邪阻胃，胃不受纳。“本太阳初得病时，发其汗，汗先出不彻，因转属阳明也。伤寒发热无汗，呕不能食，而反汗出濈濈然者，是转属阳明也。”（《伤寒》第 185 条）

（4）反不能食，因热伤胃阴，胃虚不能受纳。“阳明病，谵语有潮热，反不能食者，胃中必有燥屎五六枚也；若能食者，但硬耳。宜大承气汤下之。”（《伤寒》第 215 条）

（5）饥不欲食，因阳明余热不尽。“阳明病，下之，其外有热，手足温，不结胸，心中懊憹，饥不能食，但头汗出者，属栀子豉汤证。”（《伤寒》第 228 条）

（6）虽能食，因热邪阻滞，大便未全燥结。“得病二三日，脉弱，无太阳、柴胡证，烦躁，心下硬，至四五日，虽能食，以小承气汤少少与，微和之，令小安。至六日，与承气汤一升。若不大便六七日，小便少者，虽不大便，但初头硬，后必溏，未定成硬也，攻之必溏。须小便利，屎定硬，乃可攻之，宜大承气汤。”（《伤寒》第 251 条）

（7）干呕不能食，因病转少阳，热邪阻胃，胃失和降。“本太阳病不解，转入少阳者，胁下硬满，干呕不能食，往来寒热，尚未吐下，脉沉紧者，与小柴胡汤。”（《伤寒》第 266 条）

3. 虚证

（1）不能食，乃脾胃虚弱，不能受纳。“得病六七日，脉迟浮弱，恶风寒，手足温，医二三下之，不能食，而胁下满痛，面目及身黄，颈项强，小便难者，与柴胡汤，后必下重；本渴饮水而呕者，柴胡不中与也，食谷者哕。”（《伤寒》第 98 条）

不能食亦可由胃中虚冷所致。如：“阳明病，不能食，攻其热必哕。所以然者，胃中虚冷故也。以其人本虚，攻其热必哕。”（《伤寒》第 194 条）又如“若胃中虚冷，不能食者，饮水则哕。”（《伤寒》第 226 条）

（2）腹中饥，口不能食，不喜糜粥，为胃气已伤。“太阳病，当恶寒发热，今自汗出，反不恶寒发热，关上脉细数者，以医吐之过也。一二日吐之者，腹中饥，口不能食；三四日吐之者，不喜糜粥，欲食冷食，朝食暮吐；以医吐之所致也，此为小逆。”（《伤寒》第 120 条）

（3）食难用饱，饱则微烦头眩，乃阳明中寒，不能运化，稍食则滞中焦之气，清阳不升所致。“阳明病脉迟，食难用饱，饱则微烦头眩，必小便难。”（《伤寒》第 195 条）

（4）食不下，乃脾失健运。“太阴之为病，腹满而吐，食不下，自利益甚，时腹自痛。若下之，必胸下结硬。”（《伤寒》第 273 条）

（5）今反不能食，乃胃气未复。“伤寒，其脉微涩者，本是霍乱，今是伤寒，……今反不能食，到后经中，颇能食，复过一经能食，过之一日当愈，不愈者，不属阳明也。”（《伤寒》第 384 条）

4. 实证

（1）水浆不下，饥不欲食者，为邪逆于上，痰涎壅阻所致。“病人手足厥冷，脉乍紧者，邪结在胸中，心下满而烦，饥不能食者。病在胸中，当须吐之，宜瓜蒂散。”（《伤寒》第 355 条）

（2）欲食不能食，为寒邪客胸中之象。如：“病手足逆冷，脉乍结，以客气在胸中，心下满而烦，欲食不能食者，病在胸中，当吐之。”（《伤寒论·辨可吐第十九》）

（3）不能食，欲使人按之，为胸中有实邪阻滞。“病胸上诸实，胸中郁郁而痛，不能食，欲使人按之，而反有涎唾，下利日十余行，其脉反迟，寸口脉微滑，此可吐之，吐之利则止。”（《伤寒论·辨可吐第十九》）

## 四、《金匮》不能食

1. 不能食

（1）黄汗病，胃中虚冷，不能食。“黄汗之病，两胫自冷，假令发热，此属历节。食已汗出，又身常暮盗汗出者，此劳气也。若汗出已反发热者，久久其身必甲错；发热不止者，必生恶疮，若身重，汗出已辄轻者，久久必身瞤，瞤即胸中痛，又从腰以上必汗出，下无汗，腰髋弛痛，如有物在皮中状，剧者不能食，身疼重，烦躁，小便不利，此为黄汗，桂枝加黄芪汤主之。”（《金匮·水气病脉证并治第十四》）

（2）酒疸，热毒伤胃，不能食。“趺阳脉紧而数，数则为热，热则消谷，紧则为寒，食即为满。尺脉浮为伤肾，趺阳脉紧为伤脾。风寒相搏，食谷即眩，谷气不消，胃中苦浊，浊气下流，小便不通，阴被其寒，热流膀胱，身体尽黄，名曰谷疸。额上黑，微汗出，手足中热，薄暮即发，膀胱急，小便自利，名曰女劳疸；腹如水状不治。心中懊憹而热，不能食，时欲吐。名曰酒疸。”（《金匮·黄疸病脉证并治第十五》）

（3）妊娠恶阻，脾胃不和，不能食。“师曰：妇人得平脉，阴脉小弱，其人渴，不能食，无寒热，名妊娠，桂枝汤主之。于法六十日当有此证，设有医治逆者，却一月加吐下者，则绝之。”（《金匮·妇人妊娠病脉证并治第二十》）

（4）产后脾胃虚弱，胆胃不和，呕不能食。“产妇郁冒，其脉微弱，不能食，大便反坚，但头汗出。所以然者，……大便坚，呕不能食，小柴胡汤主之。”（《金匮·妇人产后病脉证治第二十一》）

2. 不欲食

（1）五脏喜恶，自有定律，病者素不应食。“五脏病各有得者愈；五脏病各有所恶，各随其所不喜者为病。病者素不应食，而反暴思之，必发热也。”（《金

匮·脏腑经络先后病脉证第一》）

（2）狐蜜病，湿热内蕴，不欲饮食。“论曰：百合病者，百脉一宗，悉致其病也。意欲食复不能食，常默默，欲卧不能卧，欲行不能行，饮食或有美时，或有不用闻食臭时，如寒无寒，如热无热，口苦，小便赤，诸药不能治，得药则剧吐利，如有神灵者，身形如和，其脉微数。每溺时头痛者，六十日乃愈；若溺时头不痛，淅然者，四十日愈；若溺快然，但头眩者，二十日愈。其证或未病而预见，或病四五日而出，或病二十日，或一月微见者，各随证治之。”（《金匮·百合狐蜜阴阳毒病脉证治第三》）

（3）风邪入中心脾，终日不欲饮食。“《千金》三黄汤，治中风手足拘急，百节疼痛，烦热心乱，恶寒，经日不欲饮食。”（《金匮·中风历节病脉证并治第五》附方二）

（4）宿食尚未尽去，下利不欲食。“下利不欲食者，有宿食也，当下之，宜大承气汤。”（《金匮·腹满寒疝宿食病脉证治第十》）

（5）厥阴病，下焦有寒，脾失健运，饥而不欲食。“厥阴之为病，消渴，气上冲心，心中疼热，饥而不欲食，食即吐，下之不肯止。”（《金匮·消渴小便利淋病脉证并治第十三》）

3. 恶闻食臭

（1）不欲饮食，恶闻食臭，狐蜜病湿热内蕴，脓成局限，无热。“狐蜜之为病，状如伤寒，默默欲眠，目不得闭，卧起不安。蚀于喉为蜜，蚀于阴为狐，不欲饮食，恶闻食臭，其面目乍赤、乍黑、乍白，蚀于上部则声喝，甘草泻心汤主之。”（《金匮·百合狐蜜阴阳毒病脉证治第三》）

（2）脾胃虚弱，不知食味。“《近效方》术附汤，治风虚头重眩，苦极，不知食味，暖肌补中益精气。”（《金匮·中风历节病脉证并治第五》）

4. 食难用饱

谷疸寒化，脾胃虚寒，食难用饱。“阳明病脉迟者，食难用饱，饱则发烦，头眩，小便必难，此欲作谷疸。虽下之，腹满如故，所以然者，脉迟故也。”（《金匮·黄疸病脉证并治第十五》）

### 五、以水探病

以水探病主要察看是否内有水饮，兼之判断是否为寒证。如“中风发热，六七日不解而烦，有表里证，渴欲饮水，水入则吐者，名曰水逆，五苓散主之。”(《伤寒》第 74 条）又如“若胃中虚冷，不能食者，饮水则哕。”(《伤寒》第 226 条）

## 第三节　嗜欲试探

临床病证纷繁复杂，“至虚有盛候，大实有羸状”“阴证似阳，阳证似阴”“真热假寒、真寒假热”等疑似之证，先投石问路，诊治合一，要随病变。如“病人身大热，反欲得衣者，热在皮肤，寒在骨髓也；身大寒，不欲近衣者，寒在皮肤，热在骨髓也。”(《伤寒》第 11 条）病人身大热，疑其非真热。加之以衣被，若喜覆盖，则可能为假热，是虚阳浮越所致。病人身大寒，手足厥逆，口鼻气冷，疑其乃假寒。可加之以衣被，若病人扬手掷足，掀去覆盖，则可能属假寒，乃热邪郁遏于里，阳气不得外达所致。

## 第四节　闻声音试探

### 一、郑声

虚则郑声，乃精气夺而神无所主，见于“夫实则谵语，虚则郑声。郑声者，重语也；直视、谵语、喘满者死，下利者亦死”(《伤寒》第 210 条）。

### 二、独语

如见鬼状乃燥热内结，腑实已甚，见于“伤寒，若吐利下者，不解，不大便五六日，上十余日，日晡所发潮热，不恶寒，独语如见鬼状。若剧者，发则不识人，循衣摸床，惕而不安，微喘直视，脉弦者生，涩者死；微者，但发热谵语者，大承气汤主之。若一服利，则止后服”（《伤寒》第212条）。

## 三、谵语

1. 实证

谵语在阳明病篇出现次数较多，它的出现，往往提示胃肠热盛已甚，燥屎内结已成。

如："问曰：证象阳旦，按法治之而增剧，厥逆，咽中干，两胫拘急而谵语。师曰：言夜半手足当温，两脚当伸。后如师言。何以知此？……厥逆，咽中干，烦躁，阳明内结，谵语烦乱，更饮甘草干姜汤……"（《伤寒》第30条）

"伤寒十三日，过经谵语者，以有热也，当以汤下之。若小便利者，大便当硬，而反下利，脉调和者，知医以丸药下之，非其治也。若自下利者，脉当微厥，今反和者，此为内实也，调胃承气汤主之。"（《伤寒》第105条）

"伤寒，若吐利下者，不解，不大便五六日，上十余日，日晡所发潮热，不恶寒，独语如见鬼状。若剧者，发则不识人，循衣摸床，惕而不安，微喘直视，脉弦者生，涩者死；微者，但发热谵语者，大承气汤主之。若一服利，则止后服。"（《伤寒》第212条）

"阳明病，其人多汗，以津液外出，胃中燥，大便必硬，硬则谵语，小承气汤主之。若一服谵语止者，更莫复服。"（《伤寒》第213条）

"阳明病，谵语发潮热，脉滑而疾者，小承气汤主之……"（《伤寒》第214条）

"阳明病，谵语有潮热，反不能食者，胃中必有燥屎五六枚也；若能食者，但硬耳。宜大承气汤下之。"（《伤寒》第215条）

"汗出谵语者，以有燥屎在胃中，此为风也。须下者，过经乃可下之。下之若早，语言必乱，以表虚里实故也。下之愈，宜大承气汤。"（《伤寒》第217条）

"伤寒四五日，脉沉而喘满。沉为在里，而反发其汗，津液越出，大便为

难；表虚里实，久则谵语。”（《伤寒》第218条）

“三阳并病，太阳证罢，但发潮热，手足漐漐汗出，大便难而谵语者，下之则愈，宜大承气汤。”（《伤寒》第220条）

“阳明病，脉浮而紧，咽燥口苦，腹满而喘，发热汗出。不恶寒，反恶热，身重。若发汗则躁，心愦愦，反谵语。”（《伤寒》第221条）

“下利谵语者，有燥屎也，宜小承气汤。”（《伤寒》第374条）

2. 热证

谵语在阳明病外，也多表示体内邪热亢盛，以致扰乱心神。

（1）胃热上扰，心神被扰。如：“伤寒八九日，下之，小便不利，谵语，一身尽重，不可转侧者，柴胡加龙骨牡蛎汤主之。”（《伤寒》第107条）

又如：“太阳病中风，以火劫发汗，邪风被火热，血气流溢，失其常度，两阳相熏灼，其身发黄，阳盛则欲衄，阴虚小便难，阴阳俱虚竭，身体则枯燥，但头汗出，……口干咽烂，或不大便。久则谵语，甚者至哕，手足躁扰，捻衣摸床。小便利者，其人可治。”（《伤寒》第111条）

火热入胃，上扰心神。见于“形作伤寒，其脉不弦紧而弱，弱者必渴。被火，必谵语”（《伤寒》第113条）。

胃中津伤，里热更盛。见于“太阳病二日，反躁，凡熨其背而大汗出，大热入胃，胃中水竭躁烦，必发谵语，十余日，振栗，自下利者，此为欲解也……”（《伤寒》第110条）。

（2）肝乘脾。见于“伤寒腹满谵语，寸口脉浮而紧，此肝乘脾也，名曰纵，刺期门”（《伤寒》第108条）。

肝胆火热炽盛亦会出现。见于“太阳与少阳并病，头项强痛，或眩冒，时如结胸，心下痞硬者，当刺大椎第一间……慎不可发汗，发汗则谵语，脉弦，五日谵语不止，当刺期门”（《伤寒》第142条）。

（3）热入血室，血热上乘，心神不安。见于“妇人中风，发热恶寒，经水适来，得之七八日热除而脉迟身凉，胸胁下满如结胸状，谵语者，此为热入血室也，当刺期门，随其实而取之”（《伤寒》第143条）。

又如："妇人伤寒，发热，经水适来，昼日明了，暮则谵语如见鬼状，此为热入血室，无犯胃气及上二焦，必自愈。"（《伤寒》第145条）

下血谵语者乃血热上扰。见于"阳明病，谵语，此为热入血室，但头汗出者，刺期门，随其实而泻之，濈然汗出则愈"（《伤寒》第216条）。

（4）阳热亢盛，阴精告竭。见于"夫实则谵语，虚则郑声。郑声者，重语也，直视谵语，喘满者死，下利者亦死"（《伤寒》第216条）。

（5）汗出谵语，邪随热化。如："汗出谵语者，以有燥屎在胃中，此为风也，须下者，过经乃可下之。下之若早，语言必乱，以表虚里实故也。下之愈，宜大承气汤。"（《伤寒》第217条）

发汗则津伤热更甚。如："三阳合病，腹满、身重，难以转侧，口不仁、面垢、谵语、遗尿。发汗则谵语；下之，则额上生汗、手足逆冷；若自汗出者，白虎汤主之。"（《伤寒》第219条）

又如："若已吐、下、发汗、温针，谵语，柴胡证罢，此为坏病。知犯何逆，随证治之。"（《伤寒》第267条）

（6）若胃气不和，内有燥热。见于"伤寒脉浮，自汗出，小便数，心烦，微恶寒，脚挛急，反与桂枝，欲攻其表，此误也。……若胃气不和，谵语者，少与调胃承气汤；若重发汗，复加烧针者，四逆汤主之"（《伤寒》第29条）。

3. 虚证

（1）谵语脉短者死，为伤津，亡阳，致心气散乱。见于"发汗多，若重发汗者，亡其阳，谵语脉短者死"（《伤寒》第211条）。

（2）少阴病谵语者，为阳微阴伤神浮。见于"少阴病，咳而下利，谵语者，被火气劫故也，小便必难，以强责少阴汗也"（《伤寒》第284条）。

综上可知，仲景"探病法"贯穿辨证论治、推断预后全过程。其方法多样，简便廉验，平和安全，值得借鉴。可以说"探病法"是临床辨证论治的补充和延续，是中医诊治疾病的又一辅助手段。恰当运用此法，对认识疑难病证的本质，探究其治疗方法必将起到重要作用。

# 第五章
# 阴性症状的诊断学意义

## 第一节　不　呕

呕吐，症状名。指胃中内容物自口吐出，语见《伤寒论》第 165、173、382 条。在《伤寒论》中病机有二：①少阳邪热犯胃，胃失和降。如："伤寒发热，汗出不解，心中痞硬，呕而下利者，大柴胡汤主之。"（《伤寒》第 165 条）②外邪犯胃，升降失常。见于上热下寒，寒邪犯胃，如："伤寒，胸中有热，胃中有邪气，腹中痛欲呕吐者，黄连汤主之。"（《伤寒》第 173 条）见于清浊相干，乱于肠胃，如："问曰：病有霍乱者何？答曰：呕吐而利，此名霍乱。"（《伤寒》第 382 条）成无己曰："邪在中焦，以饮食不节，寒热不调，清浊相干，阴阳乖隔，遂成霍乱。"

### 一、《伤寒》不呕

（1）表示邪未入少阳。如："太阳病，得之八九日，如疟状，发热恶寒，热多寒少，其人不呕，清便欲自可，一日二三度发。脉微缓者，为欲愈也；脉微而恶寒者，此阴阳俱虚，不可更发汗、更下、更吐也；面色反有热色者，为欲解也，以其不能得小汗出，身必痒，宜桂枝麻黄各半汤。"（《伤寒》第 23 条）

（2）不呕不渴乃无少阳病变。如："下之后，复发汗，昼日烦躁不得眠，夜而安静，不呕，不渴，无表证，脉沉微，身无大热者，干姜附子汤主之。”（《伤寒》第 61 条）又如：“伤寒八九日，风湿相搏，身体疼烦，不能自转侧，不呕，不渴，脉浮虚而涩者，桂枝附子汤主之。若其人大便硬，小便自利者，去桂加白术汤主之。”（《伤寒》第 174 条）

（3）或胸中烦而不呕乃邪犯胸胁，未犯胃腑。如：“伤寒五六日中风，往来寒热，胸胁苦满，嘿嘿不欲饮食，心烦喜呕，或胸中烦而不呕，或渴，或腹中痛，或胁下痞硬，或心下悸、小便不利，或不渴、身有微热，或咳者，小柴胡汤主之。”（《伤寒》第 96 条）

（4）渴而不呕乃胃气尚和。如：“伤寒五六日，已发汗而复下之，胸胁满微结，小便不利，渴而不呕，但头汗出，往来寒热，心烦者，此为未解也，柴胡桂枝干姜汤主之。”（《伤寒》第 147 条）

（5）不呕乃邪未内传。如：“伤寒三日，三阳为尽，三阴当受邪，其人反能食而不呕，此为三阴不受邪也。”（《伤寒》第 270 条）又如：“太阳病，寸缓关浮尺弱，其人发热汗出，复恶寒，不呕，但心下痞者，此以医下之也。如其不下者，病人不恶寒而渴者，此转属阳明也。小便数者，大便必硬，不更衣十日，无所苦也。渴欲饮水，少少与之，但以法救之。渴者，宜五苓散。”（《伤寒》第 244 条）

（6）用吐法而不吐者，乃药力不够。如：“（瓜蒂散方后注）病如桂枝证，头不痛，项不强，寸脉微浮，胸中痞硬，气上冲咽喉不得息者，此为胸有寒也。当吐之，宜瓜蒂散。不吐者，少加；得快吐，乃止。”（《伤寒》第 166 条）

## 二、《金匮》不呕

（1）支饮病胃中饮邪暂去，水去呕止。如：“呕家本渴，今反不渴者，以心下有支饮故也。”（《金匮·呕吐哕下利病脉证治第十七》）

（2）饮停于胃中，上犯胸中，气机郁闭，似呕不呕。如：“病人胸中似喘不喘，似呕不呕，似哕不哕，彻心中愦愦然无奈者，生姜半夏汤主之。”（《金匮·呕吐哕下利病脉证治第十七》）

## 第二节　不　渴

渴，症状名，指口干欲饮水。归纳起来病因不外乎三种：①津液不足，如邪热伤津，汗下伤津等导致口渴；②饮邪阻遏，津液不布，如水饮停蓄，脾虚水停，均可影响津液输布失常而致渴；③气化不利或阳虚不能蒸化津液，津液不能上腾以润于口舌，故渴。以六经分证，则六经病皆有渴症，而其中以阳明病之渴最多、最突出，故有“渴属阳明”之说。

### 一、《伤寒》不渴

（1）不渴乃无阳明里热证。如：“下之后，复发汗，昼日烦躁不得眠，夜而安静，不呕，不渴，无表证，脉沉微，身无大热者，干姜附子汤主之。”（《伤寒》第 61 条）又如：“伤寒八九日，风湿相搏，身体疼烦，不能自转侧，不呕，不渴，脉浮虚而涩者，桂枝附子汤主之。若其人大便硬，小便自利者，去桂加白术汤主之。”（《伤寒》第 174 条）

（2）口中和乃无里热。见于“少阴病得之一二日，口中和，其背恶寒者，当灸之，附子汤主之”（《伤寒》第 304 条）。

（3）不渴乃里气和。见于“伤寒五六日中风，往来寒热，胸胁苦满，嘿嘿不欲饮食……或不渴、身有微热，或咳者，小柴胡汤主之。……若不渴，外有微热者，去人参，加桂枝三两，温覆微汗愈……”（《伤寒》第 96 条）。

（4）反不渴乃为水寒所伤。如：“病在阳，应以汗解之，反以冷水潠之。若灌之，其热被劫，不得去，弥更益烦，肉上粟起，意欲饮水，反不渴者，服文蛤散；若不瘥者，与五苓散；寒实结胸，无热证者，与三物小陷胸汤，白散亦可服。”（《伤寒》第 141 条）

（5）自利不渴乃脾虚寒盛。“自利不渴者，属太阴，以其脏有寒故也，当温之，宜服四逆辈。”（《伤寒》第 277 条）

（6）不渴者乃水停中焦。“伤寒汗出而渴者，五苓散主之；不渴者，茯苓甘草汤主之。”（《伤寒》第 73 条）又如：“伤寒心下有水气，咳而微喘，发热不渴，服汤已渴者，此寒去欲解也。属小青龙汤证。”（《伤寒》第 41 条）

## 二、《金匮》不渴

（1）肺痈，邪在营分，咽燥不渴。如：“咳而胸满，振寒，脉数，咽干不渴，时出浊唾腥臭，久久吐脓如米粥，为肺痈，桔梗汤主之。”（《金匮·肺痿肺痈咳嗽上气病脉证治第七》）

（2）肺痿，肺中寒冷，其人不渴。如：“肺痿吐涎沫而不咳者，其人不渴，必遗尿，小便数，所以然者，以上虚不能制下故也。此为肺中冷，必眩，多涎唾，甘草干姜汤以温之。若服汤已渴者，属消渴。”（《金匮·肺痿肺痈咳嗽上气病脉证治第七》）

（3）寒实内结，里无热，躁而不渴。如：“病者萎黄，躁而不渴，胸中寒实，而利不止者死。”（《金匮·腹满寒疝宿食病脉证治第十》）

（4）皮水充斥全身，不渴。“师曰：病有风水、有皮水、有正水、有石水、有黄汗。风水，其脉自浮，外证骨节疼痛，恶风；皮水，其脉亦浮，外证胕肿，按之没指，不恶风，其腹如鼓，不渴，当发其汗。”（《金匮·水气病脉证并治第十四》）

（5）风水郁热轻微，其人不渴。如：“太阳病，脉浮而紧，法当骨节疼痛，反不疼，身体反重而酸，其人不渴，汗出即愈，此为风水。恶寒者，此为极虚，发汗得之。渴而不恶寒者，此为皮水。身肿而冷，状如周痹，胸中窒，不能食，反聚痛，暮躁不得眠，此为黄汗。痛在骨节，咳而喘，不渴者，此为脾胀，其状如肿，发汗则愈。然诸病此者，渴而下利，小便数者，皆不可发汗。”（《金匮·水气病脉证并治第十四》）

（6）黄疸病邪浅热轻，疸而不渴。“疸而渴者，其疸难治；疸而不渴者，其疸可治。发于阴部，其人必呕；阳部，其人振寒而发热也。”（《金匮·黄疸病脉证并治第十五》）

（7）妇人水血结在血室，小便微难而不渴。如："妇人少腹满如敦状，小便微难而不渴，生后者，此为水与血俱结在血室也，大黄甘遂汤主之。"（《金匮·妇人杂病脉证并治第二十二》）

## 第三节　小便利

小便不利，症状名，指小便排出不畅，一般有小便量少。此症状在《伤寒论》中有这样几种类型：①水蓄膀胱、气化不利。见于蓄水证。常与脉浮、发热、消渴、小腹满等症伴见，治之宜化气行水，用五苓散。见于《伤寒》第 71、156 条；②水气内郁。多伴见头项强痛、翕翕发热、无汗、心下满硬痛，治宜桂枝去桂加茯苓白术汤解水气之郁等；③湿热内蕴。多见于湿热发黄证。见《伤寒》第 134、199、200、236、260 条；④风寒湿邪阻遏，三焦水道不利。"风湿相搏，骨节疼烦，掣痛不得屈身，近之则痛剧，汗出短气，小便不利，恶风不欲去衣，或身微肿，……"（《伤寒》第 175 条）⑤阴虚水热互结。伴发热，渴欲饮水，心烦不得眠等症；⑥少阳枢机不利，三焦决渎失司，水饮内停。"伤寒五六日，已发汗，而复下之，胸胁满微结，小便不利，渴而不呕，但头汗出，往来寒热，心烦者，此为未解也，属柴胡桂枝干姜汤。"（《伤寒》第 147 条）⑦燥热伤津，津液不足。"若被下者，小便不利，直视失溲"；⑧阳虚水饮不化。少阴寒化证所见者属于这种类型。此外，阳明和太阴寒化证所见小便不利，亦属此种类型。

### 一、《伤寒》小便利

1. 热证

若小便利者乃里热，津液下注，内实已成。如："伤寒十三日，过经谵语者，以有热也，当以汤下之。若小便利者，大便当硬，而反下利，脉调和者，知医以丸药下之，非其治也。若自下利者，脉当微厥，今反和者，此为内实也，调

胃承气汤主之。”(《伤寒》第105条)

又如:“得病二三日，脉弱，无太阳，柴胡证，烦躁，心下硬。至四五日，虽能食，以小承气汤，少少与，微和之，令小安;至六日，与承气汤一升。若不大便六七日，小便少者，虽不受食，但初头硬，后必溏，未定成硬，攻之必溏;须小便利，屎定硬，乃可攻之，宜大承气汤。”(《伤寒》第251条)

又:“趺阳脉浮而涩，浮则胃气强，涩则小便数。浮涩相搏，大便则硬，其脾为约，麻子仁丸主之。”(《伤寒》第247条)

2. 虚寒证

(1)小便利乃阳虚阴盛水泄。“阳明病，反无汗，而小便利，二三日呕而咳，手足厥者，必苦头痛。若不咳不呕，手足不厥者，头不痛。”(《伤寒》第197条)

(2)小便自利者乃津液下泄，以致津液内竭。“脉浮而大，浮为气实，大为血虚。血虚为无阴，孤阳独下阴部者，小便当赤而难，胞中当虚，今反小便利，而大汗出，法应卫家当微，今反更实，津液四射，荣竭血尽，干烦而不眠，血薄肉消，而成暴液。医复以毒药攻其胃，此为重虚，客阳去有期，必下如圬泥而死。”(《伤寒·辨不可下病脉证并治第二十》)

“咳而小便利，若失小便者，不可发汗，汗出则四肢厥逆冷。”(《伤寒·辨不可发汗病脉证并治第十五》)

(3)小便复利乃里虚阳衰。“呕而脉弱小便复利，身有微热，见厥者难治，四逆汤主之。”(《伤寒》第377条)

(4)小便利乃肾阳虚，水饮变动不居。如:“少阴病，二三日不已，至四五日，腹痛，小便不利，四肢沉重疼痛，自下利者，此为有水气。其人或咳，或小便利，或下利，或呕者，真武汤主之。”(《伤寒》第316条)

(5)小便复利乃元阳大虚将脱。如:“既吐且利，小便复利而大汗出，下利清谷内寒外热，脉微欲绝，四逆汤主之。”(《伤寒》第389条)

3. 实证

(1)小便利者因水停中焦。“太阳病，小便利者，以饮水多，必心下悸。小

便少者，必苦里急也。”（《伤寒》第 127 条）

（2）反小便利者因蓄血，非蓄水。如：“伤寒有热，少腹痛，应小便不利，今反利者，为有血也，当下之，不可余药，宜抵当丸。”（《伤寒》第 126 条）

4. 反映气化功能尚可

（1）得小便利，必自愈因津液回复。如：“大下之后，复发汗，小便不利者，亡津液故也。勿治之，得小便利，必自愈。”（《伤寒》第 59 条）

（2）小便利，其病欲解，因肺通调水道之机复常。“伤寒发热，啬啬恶寒，大渴欲饮水，其腹必满，自汗出，小便利，其病欲解，此肝乘肺也，名曰横，刺期门。”（《伤寒》第 109 条）

（3）小便利者，其人可治，因津液尚存。如：“太阳病中风，以火劫发汗，邪风被火热，血气流溢，失其常度，两阳相熏灼，其身发黄。阳盛则欲衄，阴虚小便难。阴阳俱虚竭，身体则枯燥，但头汗出，齐颈而还。腹满微喘，口干咽烂，或不大便，久则谵语，甚者至哕，手足躁扰，捻衣摸床。小便利者，其人可治。”（《伤寒》第 111 条）

又如：“伤寒脉阴阳俱紧，恶寒发热，则脉欲厥。厥者，脉初来大，渐渐小，更来渐大，是其候也。如此者恶寒，甚者翕翕汗出，喉中痛；若热多者，目赤脉多，睛不慧。医复发之，咽中则伤；若复下之，则两目闭，寒多便清谷，热多便脓血；若熏之，则身发黄；若熨之，则咽燥。若小便利者，可救之；若小便难者，为危殆。”（《伤寒》第 283 条）

（4）小便自利者，湿邪有出路。“伤寒八九日，风湿相搏，身体疼烦，不能自转侧，不呕，不渴，脉浮虚而涩者，桂枝附子汤主之。若其人大便硬，小便自利者，去桂加白术汤主之。”（《伤寒》第 174 条）见于脾能转输，湿邪可出。如“……若小便自利者，不能发黄。”（《伤寒》第 187 条）

（5）小便自可为津液未伤。见于“阳明病发潮热，大便溏，小便自可，胸胁满不去者，与小柴胡汤”（《伤寒》第 229 条）。

（6）小便利，色白者因热邪已除。如：“伤寒热少微厥，指头寒，嘿嘿不欲食，烦躁，数日小便利，色白者，此热除也，欲得食，其病为愈；若厥而呕，胸

胁烦满者，其后必便血。”(《伤寒》第 339 条)

(7) 小便利因脾能转输，水气得化，水邪从尿而去。“服桂枝汤，或下之，仍头项强痛，翕翕发热，无汗，心下满微痛，小便不利者，属桂枝去桂加茯苓白术汤。……温服一升，小便利则愈……。”(《伤寒》第 28 条，桂枝去桂加茯苓白术汤后方注)

又如：“大病瘥后，从腰以下有水气者，牡蛎泽泻散主之。……上七味，异捣，下筛为散；更于臼中治之，白饮和服方寸匕，日三服。小便利，止后服。”(《伤寒》第 395 条，牡蛎泽泻散后方注)

(8) 小便当利乃服药所致。见于“阳明病，发热汗出者，此为热越，不能发黄也，但头汗出，身无汗，齐颈而还，小便不利，渴引水浆者，此为瘀热在里，身必发黄，茵陈蒿汤主之……分三服，小便当利，尿如皂荚汁状，色正赤，一宿腹减，黄从小便去也”(《伤寒》第 236 条)。

又如烧裈散，见于“烧裈散方：妇人中裈，近隐处，取烧作灰……小便即利，阴头微肿，此为愈矣”(《伤寒》第 392 条)。

## 二、《金匮》小便利

(1) 湿病误下伤阳，阳虚不固小便利。见于“湿家，下之，额上汗出，微喘，小便利者死；若下利不止者亦死”(《金匮·痉湿暍病脉证治第二》)。

(2) 风湿病湿有去路，小便自利。“伤寒八九日，风湿相搏，身体疼烦，不能自转侧……若大便坚，小便自利者，去桂加白术汤主之。”(《金匮·痉湿暍病脉证治第二》)

(3) 消渴气盛迫水，小便利数。如：“问曰：热在上焦者，因咳为肺痿。肺痿之病，何从得之？师曰：或从汗出，或从呕吐，或从消渴，小便利数，……数实者为肺痈。”(《金匮·肺痿肺痈咳嗽上气病脉证治第七》)

(4) 肾着，下焦有寒，小便自利。见于“肾着之病，其人身体重，腰中冷。如生水中，形如水状，反不渴，小便自利，饮食如故，病属下焦，身劳汗出，衣里冷湿，久久得之，腰以下冷痛，腰重如带五千钱，甘姜苓术汤主之”(《金匮·五脏风寒积聚病脉证并治第十一》)。

（5）黄汗病气化正常，小便通利。见于“不恶风者，小便通利，上焦有寒，其口多涎，此为黄汗”(《金匮·水气病脉证并治第十四》)。

（6）水气病，阳气恢复，小便自利及汗出。见于“里水者，一身面目黄肿，其脉沉，小便不利，故令病水。假如小便自利，此亡津液，故令渴也，越婢加术汤主之”(《金匮·水气病脉证并治第十四》)。

（7）肝水证，疏泄不利，时时津液微生，小便续通。见于“肝水者，其腹大，不能自转侧，胁下腹痛，时时津液微生，小便续通”(《金匮·水气病脉证并治第十四》)。

（8）女劳疸，肾虚无湿，膀胱急，小便自利。见于“额上黑，微汗出，手足中热，薄暮即发，膀胱急，小便自利，名曰女劳疸”(《金匮·黄疸病脉证并治第十五》)。

（9）虚劳萎黄，非湿热之黄。见于“男子黄，小便自利，当与虚劳小建中汤”(《金匮·黄疸病脉证并治第十五》)。

（10）肾虚不摄。“呕而脉弱，小便复利，身有微热，见厥者，难治，四逆汤主之。”(《金匮·呕吐哕下利病脉证治第十七》)

（11）肠痈病在肠，未及膀胱，小便自调。见于“肠痈者，少腹肿痞，按之即痛，如淋，小便自调，时时发热，自汗出，复恶寒”(《金匮·疮痈肠痈浸淫病脉证并治第十八》)。

（12）心热去，六腑气通，小便微利则愈。见于“妊娠有水气，身重，小便不利，洒淅恶寒，起即头眩，葵子茯苓散主之”(《金匮·妇人妊娠病脉证并治第二十》)。

## 第四节 无热证

文中主要讲冷水击灌致成的烦躁及寒实结胸。无热证，点明其症状与热实结胸的症状相鉴别。见于“病在阳，应以汗解之，反以冷水潠之。若灌之，其热被劫不得去，弥更益烦，肉上粟起，意欲饮水，反不渴者，服文蛤散；若不瘥者，与五苓散；寒实结胸，无热证者，与三物小陷胸汤，白散亦可服”（《伤寒》第141条）。

## 第五节　无里证

指无明显的内脏症状。见于“无表里证，发热七八日虽脉浮数者，可下之。假令已下，脉数不解，合热则消谷善饥，至六七日，不大便者，有瘀血，宜抵当汤”（《伤寒》第257条）。

# 第六章

# 六经辨证

六经辨证源于《内经》,《内经》中热病、疟疾、腰痛与厥证的辨证都应用六经辨证。可见当时六经辨证的应用并非限于外感热病，也可用于内伤杂病，都是以经络学说为理论基础。伤寒六经辨证是在《素问·热论》等篇基础上，结合伤寒病的传变特点总结出来的，为外感病的一种辨证方法，但也可用于内伤杂病，其理论基础较《内经》有所发展，已不限于经络学说，还结合了八纲、脏腑、气血、营卫等理论，因而《伤寒论》已成为以六经辨证为主的综合性辨证体系的开端，是中医临床辨证之首创，为后世各种辨证方法的形成发展奠定了基础。

六经的名称最早见于《灵枢·经脉》，即指太阳、阳明、少阳、太阴、少阴、厥阴。仲景只沿用其名称，而涵义则不同。仲景的六经是概括了人体脏腑经络气血的生理功能和病理变化，根据人体抗病力的强弱、病势的进退等因素，将外感疾病演变过程中所表现的各种证候进行分析、综合、归纳，从而确定病变的部位、证候特点、寒热趋向、邪正消长、所损脏腑等，作为辨证纲领和诊断依据，是理法方药完整的辨证论治体系。

总之，六经病证是六经所属脏腑、经络的病理变化表现于临床的各种证候，系结合病之部位、性质、病机、病势，加以科学归纳，而归属于某经病证，作为临床辨证施治的根据。然而临床，一定要辅以八纲辨证、气血津液辨证等，处处具体分析，灵活施治，使其辨证结果更精细、准确，从而有效地指导临床治疗。

# 第一节　六经病证临床特征

六经病证中，三阳病证以腑的病变为基础，多是表证、热证、实证，治以祛邪为主；三阴病多属里证、虚证、寒证，治以扶正为主。通过六经辨证可以掌握伤寒病发展过程中某一阶段总的病变部位、性质和传变趋向。

六经病证概括了脏腑经络气血的生理功能和病理变化，并根据人体抗病力的强弱、病因的属性、病势的进退缓急等因素，将外感病演变过程中所表现的各种证候进行分析、综合、归纳，从而讨论病变的部位、证候特点、损及何脏何腑、寒热趋向、邪正消长以及立法处方等问题。因此，六经既是辨证的纲领，又是论治的准则。

## 一、太阳病证

太阳从经络上来说，包括手太阳小肠经、足太阳膀胱经，并与手少阴心经、足少阴肾经互为表里。太阳为六经之首，统摄营卫，主一身之表以固护于外，为诸经之藩篱。外邪侵袭人体，太阳首当其冲，以致营卫不和，卫外失职，邪正交争，出现恶寒发热、头项强痛、脉浮等症，此为太阳病的主症主脉。但因人体有强弱，受邪有深浅，故有太阳中风证和太阳伤寒证之分，其临床表现、病机也各不相同，两者统属太阳经证。太阳经证不愈，病邪由表及里内传膀胱之腑，而发生太阳腑证。腑证又有蓄水、蓄血之分，如外邪入腑，影响膀胱气化，致水气内停，小便不利者，为蓄水证；如病人素有瘀血，邪气深入与之相结于下焦，而见少腹急结，或硬满疼痛，甚则发狂的，称为蓄血证。

### （一）太阳经证（表证）

风寒之邪侵犯太阳经，正邪相争于肌表，营卫失和而引起的病证，即太阳经证，为伤寒病的初起阶段。

1. 太阳中风证（又名桂枝汤证、表虚证）

【病因】一般体质较弱，或心肺功能较差，此为内因；风（寒）邪外袭此属外因，包括细菌、病毒等。

【主症】发热，汗出，恶风，脉浮缓。

【临床表现】轻微头痛骨节酸痛，发热（低热或中等度发热），汗出（微汗，或动则汗出），恶风（即轻微的恶寒），苔薄白，脉浮缓或弱或略数，即卫强营弱。

【证情分析】头痛——风（寒）邪外束，太阳经气不能疏通；发热——正与邪争，卫阳浮盛，且风为阳邪，容易化热，所以多开始就有发热；汗出——风性疏泄，卫不外固，营阴不能内守；恶风——汗出肌疏，外感风寒。寒邪较轻，故轻微的恶寒；阳浮——轻取则浮，因卫气趋外抗邪，鼓脉外出，故脉现浮象；阴弱——重按而弱，汗液外泄，营阴不足，发热不高，脉率不快，故脉弱（缓）。

【病机】卫失固外，营阴不足。即卫强营弱。

【治法】解肌发表，调和营卫。

【方剂】桂枝汤。

【主要条文】《伤寒》第 12、13、15、16、17、18、19、24、25、26、27、28、29、42、44、45、53、54、56、57、63、91、95、162、164、234、240、276、372、387 条。

2. 太阳伤寒证（又名麻黄汤证、表实证）

【病因】寒（风）邪袭表，体表卫气被遏，腠理闭塞，营阴郁滞所致。进一步可导致肺气失宣。

【主症】恶寒，发热，无汗，头痛，脉浮紧。

【临床表现】恶寒明显，发热（体温较高），无汗，头痛，骨节酸痛，或颈项强痛，或咳嗽气喘，脉浮紧，苔薄白。

【证情分析】恶寒——寒邪外束，卫阳不能达表；发热——阳气浮盛，与邪相争。体温虽高，表面无明显热象，病人只感恶寒而无热感；无汗——寒邪客表，营阴被郁，卫气被遏，腠理闭塞而无汗，这是本证有别于表虚证最主要的特征；

咳、喘——腠理闭塞引起肺气不宣，气机不畅，说明本证有明显的呼吸道症状；头痛、骨节酸痛、颈项强痛——太阳气血运行不畅，不通则痛，且头项腰背是足太阳膀胱经循行之处，也说明周身症状较重；浮紧——正气抗邪，鼓脉外出，故脉浮，外寒凝束，脉行不畅，故脉紧。

【病机】卫阳被遏，营阴郁滞。

【治法】发汗散寒，开表逐邪。

【方剂】麻黄汤。

【主要条文】《伤寒》第 35、36、37、46、51、52、55、232、235 条。

3. 太阳风湿证

【病因】本证由风湿病邪外袭所致，以湿邪为主。《金匮要略》称为湿痹，侵袭部位除体表营卫外，还较多地影响到肌肉关节。

【主症】发热，恶寒，肌肉关节疼痛。

【临床表现】发热或高或低，恶寒轻重不一，无汗或有汗，肌肉关节疼痛，或一身尽痛，或关节痛剧，活动不便，或局部肿胀。进一步发展可见小便不利，心悸，短气等症，脉濡细，舌胖润。

【证情分析】风湿袭表，卫气被遏则见发热恶寒。风邪较重则发热、有汗、恶寒轻；挟寒邪则恶寒重、无汗、身痛明显；湿邪重则身重、肿、活动不利。证情加重则侵犯心、肾二脏，出现小便不利，心悸，短气等症。

【病机】风湿病邪外袭，侵犯体表营卫，影响肌肉关节。

【治法】发汗祛湿（麻黄加术汤）；轻清宣化，祛风除湿（麻杏薏甘汤）。

【方剂】麻黄加术汤，麻杏薏甘汤。

【主要条文】《金匮·痉湿暍病脉证治第二》，《伤寒》第 14、18、20、21 条。

4. 太阳暍证

【病因】本证属暑邪初感，也称太阳中热。

【主症】身热而渴，汗出恶寒。

【临床表现】发热恶寒，身重疼痛，小便已洒洒毛耸，手足逆冷，小有劳即热，口开，前板齿燥，脉弦细芤迟。

【证情分析】发热恶寒——暑邪在表；身重疼痛——暑邪挟湿，卫表失宣；小便已洒洒毛耸——热随尿失，阳气一时虚馁；手足逆冷——阳虚失煦；小有劳即热——动则扰阳，阳虚气浮；口开前板齿燥——阴虚津伤；脉弦细芤迟——阴阳两虚之象，非四脉并见。

【病机】暑热伤津耗气，气阴两虚。

【治法】暑热偏盛：清热生津，益气养阴；暑湿偏盛：祛暑除湿。

【方剂】暑热偏盛宜白虎加人参汤，暑湿偏盛宜瓜蒂散。

【主要条文】《金匮·痉湿暍病脉证治第二》，《伤寒》第25、26、27条。

（二）太阳腑证（里证）

太阳表证不解，病邪随经入腑（膀胱及其附近部位）或原发于膀胱腑而形成本证。若邪从气分入腑与水结则形成蓄水证；若邪从血分入腑与血结则形成蓄血证。此两者之间没有必然的传变关系，入水或入血以内脏气虚或素有蓄血之不同而定。

1. 蓄水证（五苓散证）

【病因】太阳之邪随经入腑。

【主症】小便不利，口渴。

【临床表现】微发热，汗出；小便不利，少腹胀满里急；渴欲饮水，水入则吐，苔薄白，脉浮或浮数。

【证情分析】发热，汗出，脉浮或浮数——说明表证未罢；小便不利，少腹急满——水热互结，膀胱气化失常，故小便不利；水热互结于膀胱，故少腹胀满急迫；渴欲饮水，水入则吐——水不化津，津不上济故口渴；下焦不通，饮入之水不化，水邪逆胃，故水入则吐。

【病机】热与水结，膀胱气化失司。

【治法】化气行水，表里双解。

【方剂】五苓散。

【主要条文】《伤寒》第 71、72、73、74、141、156、244、386 条。

2. 蓄血证

（1）瘀轻证（桃核承气汤证）

【病因】太阳表证不解，内陷化热，随经入腑，与血相结。

【主症】其人如狂，少腹急结。

【临床表现】少腹疼痛，固定不移拒按；神情烦躁、萎靡；小便自利；舌暗红或紫暗或有瘀斑，脉沉涩。

【证情分析】神志症状——精神激奋，语言失伦，行动多妄，此因热与血结，心神被扰所致；少腹痛，固定不移，拒按——热与血结，停蓄少腹，故有胀满、拘挛之感，按之有轻度压痛和抵抗力；小便自利——说明病在血分而不在气分；脉沉主里，脉涩主血行不畅；舌象为瘀血之征。

【病机】热与血结，停蓄少腹。

【治法】泄热行瘀。

【方剂】桃核承气汤。

【主要条文】《伤寒》第 106 条。

（2）久瘀重证（抵当汤证）

【病因】病人素有瘀血，继发于太阳表证，或系原发证。

【主症】神志狂乱，少腹硬满，小便自利。

【临床表现】谵语，发狂；少腹硬满按之痛剧，舌有瘀斑或舌面瘀紫，小便自利，脉沉结。

【证情分析】神志狂乱——精神亢奋，行为鄙野，语无伦次，不避亲疏，较之如狂其病笃重；少腹硬满——少腹，前人有的认为是指小肠，有的认为是指大肠，有的认为是指膀胱，张锡纯认为是指子宫，总之，是泛指下焦部位。硬满，胀满较甚，按之压痛明显，抵抗力较大；小便自利——病在血分，不在气分；沉脉主病邪在里；结脉主结滞而脉不流利，非指一般结脉。

【病机】热与血结而较深固，停蓄少腹，扰乱神明。

【治法】破结逐瘀。

【方剂】抵当汤，抵当丸。

【主要条文】《伤寒》第124、125、126条。

表2　蓄血与蓄水证鉴别

| | 蓄　血 | 蓄　水 |
|---|---|---|
| 小便 | 小便自利 | 小便不利 |
| 少腹 | 少腹急结硬满 | 少腹不硬满 |
| 神志 | 发狂或如狂 | 不发狂 |

表3　新瘀轻证与久瘀重证的鉴别

| | 新瘀轻证 | 久瘀重证 |
|---|---|---|
| 神志 | 如狂 | 发狂 |
| 少腹 | 少腹急结 | 少腹硬满 |
| 脉象 | 脉象沉涩 | 脉象沉结 |
| 治法 | 治宜泄热行瘀 | 治宜破结逐瘀 |
| 治疗先后 | 先解表后攻里 | 虽有表证当先攻里 |

## 二、阳明病证

阳明病是指多种热性病处于阳亢邪热炽盛之极期阶段，即热性病的高峰期，其性质属于里实热证。病位主要在胃肠而又与经络有关，阳明腑证主要是肠胃症状，与手阳明大肠经、足阳明胃经有密切联系。除太阳经外，阳明经在人体所占面积最大。

阳明病证亦有在经、在腑之别。在经，是指邪热弥漫周身，而肠中并无燥屎内结；在腑，是指胃肠燥热成实，大便秘结不下。

### （一）阳明经证

1. 热盛阳明证（白虎汤证）

【病因】太阳表邪入里化热：①或因误治失治而邪热入里；②或因热邪亢盛入里。

【主症】壮热，心烦，口渴，汗出，脉滑数，苔黄燥。

【临床表现】高热持续不退，不恶寒而恶热，腹满身重，烦躁，汗自出，口大渴；面垢，头剧痛，谵语遗尿，脉洪大滑数，舌红、苔黄燥。

【证情分析】身大热——邪从热化，充斥表里；不恶寒但恶热——无表证，有里热；口大渴——烦渴引饮，邪热太甚，耗伤津液；汗自出——大汗淋漓，里热蒸越，迫津外泄；腹满身重——热郁气滞则腹满，热耗津气则身重；头剧痛，面垢——足阳明胃经循行头部，火性炎上故见此症；谵语遗尿——热扰神明则谵语，膀胱失约则遗尿；舌红、苔黄燥——热盛则苔黄，津耗则苔燥；脉洪大滑数——多见于阳明经证。

【病机】里热炽盛，津液受损。

【治法】清热护津。

【方剂】白虎汤。

【主要条文】《伤寒》第176、219、350条。

2. 热伤气阴证

【病因】阳明经无形邪热下后未得缓解，而且津气受到严重损伤。

【主症】白虎汤主症基础上有口干，舌燥，欲饮水。

【临床表现】白虎汤临床表现加口大渴而干燥，饮水不能缓解。

【证情分析】口大渴而干燥，饮水不能缓解——阳明津气损伤严重的表现。

【病机】阳明里热独盛，津气两伤。

【治法】清热，益气，生津。

【方剂】白虎加人参汤。

【主要条文】《伤寒》第222条，第26、168、169、170条为太阳病变证。

3. 阴伤停水证

【病因】阳明经下后津伤而邪热未去，出现阴虚水热互结下焦之证。

【主症】脉浮，发热，口渴，小便不利。

【临床表现】阳明余热犹存的表现和脉浮，发热不恶寒，口渴欲饮水，心烦不寐，小便不利，舌红苔少。

【证情分析】脉浮——主热；口渴欲饮水——下后津液受伤的表现；心烦不寐——郁热扰神；小便不利——阴虚水热互结下焦，膀胱气化不利；舌红苔少——阴虚津伤之象。

【病机】阴虚水热互结于下焦。

【治法】养阴，清热，利水。

【方剂】猪苓汤。

【主要条文】《伤寒》第223、319条。

（二）阳明腑证

1. 燥实证（调胃承气汤证）

【病因】阳明热邪伤津化燥与肠中糟粕相结，或由太阳病汗后转属阳明。

【主症】日晡潮热，谵语，烦躁，口渴，便秘，腹满，苔淡黄而燥。

【临床表现】发热持续，傍晚升高，不恶寒，汗出热不退，烦躁，谵语，持续性腹胀满或腹痛，大便干结有燥屎，或数日不通，脉沉实有力。

【证情分析】发热——蒸蒸发热，同时不断出汗，犹釜之蒸物，系里热发越于外；口渴——邪热化燥而伤津；谵语，烦躁——胃热上熏，心神被扰，轻则烦躁，重则谵语；便秘，腹满——邪热化燥与糟粕相结，腑气不通；苔淡黄而燥——此属燥热伤津之轻证；脉沉实有力——多见于阳明腑证。

【病机】腑实燥结。

【治法】和胃泄热，软坚润燥。

【方剂】调胃承气汤。

【主要条文】《伤寒》第70、29、94、105、123、207、248、249条。

2. 痞满证（小承气汤证）

【病因】太阳表邪化热内陷，与肠中糟粕相结；或本经自发，此与病人体质及内脏有关。

【主症】发热，大便硬，腹胀满，苔老黄燥。

【临床表现】潮热，心烦，甚则谵语，腹胀满，便秘或热结旁流。

【证情分析】发热——蒸蒸发热，其热自内而外；潮热——因阳明经气旺于申酉之时，此时邪正相争更剧，故发热更甚；大便硬，或热结旁流——触诊可以摸到，且大便亦硬，为阳明燥结的重要指征；腹胀满拒按——较调胃承气汤胀感更明显；苔老黄燥——苔腻深黄而乏津液，此因燥热较甚；脉滑疾——主热邪充斥。

【病机】腑实内结，气机阻滞。

【治法】泄热通便，破气除满。

【方剂】小承气汤。

【主要条文】《伤寒》第208、209、213、214、250、251、374条。

3. 痞满燥实证（大承气汤证）

【病因】伤寒误治重伤津液，或属原发。

【主症】潮热心烦谵语，汗出腹满痛，便秘或热结旁流。

【临床表现】脘腹胀满，大便燥结，腹痛拒按，按之痞硬，身热，潮热，谵语狂躁，或痉厥，汗出多，手足濈然汗出，苔焦黄或黑焦燥裂。

【证情分析】脘腹胀满，大便燥结，腹痛拒按，按之痞硬——痞、满、燥、实四症齐备，说明燥结深重；身热、潮热、谵语狂躁，或痉厥——说明热邪炽盛，上扰神明，神识失常；汗出多，手足濈然汗出——胃肠热盛，逼汗外出。方有执云："濈濈热而汗出貌"；苔焦黄或焦黑燥裂——胃肠热盛，津液大伤之象；脉沉迟有力或实大滑数——实热内结。

【病机】实热燥结，壅滞不通。

【治法】攻下实热，荡涤燥结。

【方剂】大承气汤。

【主要条文】《伤寒》第208、209、212、215、217、220、238、240、241、242、251、252、253、254、255、256、320、321、322条。

表4　阳明经证与阳明腑证鉴别表

| | 热型 | 汗 | 口渴 | 腹部 | 大便 | 舌象 | 脉象 |
|---|---|---|---|---|---|---|---|
| 阳明经热证 | 壮热 | 汗多 | 大渴引饮 | 偶有腹胀 | 基本正常 | 舌红苔薄 | 洪大滑数 |
| 阳明腑实证 | 日晡潮热 | 汗较少 | 口渴不明显 | 持续性腹胀 | 干结便秘 | 舌红苔黄腻 | 沉实有力 |

## 三、少阳病证

少阳病在临床上为半表半里证，其病变既不如太阳表证之轻浅，也不似阳明里证之重笃，它的性质是介乎太阳表证和阳明里证之间，枢机不利的病变。《玉篇》云："少，幼也。"阳明是代表体力的亢奋；少阳则意味着机体抵抗力较差，生理机转和病理变化两者相持不下的情况。

### （一）正邪分争证

【病因】太阳病延误传变而来，或属原发。

【主症】往来寒热，胸胁苦满，心烦喜呕，嘿嘿不欲饮食，脉弦细。

【临床表现】往来寒热，胸胁苦满，心烦喜呕，嘿嘿不欲饮食。加七个或然症状（胸中烦而不呕、渴、腹中痛、胁下痞硬、心下悸、小便不利、不渴、身有微热、咳），脉弦细。

【证情分析】往来寒热——寒热来去交替，恶寒后发热，发热后恶寒，寒热交替出现，系少阳证特有热型。因病在半表半里，正邪分争，消长进退，正盛则热，邪盛则寒，反映了邪正斗争处于互有进退的局面，处于寒热转化的关键；胸胁苦满——满与"懑"通，困闷之意，严重时可见疼痛感，因少阳经脉循行胸胁，邪郁少阳，经气不畅所致；心烦喜呕——喜者，易也；喜呕，欲呕而呕不出也。此应责之于胃及胆，因热扰心胸则烦，热邪犯胃则呕；嘿嘿不欲饮食——嘿同"默"，"静默不言也"（方有执语）。肝胆罹病，情志欠佳则嘿嘿，气机不畅影响消化则不欲饮食；此证由于病邪有兼挟，所以出现多种或有症。

【病机】邪郁少阳，正邪分争，三焦气机不畅。

【治法】和解少阳，扶正祛邪。

【方剂】小柴胡汤。

【主要条文】《伤寒》第 37、96、97、98、99、101、103、104、144、148、229、230、231、266、379、394 条。

### （二）少阳经热证

【病因】热邪直接侵犯足少阳胆经以及胆腑。

【主症】发热，头痛，耳聋，口苦，咽干，目眩。

【临床表现】发热不恶寒，头痛多在两太阳穴或两侧，耳聋如塞，口苦，咽干，目眩，目赤，胸闷，心烦，脉弦细，舌红、苔薄黄。

【证情分析】发热不恶寒——提示并非表证而属里热；口苦——胆热上炎；心烦——胆热扰心；头痛多在两太阳穴或两侧，耳聋如塞，口苦，咽干，目眩，目赤——热在胆经。

【病机】热郁胆经胆腑。

【治法】和解枢机，解郁清热。

【方剂】大柴胡汤。

【主要条文】《伤寒》第103、136、165条。

## 四、太阴病证

脾属太阴，与足阳明胃同居中焦，互为表里，经脉维系，脏腑沟通。外邪侵入人体，若胃阳盛则邪从燥热而化，脾阳虚则邪从寒湿而化。阳明病属里实热证，太阴病属里虚寒证，两者可相互转化。

### （一）太阴吐利证（理中汤证）

【病因】三阳误治，或属原发。

【主症】呕吐而利，腹满时痛，食少不渴，舌淡苔白。

【临床表现】下利稀溏，多为不消化物，或有白色黏液而无血液，纳少，饮食略多即脘痞恶心，甚则呕吐，反复间歇性腹胀腹痛，喜按，舌苔白腻、舌质淡胖，脉濡缓。

【证情分析】呕吐而利——上吐下泄，以泄为主，此乃脾胃虚寒，升降失常所致；腹满时痛——脾阳不振，气机阻滞；下利稀溏，多不消化物——脾阳不运，不受纳谷；其证属阴故不渴；舌淡苔白——中焦虚寒之象。

【病机】中焦虚寒，湿邪停聚。

【治法】温中复阳，燥湿散寒。

【方剂】理中丸。

【主要条文】《伤寒》第386、396条。

（二）太阴腹痛证

【病因】中焦阳气不足，寒邪入里所致。

【主症】发作性腹部绞痛，畏寒，脉弦。

【临床表现】发作性腹部绞痛，喜温喜按，得食则缓解，但又不能多食；畏寒怯冷，神疲，心悸，一般无腹泻，舌淡、苔白，脉弦细无力。

【证情分析】发作性腹部绞痛，喜温喜按，得食则缓解，但又不能多食——中焦阳虚有寒所致；畏寒怯冷，神疲，心悸，一般无腹泻，舌淡、苔白，脉弦细无力——阳气虚衰之象；脉弦——痛证脉象，痛重则弦象明显。

【病机】中焦阳气虚衰。

【治法】温中回阳。

【方剂】四逆汤。

【主要条文】《伤寒》第277条。

## 五、少阴病证

少阴病为心、肾两脏病变。心、肾为火、水之脏，人身之本。少阴经兼水、火两气，故在有病时可见寒证或热证。病至少阴，生死攸关，故《伤寒论》在少阴病篇中多次提到死证。少阴病的基本表现为正气虚，但正虚可致邪实，在临床上或为阴盛阳虚从阴化寒的少阴寒化证，为少阴病本证；或为阴虚阳亢从阳化热的少阴热化证。

（一）寒化证

1. 阳微厥利证（四逆汤证）

【病因】寒邪直中少阴，或太阳误汗伤阳而转属少阴。

【主症】四肢厥逆，下利清谷，腹中冷痛拘急，口淡不渴，舌淡苔白。

【临床表现】精神萎靡，四肢不温，下利清谷，脉微细，或沉迟无力，或脉微欲绝。

【证情分析】四肢厥逆——四肢末梢发冷，从手、足冷至腕、踝。盖由阳气衰微，不能敷布于四末；下利清谷——大便稀冷，完谷不化。盖由阴寒内盛，阳微不能运化所致；腹中冷痛拘急——寒为痛因，寒主收引，此皆寒邪过盛而致；口淡不渴，舌淡苔白——阳气衰微，阴寒过盛。

【病机】心肾阳微，全身虚寒。

【治法】回阳救逆。

【方剂】四逆汤。

【主要条文】《伤寒》第 29、91、92、225、323、324、353、354、372、377、388、389 条。

2. 阳虚寒凝证（附子汤证）

【病因】寒邪直中少阴，或他经误治损伤心肾阳气。

【主症】背恶寒，手足寒；身体疼，骨节疼；口中和。

【临床表现】背恶寒，手足寒；身体疼，骨节疼；口中和。

【证情分析】背恶寒，手足寒——背为阳，督脉行之；四肢者，诸阳之本，阳虚故有此症；身体疼，骨节疼——心肾阳虚，寒湿凝滞，气血不荣也；口中和——和，不干、不苦、不燥、不腻之谓，说明内脏无火邪，无食积，无痰湿；脉沉——主里虚。

【病机】少阴阳虚，寒湿内盛。

【治法】温经扶阳，祛寒化湿。

【方剂】附子汤。

【主要条文】《伤寒》第304、305条。

3. 阳虚水泛证（真武汤证）

【病因】寒邪直中少阴，或他经误治损伤心肾阳气。

【主症】腹痛，小便不利，四肢沉重疼痛，下利。

【临床表现】腹痛，小便不利，下利，四肢沉重疼痛，或见浮肿，或咳，或呕，脉沉弦。

【证情分析】腹痛——阴寒内盛，阳失温煦；小便不利——阳虚气化不行；下利——小便不利，水气下趋；四肢沉重疼痛，或见浮肿——水气泛于肌表；脉沉弦——脉沉主里，脉弦主饮；咳、呕——水气犯肺则咳，犯胃则呕。

【病机】肾阳虚衰，水气泛溢。

【治法】温经扶阳，培土利水。

【方剂】真武汤。

【主要条文】《伤寒》第316条。

4. 阴盛格阳证（通脉四逆汤证）

【病因】寒邪直中少阴，或他经误治而转属。

【主症】下利清谷，手足厥逆，身反不恶寒，面赤，脉微欲绝。

【临床表现】下利清谷，里寒外热，手足厥逆，身反不恶寒，面色发赤，或腹痛，或干呕，或咽痛，或利出脉不止，脉微欲绝。

【证情分析】下利清谷——阳气大衰，阴寒内盛；里寒外热——内有真寒，外有假热；手足厥逆——寒盛于里，阳不外达；身反不恶寒，面色发赤——阴盛于内，阳浮于外，阴阳格拒；或腹痛——阳衰阴盛，寒凝气滞；或干呕——阴寒气逆，胃失和降；或咽痛——寒盛于里，虚阳上浮；或利出脉不止——泻利过甚，阳气更虚，阴液内竭而致；脉微欲绝——正气大虚，气血运行将绝。

【病机】阴盛于内，阳浮于外，阴阳格拒。

【治法】破阴回阳，通达内外。

【方剂】通脉四逆汤。

【主要条文】《伤寒》第317、370条。

### （二）热化证（黄连阿胶汤证）

【病因】肾阴不足，邪从阳化热。

【主症】心烦不寐，口燥咽痛，舌红，脉细数。

【临床表现】心中烦，不得眠，舌质红绛，苔少色黄。

【证情分析】心中烦，不得眠——肾阴不足，心火亢盛，扰及神明；舌质红绛，苔少色黄——阴虚火旺之象。

【病机】邪从热化，水不济火，心肾不交，心神失养。

【治法】育阴清火，交通心肾。

【方剂】黄连阿胶汤。

【主要条文】《伤寒》第303条。

## 六、厥阴病证

《素问》至真要大论云："厥阴何也？岐伯曰，两阴交尽也。"高士宗解释："由太而少，则终有厥阴。""两阴交尽，阳之少也。"厥阴为阴之尽，阳之始，故厥阴病为六经病之最后阶段。病至厥阴，正气衰竭，脏腑功能紊乱，邪正相争最剧，因之临床表现以寒热错杂和厥热胜复为主，以"阴阳之气不相顺接"之"厥"为特征。若寒邪由盛极而衰，阳气来复，则病情向愈，或转属少阳。寒邪虽盛，而正气尚能与之抗争，则阴阳相持，表现为寒热错杂诸证。阴寒过盛、阳气不继而绝，则病情危重而导致死亡。

### （一）寒热错杂证（干姜芩连人参汤证）

【病因】伤寒误用吐下，中寒更盛，格邪热于上。

【主症】呕吐，下利，食入即吐。

【临床表现】四肢欠温，腹痛喜温喜按，面白，畏寒呕吐，下利，食入即吐，脉虚数。

【证情分析】呕吐，下利——脾气下陷，升降失常。盖因厥阴属肝，肝木克土，故多见呕吐、下利、哕等脾胃症状；食入即吐——寒格阳逆，拒不纳食。

【病机】误治伤正，寒格阳逆。

【治法】清上降逆，温中益胃。

【方剂】干姜芩连人参汤，乌梅丸。

【主要条文】《伤寒》第359、338条。

（二）厥热胜复证（《伤寒》第331、332、334、336、341、342条）

1. 厥阴寒化证

【病因】厥阴病阴阳对峙，厥热胜复，阴胜而寒化。

【主症】手足厥寒，干呕吐涎沫，脉细欲绝。

【临床表现】手足厥寒，干呕吐涎沫，头痛，脉细欲绝。

【证情分析】手足厥寒——肝血不足，寒邪凝滞，气血运行不畅，四肢失于温养；脉细欲绝——血虚寒凝，血脉不畅；干呕吐涎沫，头痛——肝寒犯胃，浊阴上逆，头痛以巅顶为甚。

【病机】血虚寒凝，肝寒犯胃，浊阴上逆。

【治法】养血散寒，温通经络（当归四逆汤）；暖肝温胃，益气降逆（吴茱萸汤）。

【方剂】当归四逆汤，吴茱萸汤。

【主要条文】《伤寒》第351、352、378条。

2. 厥阴热化证

【病因】厥阴病阴阳对峙，厥热胜复，阳胜而热化。

【主症】腹痛，里急后重，痢下脓血，肛门灼热。

【临床表现】腹痛，里急后重，痢下脓血，肛门灼热，身热口渴，舌红苔黄，脉滑数有力。

【证情分析】腹痛，里急后重——热壅气滞；便下脓血——热注大肠；肛门灼热——热从大便而出；身热口渴，舌红苔黄，脉滑数有力——热邪内盛之征。

【病机】邪热内迫大肠，传导失职。

【治法】清热解毒燥湿，凉肝止痢。

【方剂】白头翁汤。

【主要条文】《伤寒》第371、373条。

## 第二节　六经病发病类型

1. 合病　两经或三经同时发病为合病。如太阳病与少阳病同时发生为二阳合病，三阳经同时发病为三阳合病。

2. 并病　一经之病证未罢，又见另一经病证，称为并病。此二经病证不是同时发生，而有先后之分。如太阳病未愈，又出现阳明病证，此为太阳、阳明并病。这是疾病传变的另一种形式。

3. 直中　凡病邪不经三阳经传变而直接侵犯三阴经，即一发病就是阴经病证，称为直中。凡属直中，病情均较严重。

## 第三节　六经病传变

六经病证是脏腑、经络病变的反映，而脏腑、经络之间相互联系，因此，某经有病则往往传至另一经，从而导致六经病证的相互传变。

传经指病邪侵入人体后，由某经病证转变为另一经病证。在邪势过盛，正不胜邪，或治疗不当，损伤正气的情况下可以发生传经。传经的形式有：

1. 循经传　伤寒病按六经的次序相传，称循经传。如患太阳病不愈，可传入阳明。此时，病人的太阳病症状消失，而代之以阳明病症状。传的顺序有两种说法：一为太阳→少阳→阳明→太阴→少阴→厥阴；一为三阳不愈→太阴→少阴→厥阴。

2. 越经传　即不按循经传的顺序传变，而是隔一经或隔两经以上相传者，称为越经传。如患太阳病后，不传至少阳或阳明，却传至太阴。越经传的原因多由于病邪盛而正气不足。

3. 表里传　在六经中，太阳与少阴、阳明与太阴、少阳与厥阴互为表里。如由太阳病变为少阴病，少阳病变为厥阴病，即为表里传，多由邪盛正虚所致。

以上三种传变，皆是病邪由表传里，由浅入深，由实转虚，由阳转阴，病情由轻转重的传变。此外，还有病邪由里出表，病证由阴转阳的转化，此多因正胜邪退所致，说明病情是在向痊愈发展。如太阴病证中阳气渐复，阴寒渐退，可转为阳明病。

# 第七章
# 脏腑辨证

## 第一节　肺与大肠病辨证

### 一、肺热壅盛证

【临床表现】无大热，汗出而喘，咳嗽，口渴，苔薄黄，脉数。（麻杏甘石汤证，《伤寒》第63条）

【证候分析】汗下后引邪深入，邪入化热，肺热炽盛，气逆而喘；无大热，是表无大热，而热壅于里，并非热势不甚。

### 二、饮停胸膈证

【临床表现】汗出有时，心下痞硬满引胁下痛，下利呕逆，干呕短气。（十枣汤证，《伤寒》第152条）

【证候分析】水饮与邪热互结于胸胁，致肺气不利；肺合皮毛，毛窍开合失常，故汗出；由于正邪相争，故发作有时。

### 三、肠腑燥实证

【临床表现】大便秘结或自利清水，色纯青，口燥咽干，心下痛，腹胀满拒按，绕脐痛，舌苔焦黄。（《伤寒》第320、321、322条）

【证候分析】少阴病热化证因阴虚阳旺而导致肠腑燥实故腹痛拒按；燥屎阻

结，不能自下，迫液下奔而旁流，故所下纯是稀水，即所谓热结旁流之证；少阴之阴本虚，又见阳明燥实，证势急迫，不仅土实水亏，更见肝胆火炽，疏泄太过，胆汁因而大量混入肠中，故所下之水色纯青；木火上迫，故心下必痛；火盛水竭，故口必燥；舌苔焦黄为阳明燥实之舌象。

## 四、痰食阻滞证

【临床表现】手足厥冷，脉乍紧，心下满而烦，饥不能食；或见胸中痞硬，气上冲咽喉不得息，寸脉微浮，而头不痛，项不强；或见饮食入口则吐，心中温温欲吐，复不能吐，手足寒，脉弦迟。(《伤寒》第166、324、355条)

【证候分析】痰涎或宿食等有形实邪阻塞于胸中，胸阳被阻，不能外达于四肢故手足厥冷；脉乍然紧不仅为寒邪收引之象，而且主痰涎、宿食等实邪阻滞于里；实邪阻遏气机，脾胃升降失常，运化无权，故见心下满而烦，饥而不欲食；痰实之邪阻碍气机运行，故胸中痞硬；邪气内阻，正气欲驱邪外出，以致肺气上逆，故气上冲咽喉，呼吸不利；卫气源于脾胃，处于上焦，赖胸阳之宣发而行于脉外，有充皮肤，肥腠理，司开合之功能，由于痰实阻于胸膈，卫气失于宣发，故见恶寒发热汗出，此非风寒之邪阻于太阳经腧，故头不痛，项不强；痰实邪气阻于胸膈，病位偏上，邪有上越之势，而寸以候上，故见寸脉微浮；痰实之邪阻于胸膈，正气向上驱邪，故饮食入口即吐，不进食时，心中亦蕴结不适而上泛欲吐，但因实邪阻滞不行，故复不能吐；胸中阳气为痰实所阻，不得达于四末，故手足寒；邪结阳郁，故脉见弦迟。

## 五、风邪犯肺证

【临床表现】口燥而喘，身运而重，冒而肿胀。(《金匮·五脏风寒积聚病脉证并治第十一》)

【证候分析】肺司呼吸，主宣发肃降。若正气素虚，气逆不降津液不布，则口燥、气喘；同时影响清气的吸入，妨碍宗气的生成，致宗气不足，故身体或活动时就感沉重不便；风邪犯肺还会引起通调水道失职，津液不能下输膀胱，反泛于上溢于外，阳气被遏，故见头昏瞀如物蒙蔽，身体肿胀不适。

## 六、寒邪客肺证

【临床表现】鼻塞不通，吐浊涕。(《金匮·五脏风寒积聚病脉证并治第十一》)

【证候分析】寒闭肺窍，则鼻塞不通；寒邪内伤于肺，肺气被郁，失于宣畅致津液失布，聚而为痰。

## 七、肺阴虚证

【临床表现】干咳无痰或见少量稠痰，甚则口中反有浊唾涎沫，寸口脉数。(《金匮·肺痿肺痈咳嗽上气病脉证治第七》)

【证候分析】虚热熏蒸于肺，肺失清肃而咳；阴虚内热，灼津成痰，故见无痰或少痰；虚热终必致肺气大伤，痿废不用；肺主气，为五脏之华盖，司津液输布，若肺气痿弱不用，则津液失于敷布，积聚在肺，虚热灼津成痰，则见稠痰；肺弱虚冷，便为稀痰。

## 八、寒饮郁肺证

【临床表现】咳嗽，气逆而喘，喉中水鸡声，甚者咳逆上气，时时吐浊，但坐不得眠。(《金匮·肺痿肺痈咳嗽上气病脉证治第七》)

【证候分析】寒饮郁肺，肺失宣降，气逆而上则咳嗽而喘；饮阻气道，气击其饮，故喉间出现痰鸣声，如蛙鸣般连绵不断；甚则肺中浊痰壅盛，不能肃降，气逆壅痰则时时吐浊、但坐不得眠。

## 九、肺气虚证

【临床表现】频吐涎沫而不咳，不渴，遗尿，小便数，头眩，张口呼吸、短气，身肿，小便难，时时鸭溏。(《金匮·脏腑经络先后病脉证第一》《金匮·肺痿肺痈咳嗽上气病脉证治第七》《金匮·水气病脉证并治第十四》)

【证候分析】肺主气司宣发，若“肺中虚冷”，气失宣发，则津液不能洒陈于脏腑，反聚肺中，故频吐涎沫，且口中唾液多；肺气虚通调失常，津液直趋膀胱，则小便频数或遗尿；肺气痿弱而无上逆之势故不咳；上焦无热反见虚冷，故不渴；肺气虚冷，痿废不用，致清阳不升，头目失于温养则眩；肾气不足，不能纳气归根则见短气；肺虚不能主气，失其通调，津液停聚则身肿，膀胱气化失常则小便不利（量少）；肺合大肠，与其相表里，肺虚通调失职，水走肠间，大肠传导功能异常，水粪混杂而下，则大便溏泄，似鸭之便，故称鸭溏。

## 第二节　肝胆病辨证

### 一、胆火上炎证

【临床表现】头痛，以两侧为多见，口苦，咽干，目眩，脉弦细。(《伤寒》第263、265条)

【证候分析】足少阳之脉，起于目外眦，上至头面，下到耳后，经额部至眉上，邪热犯于少阳，胆火随经上犯，故见头痛，以两侧为多；少阳为病，胆火郁结，胆热之气上溢于口，则口苦；胆热灼伤津液则咽干；胆热上扰，清窍不利则头晕眼花而目眩。

### 二、胆热郁结证

【临床表现】往来寒热，休作有时，胸胁苦满，不欲饮食，口渴，心烦喜呕，手足温，颈项强，小便不利，但头汗出。(小柴胡汤证、柴胡桂枝干姜汤证，《伤寒》第96、99、147条)

【证候分析】病邪已离太阳之表，渐行化热内传，然未入阳明之里，而在少阳半表半里之地。太阳表证，卫气浮盛于表与邪相争（发热）的同时，无力再行温分肉之功能（恶寒），故恶寒发热并见；此时，正气相对不足，邪气亦非亢盛，其正邪斗争之程度，相对阳明里证而言，不甚剧烈，然正邪之间，互为进退，导致机体阴阳盛衰难定，或偏于阳盛而发热，或偏于阴盛而恶寒，或阴阳暂时平衡而寒热休止，故寒热往来，休作有时；足少阳经脉下胸中，贯膈络肝属胆，循胁里。邪入其位，经气不利，故见胸胁胀闷不适；邪入少阳而胆失疏泄，火郁不发，上犯心神，故心烦意乱而又不欲言语；邪犯少阳而枢机不利，胆木克土之功能异常，或为太过而胃气上逆，故喜呕；或为不及而脾土难运，故不欲食；颈项强乃太阳表邪为患；手足温而渴为阳明燥热之征；水饮与邪热郁结于里，不能外达而上冲，故但头汗出。

## 三、湿热蕴结证

【临床表现】发热无汗，或但头汗出，别处无汗，口渴，身目发黄如橘子色，心中懊侬，腹微满，小便不利，溲黄，舌苔黄腻，脉弦滑。（茵陈蒿汤证，《伤寒》第98、134、199、206、236、260条）

【证候分析】湿热内蕴，气机不畅故无汗，或见但头汗出，别处无汗，以致热邪不得外越；气化失司则小便不利，而湿邪无出路停于体内，与热相结致湿热之邪内壅，影响肝胆功能致肝失疏泄，胆汁横溢周身则见身目发黄、尿黄等黄疸表现；湿热郁蒸则心中懊侬。

## 四、肝中风证

【临床表现】头目瞤，两胁痛，行常伛，嗜甘。（《金匮·五脏风寒积聚病脉证并治第十一》）

【证候分析】肝虚正气不足，故易招致风邪由经络内入于脏，肝主筋，其经脉布于胁肋，连目系，出于额，并上至巅顶，风性轻扬主动。若风邪入中于肝，循经窜扰于上，故见头目瞤；肝体虚则用亦不足，致肝气失于条畅，郁而不舒，故两胁痛；风胜血燥，筋脉失濡而苦急，见行常伛，欲嗜甘而缓其急。

## 五、肝中寒证

【临床表现】两臂不举，舌本燥，喜太息，胸中痛不得转侧，食则吐而汗出。(《金匮·五脏风寒积聚病脉证并治第十一》)

【证候分析】“肝中寒”，包括留滞肝经的寒邪和体用不及的阳虚之寒。肝体阴而用阳，主一身之筋。若肝经为寒邪所伤，寒凝血滞，筋脉失养则见两臂运动失常，不能上举；肝主疏泄，性喜升发条达，其经脉络舌本，若阳虚内寒体用不及，则气机郁滞，津液不能上达，并妨碍胸阳的舒展，经脉的畅行，故见舌本燥、喜太息、胸中痛、不得转侧诸症；肝寒横逆犯胃，致胃失和降，加之肝寒逼胃津外泄，见食则吐而出。

## 六、肝着证

【临床表现】常欲蹈其胸上，先未苦时，但欲热饮。(《金匮·五脏风寒积聚病脉证并治第十一》)

【证候分析】肝经布胁肋，贯胸膈。若阴寒之气留着于肝经致阳气痹结，影响经脉气血的运行致气郁血滞，故见经脉循行之胁肋等处出现痞闷、窒塞，甚或胀满刺痛，即见其人“常欲蹈其胸上”，欲通过叩击、按揉、捶打等手段达到振动胸部的目的，使胸中气机舒展，气血得以畅行而缓解其痛苦；“先未苦时”即肝着病形成初期，病变尚轻，仅见气郁的病理变化，外证仅微觉胸中痞闷。

## 七、肝阴虚证

【临床表现】虚烦不得眠。(酸枣仁汤证，《金匮·血痹虚劳病脉证并治第六》)

【证候分析】肝藏魂，心藏神，肝阴充足则能寐，反之则肝不藏魂，故不寐；肝阴虚则生内热，虚热扰乱心神，故虚烦不寐。

### 八、肝虚水泛证

【临床表现】腹大，不能自转侧，胁下腹痛，时时津液微生，小便续通。(《金匮·水气病脉证并治第十四》)

【证候分析】此为肝虚失其疏泄，水犯之而引起的水肿病即"肝水"。肝病乘脾，脾失运化，水湿之气偏盛，蓄积于腹，故见腹大，不能自转侧；水犯于肝，厥阴之脉自少腹上行循胁肋，肝气受阻，乘及脾土，经脉不和，故胁下与腹皆痛；肝失疏泄，木乘土位，脾气不疏，失于转输，三焦之气不畅，则津液不能正常输布，气化失常则见"时时津液微生"，故"小便续通"。

## 第三节　脾胃病辨证

### 一、胃热炽盛证

【临床表现】恶寒轻，背微恶寒，时时恶风，发热，汗出，口燥渴，欲饮水，心烦，舌红苔黄干，脉洪大。(白虎加人参汤证，《伤寒》第169条；《金匮·消渴小便利淋病脉证并治第十三》)

【证候分析】阳明病邪热内盛，汗出濈然，气随津泄，卫阳失于温煦，则见背微恶寒，时时恶风；由于阳热充斥，迫津外出，脱液耗气，故见发热，汗出，口燥渴，心烦，舌红苔黄干，脉洪大。

### 二、寒湿困脾证

【临床表现】食难用饱，饱则微烦头眩，小便困难，全身疼痛，欲作谷疸，甚则见身黄色晦暗，或见无汗而小便利，呕吐，咳嗽，手足厥冷，头痛，大便溏，苔白腻，脉迟而无力或濡弱。(阳明中寒证，《伤寒》第187、195、197、259、278条；《金匮·痓湿暍病脉证治第二》)

【证候分析】阳明中寒，中阳不能健运，寒饮内聚于中焦，气机阻滞，故食难用饱，饱则微烦头眩；中阳不足，寒湿内阻，影响膀胱气化功能，则小便困难；小便难则湿无去路，使证情加重，故欲作谷疸；湿邪内盛，招致外湿，痹着在肌肤，正气流通受阻，则见全身疼痛；湿邪在表，阳气被郁，郁则生热故发热；湿与热合，交蒸互郁则见全身肤色发黄，因湿家起病，脾虚湿郁，则身黄晦暗如烟熏；饮停于内，无以蒸化津液故无汗，小便利为膀胱气化功能尚未受到影响；饮停于胃，上逆则呕，犯肺则咳；饮停中焦，阳气不达四肢则见四肢厥冷；水寒上蒙清窍，则头痛；本证为中寒内阻，脉迟为中阳不足，寒湿内阻而成，故迟而无力。

## 三、湿热蕴脾证

【临床表现】无汗，或见但头汗出，齐颈而还，余处无汗，心中懊侬，渴饮水浆，小便不利，甚则见身黄，目黄，尿黄，腹微满或便秘，舌红苔黄腻，脉滑数或濡数，或见寒热不食，食则头眩，心胸不安，久久发黄，甚则腹满，小便不利而赤，自汗出。(《伤寒》第 199、236、260 条；《金匮·黄疸病脉证并治第十五》)

【证候分析】湿热内蕴，气机不畅，故无汗；湿热郁遏蒸腾于上则见但头汗出，至颈而止，余处无汗，以致热邪不能外越；同时气化失司，则小便不利，而湿邪无去路；湿热郁蒸则心中懊侬；当热多于湿时，见渴饮水浆；湿热之邪影响肝胆功能致肝失疏泄，胆汁横逆溢于肌表，见身黄、目黄、尿黄等黄疸表现；湿热蕴结中焦致腑气壅滞，可见腹满，因本证与阳明热燥结肠之腹满相比，其满尚轻，故称腹微满；湿热内蕴于脾，若运化失司则食减，甚则不食；若升清降浊失常，强迫进食，则见头眩；若湿热内蕴或上冲，气机不畅，则心胸不安；若湿热内蕴日久，瘀而不除，则致黄疸；腹满为邪热入里，里热结实之故，小便不利而赤即小便量少，色身黄，甚则如茶汁，乃湿热下注膀胱，气化不利而致；里热熏蒸则见自汗出。

## 四、寒湿阻遏证

【临床表现】身黄色晦暗，不发热，口不渴，大便溏，不能食，腹满痛，舌

淡，脉沉。(《伤寒》第 187、259、278 条)

【证候分析】素体中阳虚弱，脾胃运化失健。此时如再发汗或用其他疗法伤及正气，则中阳更虚，脾胃运化水湿不及，湿邪蕴郁，影响肝胆疏泄，胆汁外溢则见黄疸；因为寒湿，故黄色晦暗，为阴黄，不如阳黄鲜明；素体脾阳不足，故不发热，口不渴，大便溏；脾胃运化水谷功能不及，则表现为不能食，稍食则食停腹中，影响气机，出现腹部满痛。此为阴黄，一般伴有小便不利，如小便通利，湿邪有外出之路，则不会发黄。

## 五、脾中风证

【临床表现】翕翕发热，形如醉人，腹中烦重，皮目瞤瞤而短气。(《金匮·五脏风寒积聚病脉证并治第十一》)

【证候分析】风邪内犯于脾，脾阳奋而抗争，则见翕翕发热，上则面红，此因太阴与阳明相为表里，面为阳明之应；脾主肌肉四肢，故四肢倦怠；脾运失职，气滞湿阻，故腹中甚觉沉重满闷；眼胞属脾，风淫于上，扰动肌肉，则见胞睑跳动不适；脾居中焦，为气机升降之枢，气郁湿滞影响气机升降，则见短气。

## 六、阳虚水泛证

【临床表现】腹大，四肢苦重，津液不生，但苦少气，小便难。(《金匮·水气病脉证并治第十四》)

【证候分析】腹为脾位，脾主四肢，脾虚失运，不能转输其津液，水湿内生自盛，脾被水困则腹大；水泛四肢则四肢苦重；脾胃为“仓廪之本，营之居也”，脾气虚弱则营卫气血生化乏源，而致少气；脾虚散津归肺功能失司，故小便难。

## 七、寒邪客胃证

【临床表现】干呕，哕，手足不温。(《金匮·呕吐哕下利病脉证治第十七》)

【证候分析】寒邪客胃，胃气上逆，则干呕、呃逆；寒邪客胃，阳气被遏，不能布达于四肢则见手足不温。

### 八、胃虚夹热证

【临床表现】呃逆，虚烦不安，少气，口干不欲多饮水，手足心热，苔多薄黄或少，脉弦细而数或数而无力。(《金匮·呕吐哕下利病脉证治第十七》)

【证候分析】胃虚夹热，胃气上逆而致呃逆，多见于久病体弱，或大吐下后，呃声低频而不连续；少气，口干不欲多饮水，手足心热，苔多薄黄或少，脉弦细而数或数而无力均为阴虚有热见症。

## 第四节　心与小肠病辨证

### 一、心阳虚证

【临床表现】心悸或心下悸，叉手自冒心，欲得按，甚则烦躁，心悸不宁，重者见惊狂，卧起不安，伴见胸闷、气短、乏力等，甚或见身重而少气，不得卧，烦而躁，其人阴肿；甚见心痛彻背，背痛彻心，伴见四肢厥逆，冷汗淋漓，面色苍白，唇青甲紫，脉象沉紧。(桂枝甘草汤证，《伤寒》第 64、75 条；桂甘龙牡汤证，《伤寒》第 118 条；桂枝去芍药加蜀漆牡蛎龙骨救逆汤证，《伤寒》第 112 条；《金匮·水气病脉证并治第十四》《金匮·胸痹心痛短气病脉证治第九》)

【证候分析】心属火为阳脏，汗为心之液，乃阳气所化生，若太阳病发汗过多，心阳随汗液外泄，致心阳不足，空虚无主，则心悸不宁；重则心神浮越见烦躁不安；若兼痰饮逆乘则惊狂，卧起不安；虚则喜按，故病人多交叉双手按压于心胸部位；因心阳不足，水气凌心而见“心水者”，身重为心阳不足，水邪偏盛，蓄积于内而成；心阳虚，水气上凌，卧则更逆，故不得卧；心阳被遏较甚，则见心烦躁扰不安；前阴为肾所主，心阳不足，乏火下交于肾，肾失主水之职，水溢于前阴故“阴肿”；若阴寒痼结，寒盛则痛，阴寒弥漫，痼结在心背前后，则心痛彻背，背痛彻心；四肢厥逆，冷汗淋漓，面色苍白，唇青甲紫，脉象沉紧均为阴寒痼结，寒气攻冲之症。

## 二、寒饮扰心证

【临床表现】不能卧，但欲起，心下结或悸，脉微弱，伴见胸闷脘闷纳少，泛吐痰涎，舌苔白腻。（寒饮证，《伤寒》第 139 条；《金匮·惊悸吐衄下血胸满瘀血病脉证治第十六》）

【证候分析】水饮结于胃脘，卧则饮邪上壅，痞塞益甚故不能卧；起则水邪下趋，痞塞减轻，故见但欲起；心下即胃脘部位，饮停于胃，上凌于心，心阳被遏，则见心与胃脘处有悸动感；脉微弱为邪有入里之趋势。此为外有表邪、内有水饮之证。

## 三、心血虚证

【临床表现】其人则畏，合目欲眠，梦远行而精神离散，魂魄妄行。（《金匮·五脏风寒积聚病脉证并治第十一》）

【证候分析】心主神志，心血充足，则神志清晰；心之血虚气少，则致神志不宁，出现精神失常、无故悲伤哭泣等；血失所养，则其人神怯而畏惧，气虚不充，以致其人神疲而合目欲眠；然神不守舍，故寐时梦扰纷纭，常梦远行而精神离散，难得安宁。

## 四、心火亢盛证

【临床表现】心烦不安，吐血，衄血。（《金匮·呕吐哕下利病脉证治第十七》）

【证候分析】心藏神，主血脉，邪热内炽，扰乱心神于内，迫血妄行于上，故见心烦不安，吐血，衄血。

### 五、气血两虚证

【临床表现】劳倦，头面赤而下重，心中痛而自烦，发热，当脐跳，脉弦。(《金匮·五脏风寒积聚病脉证并治第十一》)

【证候分析】此为心伤证即情志、劳倦耗伤心气心血的虚证，故劳倦则气更耗，血愈亏，阳浮于上、浮于外，遂见头面赤、发热，气虚不任，则下重；气血不足，心失所养，心神不安，乃觉心中痛而自烦；心气虚不能制下，肾中阴寒浊气扰动于下，则见当脐处跳动不适，心气虚阳气外张，心血亏失于濡养，则脉来长直劲急而呈弦象。

## 第五节　肾与膀胱病辨证

### 一、肾阳虚证

【临床表现】背恶寒，恶寒重，身疼痛，手足寒，骨节痛，口中和，脉沉；或下利，呕而汗出，必数更衣，反少者，脉微涩；或见形寒肢冷，咳嗽，小便不利，头眩，或下利，或身肿；或见腹大，脐肿腰痛，不得溺，阴下湿如牛鼻上汗，其足逆冷，面反瘦。(附子汤证,《伤寒》第 283、304、305、325 条；真武汤证,《伤寒》第 316 条;《金匮·水气病脉证并治第十四》)

【证候分析】少阴病阳气虚衰，阴寒内盛，失于温煦，故背恶寒；因阳虚，阴寒凝滞，营血不利，故伴见骨节痛，口中和，脉沉；少阴病下利日久，不仅伤阳且伤及阴液，而致阴血不足，“脉微涩”为阳虚血少的病理表现，微为阳气虚，涩为阴血少；阳虚而阴寒上逆则呕，卫外不固则汗出，阳虚气陷，摄纳无权，故大便频数而数更衣；而因阴血虚少，化源不足，无物可下，故便量反少；肾阳虚衰，水气不化，水寒之气泛滥为患，外攻于表，则四肢沉重疼痛；内渍于肠，则腹痛下利；水气为患，无处不到，水气上逆犯肺，则咳嗽；水气停滞于中，犯胃而胃气上逆则呕吐，下趋大肠，传导失司，则下利更甚；停滞于下焦，阳虚不能制水，膀胱气化不行，则小便不利；肾者胃之关，且为水脏，肾阳虚弱，不能化气行水，水聚于下，关门不利，水反侮土，故见腹大脐肿；肾阳不足，寒水之气内停，伤及肾之外腑，阳气受阻，络脉不通则腰痛；肾与膀胱相表里，肾气亏损，膀胱气化不利则不得溺即溲量减少；肾开窍于二阴，寒水之气下注，淫溢于前阴，则外阴潮湿，如牛鼻上出汗；脾主四肢，肾阳虚损，脾失温煦则双足逆冷；肾虚脏腑失养，气血阴精失充，肌体失养则反面瘦。

### 二、肾阴虚证

【临床表现】渴欲饮水，发热，咳、呕，咽痛，胸满，心烦不得眠，小便短赤而不利，下利，脉浮。（猪苓汤证，《伤寒》第 223、310、319 条；《金匮·消渴小便利淋病脉证并治第十三》）

【证候分析】少阴阴虚有热，水气不利，偏渗大肠，则下利；利则阴气更伤，而虚火上炎，注于胸中，上熏咽嗌，故见咽痛、胸满；水气上逆，犯肺则咳，犯胃则呕；水热互结，津不上承，加之阴液虚少，故见口渴；阴虚则内热，虚热上扰，故心烦不得眠；湿热内停，水气不化，故小便短赤而不利；邪热阻碍气机，致三焦气化失司，水气停留，故见发热，脉浮，口渴欲饮。

## 第六节　脏腑兼证

### 一、心肾阳虚证

【临床表现】精神衰惫，似睡非睡，恶寒身蜷，但欲寐，甚则见汗出不烦，自欲吐，伴下利清谷，呕吐，小便色白清长，四肢厥冷，舌淡苔白，脉微，或微细，或沉微。（四逆汤证、四逆加人参汤证，《伤寒》第 281、282、288、289、295、298、300、385、388 条）

【证候分析】自利、恶寒而蜷卧、手足厥冷皆为阳虚阴盛之象；心肾两虚，阳气衰微，无力鼓动血行则脉微；阴血不足，脉道不充，则脉细；心肾阳虚，阴寒内盛，神失所养，故但欲寐；阳气外亡则汗出；已虚之阳无力与饮邪抗争，更见阴寒之邪上逆之自欲吐。

## 二、肝气侮肺证

【临床表现】啬啬恶寒，发热无汗，伴大渴欲饮水，自汗出，腹满，小便利，谵语，脉弦。(《伤寒》第109条)

【证候分析】肝木气旺，反侮肺金，肺之宣发肃降失常，则外现寒热无汗，内见小便不利；木邪偏旺，必犯中土，脾失转输，津不上敷而渴，气机不畅则满。

## 三、胃肠燥热证

【临床表现】腹胀满无痛，不大便，蒸蒸发热，头痛，心烦，甚则谵语；或腹胀满明显，硬痛，便硬，潮热，心烦谵语，脉实或疾滑；或腹胀满坚硬，疼痛拒按，便结，日晡潮热，手足濈然汗出，苔老黄起刺，脉沉实。(调胃承气汤、小承气汤、大承气汤，《伤寒》第214、215、220、248、374条)

【证候分析】实热内结，浊邪上攻，清阳被扰，故头痛；若邪热与燥屎相结，形成痞、满、燥、实之证，则见潮热，手足濈然汗出，腹胀满疼痛，甚则谵语，脉滑疾或沉实；因阳明旺于申酉，故日哺潮热为其特点。

## 四、肝寒犯胃证

【临床表现】头痛，干呕，吐涎沫。(吴茱萸汤证，《伤寒》第378条；《金匮·呕吐哕下利病脉证治第十七》)

【证候分析】足厥阴之脉，挟胃属肝，上贯肝，布胁肋，循喉咙，上出与督脉会于巅。若肝寒犯胃，浊阴之气上逆，可致头痛，大多在巅顶部位，又因其病在阴经，邪属阴寒，头痛多在夜间发作或加剧。肝寒犯胃，胃气上逆，则干呕；肝胃皆寒，饮邪不化则口吐涎沫。

## 五、脾肾阳虚证

【临床表现】恶寒肢厥吐利，反发热，冷汗淋漓，或腹内拘急，四肢疼，脉阴阳俱紧；或见腹痛，小便不利，下利，便脓血。(《伤寒》第306、307、308、353、354、370条)

【证候分析】阳气衰微，不能固摄肌表，则阴无所附，故大汗出；阴寒内盛，清阳下陷，火不生土，故大下利；汗利交迫，阳脱阴竭，阴阳气不相顺接，故四肢厥冷；脉阴阳俱紧，即寸、关、尺三部俱紧，紧脉见于少阴，当为沉紧，沉主里而紧主寒，表明少阴里寒偏盛，为真阳衰微、阴寒内盛之危候；脾肾阳气不足，肠胃虚寒，肾阳虚寒，阳虚阴盛，中焦失运，阴寒凝滞，故见腹痛；火不暖土，中焦运化失司则见下利；下利日久，肾阳愈衰，下焦失于固摄，以致滑脱不禁，甚则由气及血，气不摄血而见下脓血；下利不止，势必伤阴，津液损伤则小便不利。

## 六、肝胃气滞证

【临床表现】四肢厥逆，或咳，或悸，或小便不利，或腹中痛，或泄利下重。(四逆散证,《伤寒》第318条)

【证候分析】肝胃气滞，气机不畅，阳郁于里，不能通达四肢而见四肢厥逆；因肝木有病，每易侮土，木邪乘土，肝气不舒，故见腹痛、泄利下重；肺寒气逆则咳；饮邪凌心则悸；水气不化则小便不利；气郁于下则下重。

## 七、肝邪乘脾证

【临床表现】大腹胀满，谵语，寸口脉浮而紧。(《伤寒》第108条)

【证候分析】脾属阴土而主大腹，今肝木邪盛，横逆犯脾致脾气不升，而见大腹胀满；木邪化火上扰心神则见谵语；浮紧之脉为肝木偏盛之弦脉象。

## 八、邪犯肝胃证

【临床表现】腹部满，胁下及心痛，久按之气不通，短气，鼻干，不得汗，

嗜卧，一身及目悉黄，小便难，有潮热，时时哕，耳前后肿，脉弦浮大。(《伤寒》第231条)

【证候分析】邪犯肝胆肠胃，气机阻滞，甚则影响全身气机、气化的宣通，若上焦肺气不利则短气，中焦气机阻滞则腹满，下焦膀胱气化失司，则小便难；表证未除，卫气不利则无汗，气化失司，水液代谢失常，再加无汗、小便难，水湿出路全无，则水气内停与热互结，湿热内蕴，熏蒸肝胆，疏泄失常，胆汁外溢则身目发黄；湿热在里，湿性困着缠绵故嗜卧；邪犯中焦，胃气因之不利而上逆故见时时哕。

## 九、心肾不交证

【临床表现】心烦，不得卧，咽干口燥，舌红苔黄，脉沉细数。(《伤寒》第303条)

【证候分析】素体阴虚，邪从热化，肾水不足，心火亢盛，心肾不交，水火不济故见心烦，不得卧；咽干口燥，舌红苔黄，脉沉细数均为阴虚之象。

## 十、肺热脾寒证

【临床表现】厥逆，咽喉不利，唾脓血，泄利不止，寸脉沉迟，尺脉不至。(《伤寒》第357条)

【证候分析】伤寒误治后，肺热脾寒，气机不利，阳郁不达四末故肢厥；邪热上熏痹阻咽喉则咽喉不利；灼伤络脉则唾脓血；又因误下伤阳，脾虚气陷故见下利；下后津伤，阳气内郁故寸脉沉而迟；阳伤则脾更寒而气下陷，故下部脉不至、下利不止。

## 十一、脾胃阳虚证

【临床表现】腹满时减，复如故，喜按，苔白滑；甚或腹中寒气，雷鸣切痛，胸胁逆满，呕吐；或心胸中大寒痛，呕不能饮食，腹中寒，上冲皮起，出见有头足，上下痛而不可触近。(《金匮·腹满寒疝宿食病脉证治第十》)

【证候分析】中焦阳虚，脾胃运化失司，阴寒之气凝滞则腹满；得阳而暂时消散则腹满稍减，得阴而又复凝聚则满如故；脾胃阳虚，水湿内停，水湿之邪挟阴寒之气奔迫于肠胃之间，故见肠鸣如雷，疼痛如切；寒气上犯胸胁则逆满，胃失和降则呕吐，吐物多为清稀水饮。脾胃阳气衰弱，中焦阴寒内盛，寒气上下攻冲，而产生剧烈腹痛，且疼痛的部位由腹部上及心胸；寒气上冲，胃失和降，则呕吐频频，难以受纳饮食；寒气攻冲于外，阳气格拒于内，则气机凝滞于局部而见腹皮隆起，有如头足样的条块状物。

## 附一　中医肺脏本质的研究进展

肺为相傅之官，主气司呼吸。肺气虚是临床常见证型之一，对中医肺脏本质的研究主要定位于西医学肺系疾病，因此主要借助现代医学肺功能检测、肺血流图、神经内分泌、免疫功能等方面开展中医肺虚证的研究；此外，亦开展了肺虚证诊断标准、动物模型研制的工作；何氏[1]、孟氏等[2]曾撰文对肺气虚实质的研究进展予以综述。

### 一、研究进展

#### （一）肺虚证的诊断标准、计量诊断及证候学特点

1979 年广州会议首次提出肺气虚证诊断标准[3]：①主症：病发时以咳为主，咳声清朗，多为单咳或间咳，白天多于夜晚，痰量不多；②次症：易汗、恶风、易感冒；③体征：舌质正常或稍淡，舌苔薄白，脉弦细或缓细；肺部无肺气肿征；④其他检查：X 线胸透正常，或纹理稍粗，无肺气肿征象；肺功能基本正常，或轻度减退；心电图正常。之后，广西齐氏等[4]、福建林氏[5]分别提出了肺气虚证的诊断标准。1986 年全国中西医结合虚证与老年病研究专业委员会制订了肺气虚证的诊断标准（肺虚与气虚兼见）[6]：肺虚证：①久咳、痰白；②气短喘促；③易患感冒；具备 2 项。气虚证：①神疲乏力；②少气懒言；③自汗；④舌

胖或有齿印；⑤脉虚无力（弱、软、濡等）；具备3项。

潘氏[7]收集了182例肺系疾病病人的四诊资料（92例肺气虚证，90例非肺气虚证），应用计数资料的两类判别方法，从四诊的角度探讨肺气虚证的定量诊断，建立了一个肺气虚证的计量诊断表，并进一步简化成诊断计分表，该表与全国对肺气虚证的诊断参考标准比较，诊断符合率为93.4%。李氏等[8]通过对154例肺气虚病人的证候学调查，结果表明：肺气虚证以肺系本身功能减退症状为主，如久咳痰白、易患感冒、恶风寒、自汗、气短喘促、神疲乏力、少气懒言等；随着肺气虚证的加重，在各阶段中还可分别出现心系、脾胃系、肾系、肝系等症状。

### （二）肺虚证的动物模型

陆氏等[9]用 $SO_2$ 吸放法复制中医肺气虚模型，具体方法是：取健康小白鼠（体重20～30g），将其置于玻璃瓶内，以1%$SO_2$吸入30秒/次，1次/天，连续20天。结果：模型组小白鼠经吸入 $SO_2$ 20天后，出现呼吸急促，精神萎靡，皮毛蓬松无光泽，类似人的肺气虚的证候；肺部病检见：气管和各级支气管黏膜假复层柱状纤毛上皮均有不同程度损伤，呈现灶状崩塌倒伏断裂、杯状细胞黏液腺不同程度肥大、黏液分泌亢进，支气管腔内有多少不等分泌物，偶见有支气管壁周围灶状中性粒细胞浸润，肺泡壁毛细血管充血，个别肺实质内有灶状出血。

杨氏等[10]采用《医学动物实验方法》慢性支气管炎动物模型和《实用中医证候动物模型学》“烟熏法肺气虚证动物模型”复制方法，复制SD大鼠“肺气虚证”模型。具体方法是：将实验组18只大鼠按组别分置于特制的1$cm^3$的烟室中，用刨花、锯末、烟叶各30～50g，另加雄黄5～10g（为每组用量），点燃熏烟，每日2次，每次30分钟。结果：实验组大鼠烟熏12天后开始出现呼吸困难、哮鸣、咳嗽，并有较多分泌物自口鼻流出；实验组肺组织的病理变化有：支气管腔扩张，黏膜上皮坏死脱落，纤毛脱失，黏膜下及管壁组织疏松、水肿，可见大量炎性细胞浸润，肺泡壁明显增厚，血管扩张充血，部分肺泡腔内可见炎性细胞渗出及水肿液。王氏等[11]根据“个性中包含有共性”的原理，选取有形之痰饮为突破口，以呼吸道分泌液为重要指征，结合辨证，用 $SO_2$ 烟熏法，在大、小鼠中较成功地复制了肺虚痰阻病理模型，并以氨水刺激组为对照，以呼吸道分泌液、血液流变学及病理等方面比较了两种模型的异同，为中医痰饮的研究提供了客观依据。

### （三）肺虚证本质的临床与实验研究

#### 1. 肺虚证与肺功能

（1）肺部 X 线变化　陈氏等[12]探讨 306 例慢性支气管炎中医分型 X 线特征及演变规律发现，肺气虚型出现肺纹理增多，与正常血管纹理不易区别且走向规律的索条状阴影，异常纹理分布范围随着病情发展加重而增大；心胸横径比率均≥0.4，右下肺动脉横径 15mm 者仅占 2.77%，肺动脉圆锥隆突≥4mm 者仅占 5.55%，与其他组有显著差异。沈氏等[13]分析慢性支气管炎中西医结合诊断分型的 X 线表现，发现肺气虚病人肺纹理基本正常，或虽有增多增深，但排列仍正常，无肺气肿征象。林氏[14]分析 38 例肺气虚慢性阻塞性肺疾病病人 X 线胸片，发现 71.05%无肺气肿，轻度占 21.05%，中度占 7.9%，无重度肺气肿。徐氏等[15]观察到肺气虚病人肺通气功能降低，而气道反应性则增高。

（2）心肺功能变化　王氏等[16]将慢性阻塞性肺疾病病人分为肺气虚及肺气未虚组，分别测定肺功能，并与健康人作对照，结果：肺气虚组的肺活量、肺最大通气量、第 1 秒时间肺活量、肺中期流速变化均比正常组低，肺活量的流速-容量曲线变化在肺气虚组全部异常，气道阻力有 34%异常，而肺气未虚组则全在正常范围；残气、肺总量百分比肺气未虚组高于正常人，但较肺气虚组明显降低；肺气虚组有 70%属于中、重度肺气肿范畴；综合考察肺功能上述各项指标，肺气虚组 53 例全部异常，而肺气未虚组 53 例仅 10 例异常，两者比较有非常显著性差异。且进一步通过动脉血气分析表明，肺气已虚组除 pH 值和动脉血二氧化碳分压（$PaCO_2$）与正常对照组及肺气未虚组无显著差异外，而动脉血氧分压（$PaO_2$）、动脉血氧饱和度（$SaO_2$）及肺泡-动脉血氧分压差三项指标却明显低于前两组[17]。

翁氏等[18]在探讨老年虚象客观指标时曾指出健康老人肺通气功能减退，可能与衰老有关，反映了老年人肺气虚。林氏[14]将 469 例慢性阻塞性肺疾病病人分为肺气虚组、脾虚组和肾虚组，检查肺通气功能后发现，105 例肺气虚组正常者 40%，轻度减退者 46.67%，中度减退者 10.48%，重度减退者 2.86%，三组对比有显著性差异，肺功能随着肺→脾→肾虚证的发展而递减。郭氏等[19]将 50 例慢性阻塞性肺疾病者分为Ⅰ级肺气虚（有肺气虚表现，脉弱无力，但未具备气虚全部指标）20 例，Ⅱ级肺气虚（具有肺虚证及气虚证指标）24 例，进行肺灌注扫描及肺功能检查，结果：半数以上的Ⅰ级肺气虚病人其血供及肺功能正常，Ⅱ级肺气虚病人则多不正常。靖氏等[20]观察肺源性心脏病 202 例次血气、酸碱和电解质变化发现，肺肾气虚型为轻度的缺氧和二氧化碳潴留，pH 值多在正常范围，电解质紊乱及酸碱失衡程度较轻，以单纯呼吸性酸中毒为主，且代偿者居多，病程短、病情轻、预后良好。王氏等[21]观察 106 例肺源性心脏病病人血气分析情况，发现肺气虚型有轻度低氧血症和高碳酸血症，但其 pH 值仍在正常范围内，提示病人属于呼吸性酸中毒代偿期。王氏等[22]将 7 例肺气虚型慢性阻塞性肺疾病病人与 14 例正常人进行心肺功能检查比较，发现肺气虚组的肺活量、最大通气量、第 1 秒时间肺活量皆明显低于正常组，且半数以上均表现为中、重度通气功能损害；中期流速、后期流速亦明显低于正常组；心功能测定显示肺毛细血管有效血流量、每次心搏出量、心脏指数均低于正常组。苏氏等[23]观察 133 例慢性咳喘病人肺功能情况，发现肺气虚组 64 例病人表现出气道全程的通气障碍，除 50%肺活量最大呼气流速、25%肺活量最大呼气流速、最大呼气中段流速测值下降外，补呼气量、最大呼气 1 秒量、最大呼气流速测值也显著下降。

刘氏等[24]对慢性阻塞性肺疾病（慢性支气管炎、肺气肿）的肺功能改变及与中医辨证分型的关系进行了探讨，41 例慢性阻塞性肺疾病依中医辨证分为肺气虚痰浊和肺气虚痰热 2 型，痰浊组和痰热组肺活量（VC）、最大通气量（MVV）、残气容积/肺总量比值（RV/TLC）与正常对照组比较有显著性差异，组间比较无显著性差异；每分通气量（MV）值与正常组比较有显著性差异，组间比较亦有显著性差异。实验结果提示：痰浊型通气量显著低于痰热型，并且通气障碍更为明显。葛氏等[25]对肺虚型喘证、肾虚型喘证的每搏输出量（SV）等 7 项心功能指标进行同步测定，并与正常对照组进行比较，结果表明：中医学认为喘证“在肺为实，在肾为虚”的理论符合心功能测定结果，本证由肺到肾的发展，是由实到虚的发展过程，是心功能受损由浅入深的过程；肺虚型与正常人心功能无显著差异，肾虚型则有显著变化。周氏等[26]对 120 例慢性阻塞性肺疾病病人口服“血神口服液”（由黄芪、当归、血余炭提取物等组成）前后之肺功能进行测定，结果表明：病人 VC、用力肺活量（FVC）、一秒率（FEV1.0%）、50%肺活量最大呼气流量（50V）、25%肺活量最大呼气流量（25V）、最大呼气流速（MMEF）均明显低于正常人，表明“慢性阻塞性肺疾病”肺气虚病人存在着通气功能障碍，该口服液能改善其肺通气功能。赵氏[27]以肺活量、深吸气量、补吸气容积、补呼气容积等 26 项肺功能指标检测肺虚证病人，结果：有 13 项肺功能指标与健康对照组比较有显著性差异。王氏等[28]通过实验证实肺气虚哮喘病人的小气道功能明显异常，在检测项目中以最大呼气低段流速的阳性检出率最高，而且和大多数其他项目相关性好，阳性符合率也高。张氏[29]用心阻抗血流图及微分图与心电图、心音图、颈动脉搏动图同步描记，测量左心射血前期（PEP）、射血期（LVET）、等容收缩期（ICT）及 PEP/LVET 和 ICT/LVET 比值，以反映左心收缩功能，计算每搏搏出量（SV）、每分输出量（CO）及心脏指数（CI）、外周总阻力（TPR），而反映心脏泵血功能及外周血管阻力的大小。结果：肺气虚证病人左心收缩时间间期（STI）及泵血功能检测均表明肺气虚时心脏功能障碍，从而说明心血与肺气间的关系。同时发现肺气虚组与心气虚组左心 STI 检测均值存在极显著性差异，而泵血功能各项指标均值两者却差异不显著，提示左心 STI 检测可作为心、肺气虚的鉴别诊断指标之一。杨氏等[30]通过对血气分析及肺功能的分析，结果表明：肺阴虚和肺气虚病人的肺功能障碍属于阻塞型，肺阴虚组呼吸功能障碍所造成的酸碱失衡较甚于肺气虚组。

（3）肺血流图改变　据报道：对肺气虚病人进行肺血流图检测，观察肺动脉容积的变化，发现肺气虚组的上升角小于对照组、波幅高度低于对照组、流入容积速度慢于对照组，提示肺血管弹性较差，肺动脉血流量减少或肺循环阻力增加[31]。

2. 肺虚证与神经–内分泌–免疫功能

目前研究结果表明：肺气虚证存在整体神经–内分泌–免疫系统（NEIS）功能紊乱，主要表现为迷走神经功能亢进，肾上腺皮质功能及免疫功能低下[32–34]。

有资料表明肺气虚慢性阻塞性肺疾病病人血中真性胆碱酯酶含量显著高于健康对照组[31]。在研究慢性气管炎中医分型与血浆环磷酸腺苷（cAMP）、环磷酸鸟苷（cGMP）含量的关系时，发现肺气虚病人血浆 cAMP 含量低于正常人[35,36]。林氏等[37]报告肺气虚型慢性气管炎病人鼻腔分泌物中 cAMP 含量亦低于健康对照组。宋氏等[38]检测 40 例慢性支气管炎肺气虚证、39 例慢性支气管炎隐性肺证病人及 36 例正常人外周血、支气管肺灌洗液胆碱酯酶及去甲肾上腺素以及肺泡巨噬细胞（AM）内 cAMP 和 cGMP 含量，结果表明：隐性肺证局部交感神经兴奋对 AM 功能具有一定的调节作用，使 AM 内 cAMP/cGMP 比值保持在正常水平；肺气虚证局部自主神经功能紊乱较明显，自主神经对 AM 的调节作用相对较弱。

广西中医学院[31]报告肺气虚病人血清$\alpha_1$–抗胰蛋白酶（$\alpha_1$–AT）含量显著低于对照组。陆氏等[39]测定 24 例肺气虚病人血清$\alpha_1$–AT 含量的均值比健康人为低。林氏[5]报告检测 8 例肺气虚病人尿 17 羟、17 酮类固醇含量均值低于对照组；检测 40 例肺气虚病人血清蛋白结合碘含量低于对照组，检测 16 例肺气虚病人血清多巴胺β羟化酶含量低于对照组。齐氏等[40]用放射免疫法测定肺气虚病人血管紧张素Ⅱ水平显著高于正常对照组。汪氏等[41]报告 42 例心肺气虚病人（其中肺气虚 11 例）血浆心钠素含量较健康人显著降低。

宋氏等[42]检测 40 例慢性支气管炎肺气虚证、39 例慢性支气管炎隐性肺证病人及 36 例正常人外周血、支气管肺灌洗液 T 淋巴细胞亚群（$OKT_8$）、皮质醇（CORT）及去甲肾上腺素以及肺泡巨噬细胞（AM）分泌血栓素/前列腺素 $F_{1\alpha}$比值（$TXB_2/PGF_{1\alpha}$）。结果表明：肺气虚证局部神经–内分泌–免疫系统（NEIS）紊乱较明显，它与 AM 分泌的 $TXB_2/PGF_{1\alpha}$有关；隐性肺证局部病理生理变化较轻，局部与整体 NEIS 功能相互作用，尤其是整体对局部的调节稳定作用更加明显，而 AM 产生炎症介质对局部 NEIS 破坏的作用相对减弱。王氏等[43]通过对肺气虚证动物模型的实验研究，测定其各种免疫功能的变化，结果表明：肺气虚证的细胞免疫功能和体液免疫功能均有降低，如在细胞免疫方面，不仅大小吞噬细胞的吞噬功能均有降低，而且淋转也低于对照组。童氏等[44]观察到肺气虚病人血清免疫球蛋白水平低下，李氏[45]观察 40 例肺气虚病人血清干扰素活性显著低于健康人。

赵氏等[46]检测 40 例慢性支气管炎肺气虚证、39 例慢性支气管炎隐性肺证病人及 36 例正常人外周血，支气管肺灌洗液中皮质激素以及肺泡巨噬细胞（AM）内 cAMP 和 cGMP 含量。结果表明：肺气虚证局部内分泌功能紊乱，隐性肺证局部内分泌功能基本正常，CORT 对 AM 内 cAMP 和 cGMP 含量具有明显调节作用。总之，通过深入研究肺气虚证局部内分泌功能紊乱及其对 AM 功能影响，为临床肺气虚辨证论治提供理论基础及客观依据。南氏等[47]研究表明肺阴虚病人淋转试验显著低于正常，亦显著低于肺气（阳）虚病人。杨氏等[48]观察到“肺气虚证”SD 大鼠模型免疫球蛋白 IgM、IgG 均显著低于对照组。

3. 肺虚证与血液流变学

有报告慢性气管炎肺气虚病人红细胞电泳时间较正常人延长，红细胞电泳率明显低于正常人[49]。金氏等[50]观察了 48 例慢性支气管炎、85 例肺源性心脏病病人，结果发现肺气虚病人全血比黏度、血浆比黏度、红细胞电泳时间、红细胞压积、血沉、血渗透压的异常率分别为 30%、36.6%、3.3%、30%、23.3%和 30%。王氏等[51]亦通过对肺气虚证动物模型的实验研究，从血液流变学入手，探讨肺气虚证的客观指标，结果表明：肺气虚时全血黏度比、血浆黏度比、全血还原黏度及红细胞压积均升高，红细胞电泳时间延长。杨氏等[48,52]通过对“肺气虚证”SD 大鼠模型进行血液流变学测定，结果表明：模型组的全血黏度、血浆黏度及全血还原黏度均显著高于对照组，且红细胞电泳时间显著延长、红细胞压积显著增加，表现为高凝、高聚和高黏状态。并进一步通过动物实验证明，补气活血方、补气方和活血方均能降低实验性肺气虚证大鼠红细胞聚集性、血液黏度和红细胞压积；前两方除上述作用外，还能减低红细胞刚性，增强红细胞变形能力；但在抑制该模型高聚、高黏状态作用上，补气活血方显著优于补气方和活血方。因此，可以认定对肺气虚证的血瘀状态，只有补益肺气，辅以活血化瘀，才能最有效地促进气血运行，改善组织器官的供血缺氧。

4. 其他

周氏[26]对慢性阻塞性肺疾病病人的血清、红细胞、尿中微量元素的含量进行测定，结果表明：本病肺气虚证病人存在着微量元素代谢紊乱，而微量元素锌铁与免疫防卫功能关系密切。谭氏[53]对 96 例反复呼吸道感染患儿头发微量元素分析研究表明，肺气虚者有低锌、低铜、铜镍比值升高、低铁、铁与铜中度正相关改变、锌与镍低度负相关的特点。李氏等[54]对患下呼吸道疾病病人的鼻腔脱落细胞检查，发现肺气虚组 53 例鼻腔脱落细胞中性粒细胞减少、纤毛细胞数显著增加。陈氏等[55]通过胃肠道钡餐透视观察了 123 例肺气虚的慢性支气管炎病人的胃肠运动功能，观察内容包括空腹时胃液量，胃黏膜皱襞形态，胃形态、张力、位置，胃蠕动功能，胃排空时间，小肠排空时间，结肠运动功能，结果表明：肺气虚病人除部分病人小肠排空时间延长外，其余各项指标均无明显变化。郭氏等[56]对心、肺、脾三个气虚组的病人的唾液淀粉酶活性比值均下降，脾气虚组的唾液淀粉酶活性比值又低于肺气虚组和心气虚组，说明唾液淀粉酶活性比值下降是气虚证的共性，但当下降到一定值域时，则为脾气虚证的特有现象。

## 二、分析与评价

以上可以看出，对中医肺脏本质的研究主要采用现代医学的技术如肺功能检测、肺血流图、血气分析、血液流变学、神经–内分泌–免疫功能等检测方法，主要集中于从肺系疾病角度去阐发中医肺主气的生理功能，并通过实验表明肺气虚者肺功能异常，且免疫功能低下；此外，在肺虚证诊断标准、动物模型方面亦进行了有益的探索。但总体来看，相对于其他四脏而言，肺本质的研究进展不大，尤其是将其定位在肺系疾病的思路上有一定的局限性，因肺虚实际上是多方面症状组成的一个多器官多系统功能障碍的概念。

## 三、展望

今后，对中医肺本质的研究可集中在以下几个方面：①从整体、器官、细胞乃至分子水平，多角度、多层次进一步研究肺主气的生理功能；②探讨肺主气的物质基础及其与心主血脉两者之间的关系；同时从藏象相关角度探讨肺与其他脏的生理与病理联系；③通过临床流行病学研究，确定常见肺脏病证的辨证规律及相关证候的计量诊断标准。

## 参考文献

［1］何权瀛．肺气虚实质的研究概况．中西医结合杂志，1985，5（5）：618.

［2］孟雷．近十年肺气虚实质研究进展．安徽中医学院学报，1992，11（3）：60.

［3］慢性支气管炎中西医结合诊断分型防治方案（1979 年修订）．中华结核和呼吸系统疾病杂志，1980，3（1）：62.

［4］齐幼龄．肺气虚的实质研究．广西中医药，1981，（6）：43.

［5］林求诚．慢阻肺中医辨证的诊断学意义．北京中医学院学报，1984，（5）：21.

［6］沈自尹．中医虚证辨证参考标准（1986 年修订）．中西医结合杂志，1986，6（10）：589.

［7］潘毅．肺气虚证定量诊断的探讨．湖南中医学院学报，1995，15（4）：22.

［8］李泽庚．肺气虚证的证候学特点．安徽中医学院学报，1996，15（2）：15.

［9］陆和屏．肺气虚动物模型的实验研究．中国病理生理杂志，1996，12（6）：622.

［10］杨牧祥．实验性“肺气虚证”肺组织病理学研究．河北医科大学学报，1996，17（6）：344.

［11］王九林．肺虚痰阻病理模型的研制．中国中医基础医学杂志，1996，2（4）：44.

［12］陈永光．慢性支气管炎中医分型的 X 线研究（附 306 例 X 线分析）．福建医药杂志，1981，3（5）：1.

［13］沈家根．慢支的中西医结合诊断分型的X线表现．上海中医药杂志，1982，（12）：23.

［14］林求诚．慢阻肺中医辨证的诊断学意义．北京中医学院学报，1984，（5）：21.

［15］徐锡鸣．肺气虚与气道反应性关系探析．辽宁中医杂志，1996，23（2）：66.

［16］王会仍．肺气虚与肺功能变化规律的初步探讨．中医杂志，1983，（2）：62.

［17］王会仍．肺气虚与慢性阻塞性肺病关系及其本质的研究．中国医药学报，1992，7（4）：

254.

［18］翁维良. 老年虚象客观指标的探讨. 中西医结合杂志，1983，3（4）：229.

［19］郭一钦. 肺气虚与肺扫描、肺功能的关系：附 50 例临床分析. 上海中医药杂志，1984，（9）：47.

［20］靖旭荔. 肺心病中西医结合辨证分型 202 例次血气、酸碱和电解质变化规律探讨. 中西医结合杂志，1985，（8）：466.

［21］王素英. 肺心病辨证分型应用血气、心肺功能、超声心动图的意义. 内蒙古中医药，1986，（3）：26.

［22］王会仍. 从心肺功能变化看肺气与心血的关系. 浙江中医杂志，1987，22（1）：30.

［23］苏梅者. 慢性咳喘病中医辨证与肺功能关系的研究. 广西中医药，1981，（4）：33.

［24］刘立. 慢性阻塞性肺病肺虚型肺功能测定与分析. 中国中医基础医学杂志，1997，3（4）：34.

［25］葛正行. 肺虚型与肾虚型喘证的心功能比较. 贵阳中医学院学报，1997，19（3）：56.

［26］周庆伟. 血神口服液对“慢阻肺”肺气虚证患者微量元素及肺功能变化的临床研究. 河南中医，1996，16（2）：18.

［27］赵纯必. 肺虚证患者肺功能定量对照研究. 中西医结合杂志，1990，10（6）：368.

［28］王大仁. 最大呼气低段流速对肺气虚哮喘患者的检测意义. 福建中医药，1987，18（6）：17.

［29］张立. 肺气虚证患者左心 STI 检测及分析. 中医药研究，1992，（3）：21.

［30］杨德诚. 肺阴虚证患者的肺功能及血气分析特征. 吉林中医药，1992，（5）：38.

［31］广西中医学院中医理论研究室. 肺气虚的实质研究. 广西中医药，1981，（4）：33.

［32］宋卫东. 肺气虚证患者支气管及肺泡灌洗液中细胞成分的变化. 安徽中医学院学报，1993，12（4）：21.

［33］宋卫东. 慢性支气管炎皮质醇局部作用与辨证分型关系. 中国中西医结合杂志，1994，14（10）：35.

［34］宋卫东. 肺泡巨噬细胞内 cAMP 和 cGMP 与肺气虚证的关系. 中国医药学报，1995，10（1）：18.

[35] 温州市医药科学研究所呼吸四病研究室. 慢性气管炎肺气虚、脾阳虚、肾阳虚的实质探讨. 浙江中医杂志，1980，15（3）：124.

[36] 古传琼. 慢性气管炎中西医结合分型血浆 cAMP 和 cGMP 测定的初步观察. 天津医药，1982，（2）：117.

[37] 林文森. 鼻腔分泌物环核苷酸含量与慢性气管炎辨证分型的关系. 浙江中医杂志，1982，17（11）：522.

[38] 宋卫东. 肺气虚证局部神经功能紊乱对肺泡巨噬细胞的影响. 中国中医基础医学杂志，1997，3（2）：31.

[39] 陆桂祥. 肺气虚病人血清$\alpha_1$-抗胰蛋白酶水平的初步观察. 广西中医药，1981，（4）：41.

[40] 齐幼龄. 88 例肺气虚病人血浆肾素、血管紧张素Ⅱ及醛固酮测定. 广西中医药，1991，14（2）：93.

[41] 汪慰寒. 心钠素在心肺气虚诊断中的意义. 中西医结合杂志，1988，8（6）：521.

[42] 宋卫东. 肺泡巨噬细胞对肺气虚证局部神经-内分泌-免疫系统功能影响. 中国中医基础医学杂志，1997，3（4）：31.

[43] 王元勋. 肺气虚证的实验研究——免疫功能状态的研究Ⅰ. 甘肃中医学院学报，1993，10（3）：52.

[44] 童鲲. 肺气虚患者血清免疫球蛋白水平观察. 广西中医药，1985，8（2）：100.

[45] 李平. 40 例肺气虚患者血清干扰素活性观察. 安徽中医学院学报，1991，10（1）：43.

[46] 赵江云. 肺气虚证局部内分泌功能紊乱对肺泡巨噬细胞影响. 中国中医基础医学杂志，1996，2（2）：16.

[47] 南征. 中医肺阴虚证免疫功能状态的研究. 吉林中医药，1990，（5）：34.

[48] 杨牧祥. 实验性 SD 大鼠“肺气虚证”血液流变学改变和免疫功能状态研究. 河北中医，1996，18（5）：42.

[49] 北京市中医研究所生化室. 关于气血理论探讨——对气虚的细胞电泳研究. 辽宁中医杂志，1980，（4）：11.

[50] 金维岳. 慢性支气管炎、肺源性心脏病患者血液流变学检查与中西医结合临床分型的关系. 江西医药，1982，（3）：49.

[51] 王元勋. 肺气虚证的实验研究Ⅱ——血液流变学变化. 甘肃中医学院学报，1993，10（4）：36.
[52] 杨牧祥. 补气活血类组方对实验性肺气虚证大鼠血液流变学的影响. 中国中医基础医学杂志，1997，3（5）：36.
[53] 谭茹. 小儿反复呼吸道感染肺气虚证与微量元素关系的研究. 辽宁中医杂志，1991，18（7）：8.
[54] 李浩. 肺部疾病辨证与鼻腔脱落细胞变化的初步研究. 中西医结合杂志，1988，8（6）：333.
[55] 陈永光. 慢性支气管炎虚证患者胃肠功能的 X 线观察. 中西医结合杂志，1983，3（4）：225.
[56] 郭姣，等. 心、肺、脾气虚证的唾液淀粉酶测定. 广州中医学院学报，1990，7（2）：8.

## 附二　中医肝脏证候的研究进展

肝具有主疏泄、主藏血的生理功能，具体包括调畅精神情志，调节气血津液运行，促进脾胃的运化和胆汁分泌排泄，贮藏血液，调节血量，防止出血等。这些生理功能参与维持人体多项生命活动正常运行，当肝生理功能异常形成相应证候，所引发的疾病涉及多个学科，具有广泛性。国内学者多从肝脏证候诊断标准，证候动物模型建立及评价，临床与实验室研究等方面，对肝脏生理病理相关机制进行研究，囊括肝郁、肝郁脾虚、肝阳上亢、肝阳化风、肝胆湿热、肝血虚、肝气虚等多个证候。

### 一、诊断标准

#### （一）肝郁证

中华中医药学会中医诊断学分会在 2008 年制定中医证候诊断标准中提出肝郁证必备证素为肝，气滞；临床可表现出情绪相关症状，胸闷，胁肋胀痛，肝、胆、脾肿大等症状。

薛飞飞等[1]利用因子分析对中国历代医学古籍中肝郁证临床症状进行归纳研究，指出肝郁证候常见三组主症：①情志症状：情志抑郁，易怒，善太息；②肝经部位胀痛：胸胁或少腹胀闷窜痛，妇女乳房胀痛、瘿瘤、瘰疬等；③妇女月经不调。三组兼症：①胃肠不适；②脾失健运；③热象。

黄俊山等[2]在研究失眠肝郁证中提出，肝郁证的主要中医证型为肝郁脾虚证、肝郁阴虚证、肝郁化火证，其共有临床症状为：情绪低落，心烦易怒。

张娅等[3]在探讨原发性失眠肝郁证量化诊断标准时，将肝郁证常见临床症状表现列入相关因素，具体包括：精神抑郁，烦躁易怒，善太息，胸闷，胸胁作胀或痛，口燥咽干，口苦，脉弦，呕吐或嗳气，忧思善愁，呼吸不畅和兴趣索然。

### （二）肝郁脾虚证

现行《中医诊断学》对肝郁脾虚证临床诊断提出相应标准，以胁胀作痛，情志抑郁，腹胀，便溏为主要临床表现。

徐联等[4]基于文献对肝郁脾虚证临床诊治规律进行研究提出，肝郁脾虚证以肝气郁结、脾气亏虚为主要病机，临床表现多为情志异常相关症状，胃肠功能失调相关症状。

赵瑜等[5]提出肝郁脾虚证临床诊断标准，主症可表现为：倦怠乏力，便溏，口淡，小便发黄或不显，舌淡红，苔薄白，或伴齿痕。

### （三）肝阳上亢证

中医证候诊断标准将其定义为：肝阳亢扰于上，表现出：头晕，头目胀痛，急躁易怒，血压高，耳暴鸣/耳暴聋，目赤无所苦，视物模糊/眼花，眼突，眼干涩，失眠等症状。必备证素：肝，阳亢。

孟凡波等[6]对肝阳上亢证候客观化专家问卷进行分析，提出肝阳上亢证诊断标准为：头晕，头痛，面热生火，烦躁易怒，目胀，舌质红，舌苔黄，脉弦数。

闫壁松[7]对肝阳上亢证进行中医回顾性临床调查研究，提出十项诊断肝阳上亢证的证候要素：因怒致病，面色少华，形体肥胖，心界扩大，头晕，头痛，胸闷，红舌，腻苔，弦脉。

（四）肝阳化风证

中医证候诊断标准定义：肝阳上亢，肝风内动，临床表现为：头晕眼花，头目胀痛，肢颤头摇，急躁易怒/易激动/烦躁，突然昏仆，面色赤，舌赤，舌苔黄，脉弦/脉细等症状。必备证素：肝，阳亢，动风。

（五）肝火炽盛证

中医证候诊断标准定义：火热炽盛，内扰于肝。必备证素：肝，热（火）。临床常见症状：头痛/偏头疼，目痛/眼胀痛，胁痛/灼痛/胀痛或窜痛，胁胀，口苦，口渴，烦躁/急躁易怒，耳暴鸣/耳暴聋，目赤睑肿，呕血/鼻衄，面色赤，舌赤，舌苔黄，脉弦/脉数。

（六）肝胆湿热证

中医证候诊断标准定义：湿热内蕴，肝胆疏泄失常。必备证素：肝，胆，热（火），湿。常见临床症状：胁胀，胁痛/胀痛或窜痛，肝大/胆囊肿大，脘痞胀/腹胀，恶心，呕吐，纳呆恶食，厌油腻，口渴/渴不欲饮，发热，身黄/目黄，尿黄，舌赤，苔黄腻，脉弦/脉滑数。

陈锦团等[8]总结古今文献研究提出，肝胆湿热证临床表现为：胁肋部胀痛灼热，或有痞块，厌食，腹胀，口苦泛恶，大便不调，小便赤，舌红苔黄腻，脉弦数。或寒热往来，或身目发黄，或阴囊湿疹，瘙痒难忍，或睾丸肿胀热痛，或带下黄臭，外阴瘙痒等。

赵瑜等[5]提出肝胆湿热证主症表现为：口干渴，口臭，口苦，便秘，口腻，身目发黄，舌红，微黄苔、苔腻或厚。

李亚萍等[9]对 70 篇记载肝胆湿热证证候特征文献进行总结，提出肝胆湿热证以尿黄，口苦，纳差纳呆，胁肋胀痛，脘腹胀闷，身黄，目黄，恶心，乏力，口干，大便黏滞，大便干，厌油腻，舌红苔黄腻，脉弦或滑数为主要症状。

（七）肝血虚证

中医证候诊断标准定义：血液亏虚，肝失濡养。必备证素：肝，血虚。常见临床症状：眼花/视物模糊，眼干涩，头晕，头胀及胀痛，失眠，多梦，健忘，肢体肌肤麻木，皮肤瘙痒，肢颤头摇，筋惕肉瞤，肢体拘急，月经量少，月经稀淡，经闭/月经推迟，指甲淡白，眼睑淡白，唇淡，面色淡白/面色萎黄/面色少华，舌淡，脉细。

## 二、动物模型建立与评价

（一）肝郁证动物模型

（1）方法 1　杜雅薇等[10]选取 Wistar 大鼠，雄性，清洁级，体重 200～220g。将大鼠正常饲养、自由饮食、适应性饲养 1 周后，在乔明琦发明的大鼠肝郁模型制作方法的基础上运用模具束缚结合孤养的方法制备模型，大鼠放入自制的细钢丝网笼内，对身躯及四肢起到捆绑和束缚作用，使其行走困难、活动受限。每日束缚 6 小时，2 周后观察并记录大鼠状态。结果显示：模型大鼠在强迫游泳实验中的不动时间明显延长，与正常组大鼠相比有显著性差异。代表肝郁模型组逃避恶劣环境的欲望减少，出现了类似人类肝郁证核心症状的郁郁寡欢、精神抑郁的状态。

（2）方法 2　任健等[11]选用 Wistar 大鼠，清洁级，体重 160～200g，雌雄分笼饲养。大鼠装入自制束缚筒中（束缚筒直径 5～6cm，长 20cm，可调节，PET 材质，前端留通气孔，后端为开关，可用医用棉球塞于后端，以调节束缚强度）限制其自由活动，第 1 天上午 7:00 起束缚 4 小时，以后每一日增加束缚 20 分钟，并逐渐增加棉球量以加大束缚强度，通过增强束缚强度和时间消除大鼠对应激的耐受性。束缚 2 周后，改为每日 23:00 至第 2 天 6:00，以后每日增加束缚 20 分钟，并逐渐增加棉球量，造模时间共计 4 周。结果显示：模型大鼠体重较正常组减轻，活动缓慢，反应分化明显（部分较慢、部分敏感），两目眼裂变窄，皮毛蓬松、少光泽，食量饮水稍减，大便稍稀。

（3）方法 3　吴丽敏等[12]用 SPF 级 ICR 雌性小鼠复制慢性不可预见温和应激肝郁证模型。具体造模方法包括：①孤养 24 小时。②拥挤 24 小时。③昼夜颠倒。④31℃温水强迫游泳 1 小时。⑤42℃烘箱热应激 5 分钟。⑥8℃冷水应激 5 分钟。⑦禁食 24 小时。⑧空瓶禁水 24 小时。⑨摇床摇晃 1 小时（160 次/分钟）。⑩潮湿垫料 24 小时。以上 10 种心理、生理应激源按顺序每日施于一种，持续 30 天，每种应激源共循环 3 次。

（4）方法 4　张醉等[13]运用清洁级 Wistar 雄性大鼠，体重（180±20）g，将大鼠于 22℃～26℃实验室内适应性常规饲养 1 周，即：自由进食及饮水，正常光照，不予任何刺激。1 周后，以“夹尾激怒法”制作肝郁证大鼠模型，具体方法：用长海绵钳夹大鼠尾远端 1/3 处，以不破皮为度，令其暴怒与笼内其它大鼠厮打以激怒全笼大鼠，每次给予连续不断的刺激 30 分钟，每鼠刺激一次，每隔 3 小时刺激一次，每日刺激 4 次（如有大鼠被抓伤或咬伤，为避免炎症干扰，可用碘伏涂擦受伤部位，以控制感染），每次刺激后，合笼饲养 1 小时，然后单只分笼饲养，连续造模刺激 2 周。结果显示：连续夹尾刺激 2 周后，与正常组大鼠相比，刺激组大鼠逐渐出现进食量减少、易怒、常在笼中撕咬、毛发失去光泽、枯黄等情况说明造模成功。

（5）肝郁证动物模型评价：①精神行为指标：包括一般状态和行为学检测。一般状况如整理毛发次数，对外界刺激反应情况，大便及精神状态的观察；行为学检测包括体重食量，糖水偏好实验，高架十字迷宫实验，矿场实验，强迫游泳实验，悬尾实验。②血液学指标检测：涉及血常规，T 细胞亚群，血浆细胞因子，血流变，及血小板超微结构血管活性物质检测。③有研究表明肝郁证模型大鼠体重，脾脏、胸腺重量均有减轻。④生化指标检测：例如检测脑内参与调节情绪、活动、精神的单胺类神经递质：去甲肾上腺素（NE）、多巴胺（DA）及 5-羟色胺（5-HT）含量变化，佐证肝郁证模型的成功建立。

### （二）肝郁脾虚证动物模型

（1）方法 1　陈家旭等采用慢性束缚应激的方法复制出中医肝郁脾虚证动物

模型。选用 SPF 级健康雄性大鼠，体重（180±20）g，所用工具为束缚架，束缚架两侧分别有两条可调节的粘贴软带，将模型组大鼠束缚于束缚架上，两条粘贴软带分别固定大鼠的胸部和腹部，放入饲养箱中，每日 3 小时，连续 21 天。结果显示：①模型组大鼠由初次束缚时反抗不安，逐步转变为神态倦怠、烦躁、毛发枯黄散乱无光泽、大便稀溏等。②大鼠体重增长缓慢、食量减少、矿场实验等行为学检测大鼠表现出抑郁行为，验证模型成功。

（2）方法 2　李聪等[14]参考目前肝郁证模型的慢性束缚应激法和脾虚证模型的过度劳累加饥饱失常法，首次用慢性束缚应激过度疲劳饮食失节的复合方法，复制中医肝郁脾虚证大鼠模型。SPF 级健康雄性大鼠，体重（220g±10）g，于每天上午置于束缚盒中限制活动，下午置于盛有温水（22℃±1℃）的大塑料桶中游泳。隔日喂食（隔日禁食，隔日足量给食），连续 3 周，之后停止上述造模因素。结果显示：模型大鼠从造模第 2 周起即出现明显的饮食减少、大便溏薄、活动减少、倦卧、情绪低落等改变。

### （三）肝阳上亢证动物模型

方法：鄢东红等[15]选用自发性高血压大鼠，雌雄各半，3 个月龄，体重 180～210g。运用附子汤 20ml/（kg·d）灌胃，相当生药 2g/（kg·d），共 4 周。模型评价方法：①一般行为学观察：包括外观、性情变化。外观指毛色是否光泽，双眼结合膜颜色是否加深变红。性情变化根据易激惹程度分为 m 级：I 级指捉持颈部时尖叫、惊跳；H 级指捉持颈部时咬人；nl 级指提尾时尖叫、惊跳，甚至咬人或同笼大鼠频繁打斗。②血压测定：经尾动脉测定大鼠收缩压，于造模前、第 2 周末、第 4 周末各观察 1 次。

### （四）肝阳化风证动物模型

方法：熊新贵等[16]运用 SD 大鼠，体重 180～210g，采取饮用高渗盐水（浓度 1.5%）同时灌服附子汤的方法造成高血压肝阳上亢证模型，在肝阳上亢证模型基础上采取脑内注入Ⅶ型胶原酶法诱导大鼠脑出血，造成高血压性脑出血肝阳化风证模型。结果显示：①模型大鼠均出现血压明显升高、烦躁、易激惹、眼结膜深红、头晕、口渴、大便干结等症状或体征。②模型大鼠并出现脑血肿、脑水肿等出血性脑损伤病理改变与偏瘫等神经缺损体征。

### (五) 肝火证动物模型

方法：薛晓兴等[17]前期研究发现自发性高血压大鼠（SHR）14～18 周龄表现为稳定肝火亢盛证。运用 14 周龄 SHR 大鼠，先经证候属性判别，筛选出肝火亢盛证 SHR，动态采集大鼠宏观表征、行为学指标和收缩压。结果显示：SHR 组 14～20 周龄血压值和易激惹程度升高，旋转耐受时间减少，且血清 5-HT、ANGⅡ、NE 升高，证明模型符合肝火亢盛证。

## 三、临床与实验研究

### (一) 肝郁证

杜雅薇等[18,19]研究柴胡疏肝散对肝郁证模型大鼠血清胃泌素（GAS）和血浆胃动素（MTL），大鼠脑海马 CA1、CA3、DG 区细胞外信号调节激酶（ERK）及大鼠脑海马磷酸二酯酶-4 及其亚型（PDE4A、PDE4B 及 PDE4D）含量的影响。采用放射免疫方法检测上述指标，结果发现柴胡疏肝散可缩短肝郁证大鼠的强迫游泳中不动时间，其抗肝郁作用机制可能与其调节肝郁大鼠血清 GAS 和血浆 MTL 的水平有关。同时其机制可能与通过上调肝郁大鼠海马 PDE4 及其亚型的 mRNA 及 CA3、DG 区 ERK1/2、P-ERK 信号通路的活动而起到保护受损神经元，改善大脑功能，缓解肝郁症状的作用。

陈淑娇等[20]通过比较柴胡疏肝散（CSS）干预前后的围绝经期综合征肝郁证大鼠海马区雌激素受体 ERα、ERβ、G 蛋白偶联受体（GPR30）的表达和神经递质之间的关系发现，围绝经期综合征肝郁证的生物学基础可能在于雌激素的波动导致海马区 ERαmRNA/ERβ mRNA 比值的改变，从而影响神经递质 5-HT、NE 的释放。

金戈等[21]通过观察各组大鼠血液流变学指标（全血黏度、血浆黏度、红细胞压积）以了解迷走神经刺激（VNS）疗法对肝郁证大鼠的治疗作用。发现经造模电刺激双侧、左侧、右侧后模型大鼠血液流变学指标有所下降，提示 VNS 疗法能确切、有效地改善肝郁证大鼠的血液流变学指标。

刘明等[22]选择确诊的肝郁证病人 16 例，同 16 名健康人群作对照，采用组块设计，所有受试者欣赏悲伤音乐同时，用 BOLD-fMRI 技术进行脑功能磁共振成像，获取激活脑区。结果发现：肝郁证组在欣赏悲伤音乐时显著激活了右侧额中回、左侧额上回、左侧额中回、左侧顶下小叶及左侧扣带回，左侧半球激活脑容积显著大于右侧。正常对照组激活脑区主要包括双侧额中回、左侧顶下小叶、双侧扣带回、双侧海马旁回、双侧楔叶等。提示肝郁证激活脑区范围较对照组显著减少，与健康人群比较脑区激活模式存在显著差异，从而进一步证实肝郁证脑功能异常模式，为肝郁证所致脑功能改变提供了客观依据。

任健等[23,24]观测慢性胃炎肝郁证大鼠模型胃黏膜病理及黏膜细胞 Bax、Bcl-2 蛋白表达的变化规律。研究发现，病证组大鼠外在表征、胃黏膜病理表现与其他组不同，Bcl-2 蛋白的表达先升后降，Bax 蛋白的表达有明显的上升趋势，以上实验结果可能是慢性胃炎肝郁证的生物学基础，可作为慢性胃炎肝郁证模型评价的参考指标。

吴丽敏等[25]采用慢性不可预见应激复制肝郁证小鼠模型，促性腺激素促排方法观察排卵数，苏木精-伊红染色法观察各级卵泡发育情况，酶联免疫吸附试验检测卵泡内分泌雌二醇、孕酮功能，研究发现，与正常组比较，模型组小鼠排卵数、正常次级卵泡和窦卵泡数、血浆雌二醇和血清孕酮水平显著减少，闭锁次级卵泡和窦卵泡数显著增加。逍遥散可改善慢性应激致肝郁证小鼠的卵泡发育，促进小鼠排卵和生殖内分泌功能。

彭卓嵛等[26]收集经过内镜及病理确诊的 Barrett 食管病变病人 230 例，经中医辨证分为肝郁证 105 例、非肝郁证 125 例，采用 NBI 内镜分别在普通模式和放大模式下观察各证型病人腺口分型、柱状上皮化生长度，采用对应相关分析方法分析肝郁证与柱状上皮化生长度的相关性，研究发现 Barrett 食管病变肝郁证病人

NBI技术下形态以岛型为主。

李立甲等[27]通过对肝郁证模型大鼠的海马内差异表达片段的分析，探讨生物信息学在证候研究领域的应用。对实验前期分离出的差异表达片段进行生物信息学分析。首先利用UniGene数据库进行ESTs聚类，使用软件对ESTs进行拼接，完成拼接之后，对重新组装的contig进行注释。差异表达的1号片段与12号片段分别代表了GSK3b与St3gal5这两个基因转录产物；进一步将GSK3b与St3gal5的功能加以分析后，提示这两个基因产物可能与肝郁证的发生、发展相关。

（二）肝郁脾虚证

付喜花等[28]将98例肝郁脾虚证慢性乙型肝炎合并慢性疲劳综合征符合纳入标准的病人分为两组各45例，治疗组采用艾条灸关元、足三里、太冲穴，对照组无艾灸。两组均接受抗病毒药物治疗，4周为1个疗程。采用多维疲劳问卷评估，观察免疫细胞因子IL-6、IL-8、IFN-γ 及肝功能谷丙转氨酶（ALT）、谷草转氨酶（AST）、总胆红素（TBIL）、谷氨酰转肽酶（GGT）等实验室指标。结果：两组治疗后的总体疲劳、生理疲劳、精神疲劳、活动减少、兴趣减少积分有降低的趋势，治疗组与对照组各项积分比较差异有统计学意义。治疗组治疗后IL-6、IL-8水平低于治疗前，而IFN-γ 水平高于治疗前，且ALT、AST、TBIL、GGT较治疗前改善明显，对肝功能的改善效果优于对照组。

岳利峰等[29]以21天慢性束缚应激方法塑造大鼠肝郁脾虚证模型，在此基础上，运用脑立体定位仪埋管微量注射脑源性神经营养因子（BDNF）塑造BDNF组。逍遥散组造模方法和BDNF组尽可能相似，突出逍遥散有效部位和BDNF二者干预的可比性，第1、7、14、21天分别比较BDNF组和逍遥散组反应行为变化的各项指标变化趋势是否一致。结果：模型组大鼠逐步呈现肝郁脾虚证表现；假手术组大鼠开始呈现焦躁状态，第14至第21天，逐步和模型组行为表现趋同；BDNF组起到干预治疗作用，大鼠焦躁状态得到抑制；逍遥散组大鼠表现自然，逍遥散有效部位起到较好的调节作用。排除了手术创伤等混杂因子，逍遥散组和BDNF组经过21天治疗后穿格数、站立次数、修饰次数变化趋势逐步相似。表示逍遥散有效部位和 BDNF 可能有一条作用通路相似，即可能均通过 BDNF 信号通路来治疗肝郁脾虚证。

岳利峰等[30]以 21 天慢性束缚应激方法造肝郁脾虚证模型组。运用 RT-PCR 一步法检测海马 CA1 区和杏仁核区 AMPA 受体的重要亚基 GluR1mRNA 和 GluR2mRNA 的表达变化。结果发现：在杏仁核区，与 AMPA 组比较，逍遥散组 GluR1mRNA 和 GluR2mRNA 表达差异无统计学意义；在海马 CA1 区，与正常组比较，AMPA 组 GluR1mRNA 和 GluR2mRNA 表达差异均有统计学意义，与 AMPA 组比较，逍遥散组 GluR1mRNA 和 GluR2mRNA 表达差异有统计学意义。提示：从基因表达角度可推断，逍遥散通过纠正杏仁核和海马 AMPA 受体的“兴奋-抑制”失衡，重建稳态，来治疗肝郁脾虚证。

李聪等[31]运用蛋白组学技术探查中医肝郁脾虚证模型大鼠肝脏的分子生物学内涵。采用慢性束缚+饮食失节+过度疲劳的方法制模，连续 28 天。实验第 29 天，低温条件下剖取肝脏同一部位的组织，生理盐水冲洗后，进行蛋白质提取、酶切后 iTRAQ 标记、高 pH 值反相液相色谱分离、液-质联用分析，获得质谱检测数据；经反相数据库评估、蛋白质鉴定及定量后，确定模型组与正常对照组的差异蛋白谱；运用 IPA 软件分析获得模型组差异蛋白所涉及的功能、主要信号传导通路及关联蛋白网络。结果显示：肝郁脾虚证模型大鼠肝脏存在多个蛋白的异常表达，其功能涉及清除异物毒物、胆固醇及多种激素代谢、尼古丁降解、免疫调节等信号通路，提示中医肝郁脾虚证生物学内涵可能涉及肝脏上述分子通路的调控异常。

王敏等[32]研究肝郁脾虚证胃溃疡大鼠经痛泻要方治疗后胃窦组织蛋白组学的变化，痛泻要方能改善胃溃疡大鼠一般体征，明显减轻胃溃疡大鼠的溃疡指数并明显减轻胃溃疡大鼠的胃液酸度。差异蛋白筛选、Gene ontology 分析、差异蛋白 pathway 分析及基因网络分析表明，痛泻要方对大鼠肝郁脾虚证胃溃疡胃窦部差异蛋白及差异基因的表达水平有明显的修复作用，并对肝郁脾虚证大鼠代谢过程有明显的调控作用。

张亮等[33]选取 63 例慢性乙型病毒性肝炎肝郁脾虚证病人，分为对照组 31

例和治疗组 32 例，两组均予以西医常规保肝治疗，治疗组加用苓泽柴芍六君子汤，疗程 1 个月。观察苓泽柴芍六君子汤治疗慢性乙型病毒性肝炎肝郁脾虚证的疗效，检测肝功能，对主要临床症状、体征进行分级计分判断后发现：两组治疗后的证候积分均较治疗前有显著下降，治疗组的降幅较大，证候改善的总有效率高，肝功能改善明显。

刘友平等[34]采用双向电泳技术结合生物信息学分析方法对慢性乙型肝炎肝郁脾虚证及正常健康对照组的血浆全蛋白进行比较蛋白质组学分析。对比分析慢性乙型肝炎肝郁脾虚证与正常健康对照组的血浆蛋白质组表达谱，获得了 8 个有明显规律性变化的差异表达蛋白点，其中有 2 个蛋白点表达量有所升高，6 个差异蛋白点表现为明显下调趋势，提示这些蛋白可能参与构成了肝郁脾虚证细胞生物学基础。

杨婵娟等[35]采集正常健康者（26 名）及肝郁脾虚证（35 例）、脾胃湿热证（34 例）病人空腹肘静脉血，按 Trizol 法提取总 RNA。采用 Aglient 表达谱芯片进行基因芯片检测，利用随机方差模型筛选差异基因，通过 GO、Pathway、Gen-bank、NCBI、Gene ontology 等数据库对差异基因进行分析。两证型间获得差异基因 125 个（其中 66 个为上调基因，59 个为下调基因），主要表现的功能为跨膜运输、硒反应离子、钙离子依赖的胞吐作用等。通过动态网络构建，寻找出共表达能力差异最显著的 9 个基因（即 LOC340508、HIST2H2BE、MPL、FLJ22536、TUBA8、NT5M、EG-FL7、PTPRF、TSPAN33），其主要涉及免疫反应、细胞生长、DNA 损伤、信号转导、炎症反应等生命过程。

### （三）肝阳上亢证

李彦霞等[36]将 100 例原发性高血压一级肝阳上亢证病人随机分为两组，对照组 50 例予健康生活方式指导，治疗组 50 例在对照组治疗基础上应用菊花白蒺藜汤治疗，两组均治疗 4 周。观察两组治疗前、治疗 2 周及治疗 4 周血压变化；观察两组治疗前后中医主要临床症状积分、健康调查简表（SF-36）评分变化；比较两组疗效，并进行安全性评价。治疗组治疗 2 周、治疗 4 周收缩压、舒张压均较本组治疗前下降，治疗组治疗 2 周、治疗 4 周收缩压、舒张压均低于对照组治疗同期。两组病人治疗后眩晕、头痛、口干口苦、急躁易怒、面红目赤症状积分均较本组治疗前减少。

钟广伟等[37]用电刺激 SD 大鼠三叉神经节的方法并灌服附子汤复制偏头痛肝阳上亢证模型，采用平肝潜阳方中药进行干预。运用双向凝胶电泳技术分离偏头痛肝阳上亢证大鼠血淋巴细胞的总蛋白，图像分析识别差异表达的蛋白质点，基质辅助激光解吸电离飞行时间质谱得到相应的肽质量指纹图，搜索数据库鉴定蛋白质。研究发现，平肝潜阳方能够明显改善偏头痛大鼠的头痛等症状，得到分辨率及重复性较好的正常大鼠、偏头痛肝阳上亢证大鼠、中药治疗大鼠血淋巴细胞的双向凝胶电泳图谱；共得到 13 肽质量指纹图谱，2 个无质谱结果，搜索到具有统计学意义的蛋白质 11 个，包括乙醇脱氢酶 3、糖原磷酸化酶、ATP 合酶 D 链、膜联蛋白-3、泛素、中性粒细胞防御素 4 前体、黑素瘤相关性 2E 抗原、热休克蛋白-27、膜联蛋白-A1、硫氧还蛋白过氧化物酶-Ⅱ、谷胱甘肽合成转移酶片断。这些蛋白可能与平肝潜阳方的作用机制相关。

陈素红等[38]探讨潜阳方对高血压肝阳上亢证候、血压及相关血管调节因子的影响。采用附子汤加麻黄碱加盐水三因素制备大鼠高血压肝阳上亢证模型。造模同时潜阳方组灌服潜阳方药液，正常对照组与模型组给予蒸馏水，均连续给药 28 天，每 7 天测定大鼠面部温度、抓力、收缩压；每 14 天观察记录大鼠狂躁程度与毛色；末次给药后测定血浆肾素（PR）、血管紧张素Ⅱ（ANG Ⅱ）、醛固酮（ALD）、心钠素（ANP）、降钙素相关基因肽（cGRP）。结果潜阳方组大鼠在给药后 14～28 天面部温度显著降低，给药后 21 天收缩压明显降低，给药后 28 天狂躁易怒、毛发干枯症状好转，且 ANG Ⅱ水平降低可能与药物作用机制有关。

王晓丽等[39]将 105 只大鼠随机分为对照组、假手术组、模型组、镇肝息风汤高、中、低剂量组和司来吉兰组。采用 6-OHDA 中脑微量注射合并附子汤灌胃制备帕金森病肝阳上亢证模型，采用分光光度法检测中脑组织 caspase-3 活性，Western blot 检测脑组织 Akt 和 GSK-3β磷酸化水平。研究发现，帕金森病肝阳上亢证大鼠中脑 caspase-3 活性明显增强，Akt 和 GSK-3β磷酸化水平明显升高，而镇肝息风汤组中脑 caspase-3 活性明显减弱，Akt 和 GSK-3β磷酸化水平明显升高。提示：镇肝息风汤能够减弱帕金森病肝阳上亢证大鼠中脑 caspase-3 活性，其机制可能与 Akt 活化和 GSK-3β失活有关。

李晓明等[40]将 105 只雄性 Wistar 大鼠随机分为空白对照组、假手术组、模型组、镇肝息风汤高、中、低剂量组及司来吉兰组。以附子汤灌胃联合 6-羟基多巴胺单侧损毁黑质制备帕金森病肝阳上亢模型。运用分光光度法检测大鼠中脑组织 MDA 含量，Western blot 检测海马 Nrf2 和 HO-1 蛋白表达。研究发现与假手术组大鼠比较，模型组大鼠中脑组织 MDA 含量明显升高，HO-1 蛋白表达代偿性上调。与模型组比较，镇肝息风汤显著降低了 PD 肝阳上亢证大鼠中脑组织 MDA 含量，上调 Nrf2 和 HO-1 蛋白表达。提示：镇肝息风汤对帕金森病肝阳上亢证大鼠中脑组织氧化损伤具有保护作用，其机制可能与镇肝息风汤活化脑组织 Nrf 2 抗氧化防御体系有关。

### （四）肝阳化风证

梁清华等[41]将 SD 大鼠随机分为正常组、高血压肝阳上亢证与出血性中风肝阳化风证及缺血性中风肝阳化风证模型组，从大鼠一般情况、血压测定、旋转时间、行为学与形态学及 TTC 染色评价模型，分离大鼠脾淋巴细胞，进行双向凝胶电泳，PDQUEsT 软件分析，目标蛋白质点用基质辅助激光解析电离质谱进行鉴定。研究发现，肌动蛋白 p 等 4 个蛋白在三组模型组中均较正常组表达上调，肝阳化风组较肝阳上亢组表达上调，膜联蛋白 111 等 3 个蛋白在三组模型组中均较正常组表达下调，肝阳化风组较肝阳上亢组表达下调，膜联蛋白 111 等 7 个蛋白在出血性肝阳化风组与缺血性肝阳化风组比较表达无明显差异，NADH 脱氢酶在缺血性肝阳化风组较出血性肝阳化风组表达下调。

### （五）肝火亢盛证

何如平等[42]选择 15 周龄经属性证候分类，筛选出肝火亢盛证高血压大鼠 72 只，随机分为对照组与观察组。观察组大鼠给予调肝降压颗粒，对照组大鼠给予去离子水，作为对照组本次研究对两组大鼠用药过程中血压、心率及体重变化情况、用药过程中的症状、用药过程中内皮素（ET）、一氧化氮（NO）、心房钠尿肽（ANP）变化以及用药过程中肾素活性（PRA）、血浆降钙素基因相关肽（GGRP）、血管紧张素Ⅱ（ANG Ⅱ）变化进行观察分析。结果：治疗后，观察组和对照组血压、心率以及体重相比差异显著。治疗后，观察组小鼠的易激惹程度明显下降，痛阈以及眼球突出度同治疗前比差异显著。观察组 ET 值以及 ANP 明显下降，NO 值明显升高，观察组变化不明显，且向恶化的方向发展。

薛晓兴等[43]用 14 周龄 SHR 55 只经证候属性判别，筛选出肝火亢盛证 SHR，根据收缩压差异用拉丁方分组法将其分为：模型组、三草降压汤组、四逆散组和硝苯地平组，正常血压大鼠为正常组。动态采集大鼠宏观表征、行为学指标和收缩压；酶联免疫吸附试验（ELISA）法检测大鼠给药 4 周，6 周时血清 5-羟色胺（5-HT）、血管紧张素Ⅱ（ANGⅡ）、去甲肾上腺素（NE）含量。结果：与正常组相比模型组 14～20 周龄血压值和易激惹程度升高，旋转耐受时间减少，且血清 5-HT、ANGⅡ、NE 升高。与模型组相比三草降压汤组和硝苯地平组给药 4 周，6 周收缩压降低，四逆散组收缩压先升高后降低，不稳定；三草降压汤组 14～18 周龄肝火亢盛证症状包括旋转耐受时间、易激惹程度和宏观表征有较明显的改善，四逆散组改善不明显，三草降压汤组血清 5-HT、ANGⅡ、NE 降低。

### （六）肝胆湿热证

陈峰等[44]通过中医辨证为肝胆湿热证的 HBeAg 阳性慢性 HBV 携带者 100 例按数字表法随机分为试验组与对照组各 50 例，试验组予金线莲鲜草煎剂治疗，对照组依照《慢性乙型肝炎防治指南（2010 年版）》进行随访。检测并比较两组血清 HBV-DNA 定量及乙肝两对半定量指标。随访 24 周，试验组血清 HBV-DNA 水平与 HBeAg 水平均较基线有明显下降，与对照组比较，差异有统计学意义且两组均未发生不良事件。

陈斌等[45]通过计算机检索 CAJD、CBM、CDFD、CMFD 以及 Pub Med 等数据库，检索时间从 1993 年 1 月至 2013 年 12 月。按照纳入和排除标准筛选文献、提取资料并根据按实际情况制定出的质量评价标准进行评价后，采用 RevMan 5.2 软件进行 Meta 分析。探讨慢性乙型肝炎肝胆湿热证病人与其血清 ALT、TBIL 含量的相关性，共纳入 10 篇文献，2244 例病人。分析发现，慢性乙型肝炎肝胆湿热证型组与肝郁脾虚证型组相比较，病人血清 ALT、TBIL 含量明显升高，提示肝胆湿热证与 ALT、TBIL 具有明显相关性。

### （七）肝气虚证

付素雪[46]选取肝气虚型广泛性焦虑症病人 128 例作为研究对象，按随机法分为试验组和对照组，每组 64 例。对照组予以常规西药治疗，试验组采用补肝宁神汤进行治疗，比较并分析两组的治疗效果。结果：试验组有效治疗 52 例，治疗有效率为 81.25%；对照组有效治疗 25 例，治疗有效率为 39.06%，试验组的治疗有效率明显优于对照组，且试验组的不良反应发生率和并发症发生率明显更低，病人的满意度更高，差异均有统计学意义。

田玲玲等[47]观察大补肝汤加减辨证治疗抑郁症（郁病肝气虚证）的临床疗效。将 42 例抑郁症（中医辨证肝气虚型郁病）病人采用大补肝汤加减辨证治疗，2 周为 1 个疗程，连续治疗 2 个疗程后评定疗效。研究显示：本组痊愈 4 例，显著进步 11 例，进步 24 例，无效 3 例，总有效率 92.85%。

## 四、分析与展望

近年来国内学者从文献、临床、实验室不同角度对肝系相关证候进行了研究，获得一定成果，但研究过程及研究内容仍存在不足。在证候规范化研究中，现今学者根据单一证候的命名及形成机制已对部分证候做出了规范化的定义，但个别证候所产生的衍生证候与该证候病机性质概念容易混淆，存在争议。例如：肝郁证-肝郁化火证-肝火炽盛证就是随着病机变化产生的一组衍生证候，而肝火上炎应是对前者病机诸多性质中的一种而进行的高度概括，并非一个独立证候。但根据证候命名规范化提出由病性类、病位类证素构成证候名的标准分析“肝火上炎”，它同时具备了两种证素，符合证候规范化命名。这类现象提示我们在证候规范化研究中，病机与证候具有重叠性，如何明确区分、定义两者还须进一步进行梳理、规范。

在中医临床对肝系证候研究中，大部分研究都是基于病证结合的基础上，针对某种药物的疗效进行研究分析，但此类研究成果大都以临床验证药物疗效为准，其结果无法脱离疾病而独立应用于证候的其他研究，即使基于方证相应的基础筛选用药，但纵观古今调肝方剂众多，此类型的研究成果仍旧不能较好运用于中医证候的进一步研究中。在今后的临床证候研究中，可以综合运用组学方法，深入观察肝系证候人群体内生理病理变化，从基因、蛋白、代谢等多个层面进行研究期许可以了解肝系证候生物学机制。同时，这类研究方法可以在临床中以同一疾病不同证候、同一证候不同疾病两种模式进行研究，即同病异证与异病同证的研究思路，即可以排除疾病本身对证候的影响又可以找到相同证候的共同基础，有利于完善证候的生物学机制，便于临床诊疗。

在实验室研究中，动物模型的建立存在以下三个问题：①造模选用方法、时间不统一。②模型评价方法及标准没有规范、一致的评价体系。③动物模型复制的成功率显有报道，若未剔除不成功模型其后续相关研究也存在问题。所以，如何建立一个标准可复制的动物模型及模型评价体系是当下实验研究的首要问题。例如：在近五年研究中，未见有肝胆湿热、肝气虚等证的相关实验室研究，该类证候的动物模型也未有完善成熟的建立评价体系。其次，在对证候研究中存在选取非特异性指标的问题，例如：同一指标可能在不同证候因素的影响下出现相同改变，针对所研究证候而言，该指标的低敏感性不利于进一步探讨该证候的细胞生物学机制。

在今后的研究中，可将相近证候进行比对研究。例如：肝阳上亢证与肝阳化风证，利用组学方法将结果进行比较可筛选出特异性指标，同时非特异性指标可用来研究阐释证候间相同病机的作用机制。中医理论中提出五脏一体观，在今后的研究中可结合他脏相关功能与肝脏证候研究相联系，可从神经-内分泌-免疫系统、脑肠轴、脑电生理等功能失调着手研究。同时，可从肝脏与情绪的相关角度出发，研究可涉及下丘脑-垂体-肾上腺轴及下丘脑-垂体-甲状腺轴功能异常等。证候研究同时配以对证方药，一则以方测证，二则可以观察探讨中药复方多靶点作用机制，以期为临床杂病提供治疗思路，为用药提供客观依据。

## 参考文献

[1] 薛飞飞，陈家旭. 基于因子分析肝郁证证候特点的古代文献研究. 中华中医药学刊，2010，28（5）：988-990.

[2] 黄俊山，沈银河，张娅，等. 原发性失眠肝郁类证候分布及其诊断要素. 中医杂志，2017，58（3）：239-242.

[3] 张娅，黄俊山，吴松鹰，等. 原发性失眠肝郁证量化诊断方法学研究. 中医杂志，2013，54（10）：858-860.

[4] 徐联，陈家旭. 基于文献研究的肝郁脾虚证临床诊治规律探析. 中华中医药杂志，2011，26（12）：2977-2979.

[5] 赵瑜，沈晓萍，徐琳，等. 慢性乙型肝炎肝胆湿热证与肝郁脾虚证证候特点分析. 第二十三次全国中西医结合肝病学术会议论文汇编，2014.

[6] 孟凡波，李运伦. 高血压病肝阳上亢证证候客观化专家问卷分析. 长春中医药大学学报，2011，27（3）：366-367.

[7] 闫壁松. 肝阳上亢证与肝肾亏虚证的中医临床回顾性调查研究. 黑龙江医学，2016，40（9）：793-794.

[8] 陈锦团，骆云丰，李灿东. 肝胆湿热源流探讨. 中华中医药杂志，2015，30（10）：3436-3439.

[9] 李亚萍，王伟芹，吴韶飞，等. 慢性乙型肝炎肝胆湿热证证候特征文献研究. 辽宁中医药大学学报，2012，14（2）：47-49.

[10] 杜雅薇，岳广欣，王蓬文，等. 柴胡疏肝散对肝郁证模型大鼠脑海马磷酸二酯酶-4 及其亚型表达的影响. 中华中医药学刊，2014，32（1）：178-180.

[11] 任健，刘家义，陈宇. 慢性胃炎肝郁证大鼠模型胃黏膜病理及 Bax、Bcl-2 蛋白表达的相关研究. 吉林中医药，2011，31（7）：693-695.

[12] 吴丽敏，韩辉，童先宏，等. 逍遥散对慢性应激肝郁证模型小鼠卵泡发育障碍的影响. 安徽中医药大学学报，2016，35（1）：58-62.

[13] 张醉，边坤，裴林. 天冰调督胶囊对激怒模拟肝郁证模型大鼠生长抑素的影响. 医学研究与教育，2012，29（1）：12-16.

[14] 李聪，谢鸣，赵荣华，等. 肝郁-脾虚-肝郁脾虚不同证候模型大鼠水盐及血管调节变化及与疏肝健脾方的作用. 中华中医药杂志，2016，31（3）：1009-1012.

[15] 鄢东红，金益强. 自发性高血压大鼠肝阳上亢证模型肾上腺组织的酪氨酸羟化酶基因表达研究. 中国现代医学杂志，2000，10（8）：24-26.

[16] 熊新贵，梁清华，陈疆，等. 高血压性脑出血肝阳化风证动物模型的建立. 湖南省中西医结合学会肝病专业学术年会，2010：1649-1652.

[17] 薛晓兴，李玉波，廉洪建，等. 高血压肝火亢盛证动物模型相关指标的研究. 中国实验方剂学杂志，2015，21（8）：97-101.

[18] 杜雅薇，王玉来，尹岭，等. 柴胡疏肝散对肝郁证模型大鼠行为学及血液 GAS、MTL 的影响. 现代中医临床，2010，17（6）：22-24.

[19] 杜雅薇，王玉来，尹岭，等. 柴胡疏肝散对肝郁证模型大鼠脑海马 ERK 及其磷酸化的影响. 中华中医药学刊，2012，30（6）：1367-1369.

[20] 陈淑娇，李灿东，廖凌虹，等. 柴胡疏肝散对围绝经期综合征肝郁证大鼠海马雌激素受体和神经递质的影响. 中华中医药杂志，2013，28（5）：1232-1236.

[21] 金戈，董晓丽，明海霞. 电刺激单双侧迷走神经对肝郁证大鼠血液流变学的影响. 中国老年学，2012，32（19）：4237-4238.

[22] 刘明，刘子旺，赵晶，等. 肝郁证与正常人群欣赏悲伤音乐的脑功能激活模式研究. 辽

宁中医杂志，2016，43（5）：897-900.

[23] 任健，刘家义，陈宇. 慢性胃炎肝郁证大鼠模型胃黏膜病理及 Bax、Bcl-2 蛋白表达的相关研究. 吉林中医药，2011，31（7）：693-695.

[24] 任健，陈宇. 慢性胃炎肝郁证模型大鼠外在表征及血清 NO、ET 指标观察. 山东中医杂志，2011，30（7）：497-498.

[25] 吴丽敏，韩辉，童先宏，等. 逍遥散对慢性应激肝郁证模型小鼠卵泡发育障碍的影响. 安徽中医药大学学报，2016，35（1）：58-62.

[26] 彭卓嵛，卢杰夫，陈婧，等. 窄带成像内镜技术下 Barrett 食管病变与中医肝郁证的关系. 中医杂志，2016，57（6）：500-503.

[27] 李立甲，金光亮. 肝郁证模型大鼠海马内差异表达片段生物信息学分析. 吉林中医药，2012，32（5）：507-509.

[28] 付喜花，娄海波，刘春龙. 艾灸治疗肝郁脾虚证慢性乙型肝炎患者合并慢性疲劳综合征的临床疗效观察. 中国中医基础医学杂志，2016，22（6）：844-846.

[29] 岳利峰，刘玥芸，解华，等. 肝郁脾虚证大鼠双侧 DG 区微量注射 BDNF 后行为变化及逍遥散有效部位的调节作用. 中华中医药杂志，2016，31（3）：1017-1020.

[30] 岳利峰，王玲，王福，等. 激动肝郁脾虚证大鼠海马 CA1 区 AMPA 受体对杏仁核区 AMPA 受体亚基基因表达的影响及逍遥散的调节作用. 中华中医药杂志，2013，28（1）：64-67.

[31] 李聪，谢鸣，赵荣华，等. 肝郁脾虚证模型大鼠肝脏的蛋白组学研究. 中华中医药杂志，2016，31（10）：4211-4215.

[32] 王敏，刘杰民，陈玲，等. 基于蛋白组学方法研究痛泻要方对肝郁脾虚证胃溃疡的干预作用. 中药材，2016，39（11）：2601-2607.

[33] 张亮，李勇华. 苓泽柴芍六君子汤治疗慢性乙型病毒性肝炎肝郁脾虚证临床研究. 实用中医药杂志，2013，29（8）：616-618.

[34] 刘友平，郭芳宏，王磊琼，等. 慢性乙肝肝郁脾虚证血浆蛋白质组学分析. 时珍国医国药，2011，22（9）：2135-2136.

[35] 杨婵娟，刘宏伟，王丽春，等. 慢性乙型肝炎肝郁脾虚证和脾胃湿热证患者的差异表达

基因研究初探. 中国中西医结合杂志，2012，32（8）：1032-1037.

[36] 李彦霞，张黎园. 菊花白蒺藜汤对一级原发性高血压肝阳上亢证患者临床疗效和生存质量的影响. 河北中医，2015，37（11）：1627-1630.

[37] 钟广伟，胡建军，陈泽奇，等. 平肝潜阳方对偏头痛肝阳上亢证大鼠血淋巴细胞蛋白质表达的影响. 中南大学学报医学版，2010，35（1）：70-76.

[38] 陈素红，吕圭源，吴海峰，等. 潜阳方对高血压肝阳上亢证大鼠相关指标的影响. 中国中西医结合杂志，2011，31（7）：973-976.

[39] 王晓丽，孙影，朱兰芹，等. 镇肝息风汤对帕金森病肝阳上亢证大鼠中脑 Akt 和 GSK-3β磷酸化的影响. 世界科学技术-中医药现代化，2016，18（8）：1374-1378.

[40] 李晓明，张红宇，綦艳秋，等. 镇肝息风汤对帕金森病肝阳上亢证大鼠脑组织氧化应激的影响. 时珍国医国药，2016，27（11）：2588-2590.

[41] 梁清华，张扬，陈疆，等. 肝阳上亢与肝阳化风证模型脾淋巴细胞的蛋白质组学分析. 第十一次中国中西医结合实验医学学术研讨会，2013.

[42] 何如平，叶健烽，张晓明，等. 调肝降压颗粒对高血压肝火亢盛证大鼠生物学相关指标的影响. 中国老年学，2016，36（13）：3133-3135.

[43] 薛晓兴，李玉波，廉洪建，等. 高血压肝火亢盛证动物模型相关指标的研究. 中国实验方剂学杂志，2015，21（8）：97-101.

[44] 陈峰，陈玮，林恢，等. 金线莲鲜草煎剂治疗肝胆湿热证 HBeAg 阳性慢性 HBV 携带者 49 例. 福建中医药，2016，47（4）：20-21.

[45] 陈斌，毛果，蔡光先. 慢性乙型肝炎肝胆湿热证与肝功能指标相关性的 Meta 分析. 中西医结合肝病杂志，2014，24（3）：177-181.

[46] 付素雪. 补肝宁神汤治疗肝气虚型广泛性焦虑症患者的临床效果. 医疗装备，2016，29（13）：127-128.

[47] 田玲玲，王金玉，王中琳. 大补肝汤加减治疗郁病肝气虚证 42 例. 山东中医杂志，2015，34（9）：678-679.

# 附三　中医脾脏本质的研究进展

脾虚证的现代研究，一直是学术界所瞩目的课题；研究所取得的累累硕果极大地丰富和发展了脾胃学说。随着国家“七五”攻关对脾脏本质研究课题的结束，胡氏等[1]对脾虚证的研究概况进行了综述，危氏[2]对脾胃学说与脾虚证研究的现状予以了评估。20 世纪 90 年代以来，对脾虚证研究的热度出现降温的趋势，但国内仍有不少学者怀着浓厚的兴趣，采用现代科学技术和方法，从临床与动物实验对脾虚证的现代研究做了大量有益的工作，主要集中在脾虚证的诊断标准、动物模型复制、脾主运化、脾主肌肉、脾主统血等方面。研究涉及脾气虚证、脾阳虚证、脾阴虚证、脾不统血证。

## 一、研究进展

### （一）脾虚证诊断标准

全国中西医结合虚证与老年病研究委员会于 1986 年制定了“中医虚证辨证参考标准”，1986 年重新修订，其中脾虚证辨证参考标准为：①大便溏泄；②食后腹胀、喜按；③面色萎黄；④食欲减退；⑤肌瘦无力。具备三项（本证常与气、阴或阳虚证同存）。1987 年卫生部药政局颁布《中药治疗脾虚证的临床研究指导原则》，制定有关脾虚证标准如下。

（1）脾气虚证诊断标准　包括脾虚与气虚两部分。脾虚主症：①胃纳减少或食欲差；②大便不正常（溏、烂、先硬后溏、时溏时硬）；③食后腹胀，或下午腹胀。气虚主症：①舌质淡、舌体胖或有齿印、苔白薄；②脉细弱；③体倦乏力；④神疲懒言。次症：口淡不渴，喜热饮，口泛清涎，腹痛绵绵，或喜按喜温，或得食则减，或遇劳则发，恶心呕吐，脘闷，肠鸣，消瘦或虚胖，面色萎黄，唇淡，短气，排便无力，白带清稀，浮肿，小便清长，咳痰多清稀，失眠不寐。诊断：①气虚主症 2 个+脾虚主症 2 个；②气虚主症、舌象+脾虚主症 2 个；

③气虚主症、舌象+脾虚主症 1 个+次症 2 个；以上三项中具备一项即可诊断脾气虚证。诊断参考指标：要求有 50 例以上观察对象治疗前后同步测定以下两项指标，作为诊断脾气虚和评定疗效的参考：①唾液淀粉酶活性负荷试验；②木糖吸收试验。

（2）脾虚中气下陷诊断标准　脾气虚诊断+内脏下垂（脱肛、胃、肾、子宫下垂等）或久泻不止，或滑精等一项。

（3）脾气虚夹湿诊断标准　脾气虚诊断+大便溏泄、舌苔白腻等。

（4）脾不统血诊断标准　脾气虚证诊断+慢性出血。

（5）脾阳虚诊断标准　脾气虚诊断+阳气虚诊断（阳气虚诊断：①畏寒；②肢冷；③大便清稀，完谷不化；④口流清涎）。

（6）脾阴虚诊断标准　脾虚诊断+阴虚诊断（阴虚诊断：①舌质嫩红；②苔少或苔剥；③口干少饮；④食欲差）。

之后，1988 年国家中医药管理局医政司制定中医内、妇、儿科等病证诊断疗效标准，1993 年卫生部颁布《中药新药临床研究指导原则》；1994 年国家中医药管理局发布《中医病证诊断疗效标准》，包括中医内、外、妇、儿、眼、耳鼻喉、肛肠、皮肤、骨伤等 9 科 406 个病证，均涉及到脾虚证的诊断与疗效标准。这些标准较具权威性，使脾虚证的辨证走向规范化。

此外，尚有各脾虚证研究单位、证候规范化专家、研究者个人等制定的脾虚证诊断标准，陈氏等[3]认为此为脾气虚证诊断依据的多样性。故可用脾气虚证诊断的多态性说明中医证候规范的难度。

近年，杨氏等[4]在运用计算机对 500 例脾气虚证医案进行统计的基础上，根据脾气虚证症状发生率的高低，确定每一症状的分值，制定了脾气虚证分级（轻度、中度、重度）量化诊断标准。邱氏[5]通过以整群抽样取得的 549 例各科各系统病人（包括脾虚 229 例，非脾虚 320 例）的四诊资料对以往建立的“脾虚证诊断计分表”的诊断效果做了前瞻性的研究；该计分表诊断脾虚证的几项主要评价指标的结果为：患病率 41.7%，准确度 91.3%，敏感度 93.0%，特异度 90.0%，阳性预测值 86.9%，阴性预测值 94.7%，阳性拟然比 9.30，阴性拟然比 0.08，诊断效果满意。孙氏等[6]通过对 90 例多系统多病种脾虚证病人的研究，采用多指标探索脾虚证的定量诊断方法；发现随着木糖吸收率的逐步降低，脾虚证各种症状的出现率不断升高；除周围血管阻力逐渐上升外，唾液淀粉酶活性、血液流变学检测、心功能、血红细胞、血红蛋白及淋巴细胞转化率等指标值均逐渐下降，并与木糖吸收率呈正相关，有显著性意义；按照上述规律，将脾虚证分为Ⅰ、Ⅱ、Ⅲ度，并列出各度的症状出现率及检测结果，初步提出脾虚证分度定量诊断法。

（二）脾虚证动物模型

1. 脾虚证模型　1977 年，北京中医学院建立了限量饮食脾虚模型[7]。张氏等[8]以过量大黄水浸煎剂胃饲树鼩，实验第 8 天动物出现与临床脾虚相似的症状，如溏便、倦怠、不爱活动、皮毛枯槁、体重下降等；对其肝、十二指肠超微结构的研究表明，脾虚动物相邻肝细胞间紧密连接松弛，十二指肠黏膜上皮吸收细胞微绒毛变短，而在胃饲四君子汤后上述症状减轻而恢复正常。

2. 脾气虚证模型　北京师范大学生物系 1980 年报道运用中药大黄，塑造中医“脾虚”证动物模型[9]。近年来，苦寒泻下、饥饱失常、甘肥过度、劳倦伤脾等各类脾气虚证模型相继问世。罗氏等[10]采用偏食法（先食酒、后食醋）建立了 Wistar 大鼠脾气虚证动物模型，并从血液学、免疫学、组织化学、组织病理学以及超微结构等方面对该模型进行观察。傅氏等[11]用劳倦与饥饱因素塑造大白鼠脾气虚证模型，并对该模型进行形态学研究。王氏等[12]以马属动物驴为造模对象，以破气苦降的厚朴三物汤加饮食失节法塑造脾气虚证动物模型。阚氏等[13]也报道了用耗气破气理论塑造脾气虚证动物模型。李氏等[14]在采用劳倦、饥饱失节方法制造脾气虚大鼠模型基础上观察其骨骼肌细胞的组织化学改变。梁氏等[15]建立了以泻下与劳倦的脾气虚大鼠动物模型，此模型具有泻下药物用药剂量小，造模时间长的优点，造模因素更接近于临床脾气虚证的病因和久病致虚的特点，且易于复制。刘氏等[16,17]分别用大鼠胃饲秋水仙碱、X 射线照射大鼠腹部塑造脾气虚模型。

3. 脾阳虚证模型　裴氏[18]用番泻叶造成大鼠脾阳虚证模型。王氏[19]则用大黄造成家兔脾阳虚证模型。易氏等[20]利用过劳、饮食失节法配合苦寒泻下法复制了大白鼠脾阳虚证模型。

4. 脾阴虚证模型　辽宁中医学院王小明建立的饮食失节加劳倦过度加甲状腺激素和利血平脾阴虚模型。陈氏等[21]以番泻叶加甲状腺片致类脾阴虚模型。

5. 脾不统血证模型　彭氏等[22]在偏食法塑造“脾气虚证动物模型”的基础上，用过酸法模拟成“脾不统血黑便证（上消化道出血）动物模型”，醇酒法模拟成“脾不统血便血证（下消化道出血）动物模型”，破血法模拟成“脾不统血肌衄证（肌肤出血）动物模型”。

6. 脾虚证病结合模型　陈氏等[23]建立了大鼠脾虚、胃病的证病结合模型，对证病结合模型研究进行了有益的探索。王氏等[24]用 20%番泻叶浸剂灌服豚鼠，3 天后肛门注入 5%冰乙酸 0.1ml，复制了辨证与辨病相结合的豚鼠脾虚型溃疡性结肠炎模型。

### （三）脾虚证的临床与实验研究

对脾虚证的临床与动物实验研究几乎包括各大系统（消化、内分泌、神经、免疫、物质代谢、血液、肌肉运动及组织的病理形态等），根据中医“异病同证”，脾虚证是慢性消化系统疾病（慢性消化性溃疡、慢性胃炎、胃下垂、胃黏膜脱垂、慢性肠炎、慢性痢疾、消化不良、胰腺炎、肝炎等）的主要证型，亦是非消化系统的多种疾病（慢性支气管炎、功能性子宫出血、慢性肾炎、各种慢性出血疾病等）的常见证型，运用补脾药均可取得一定的疗效，故有治脾胃可以安他脏之说。

1. 脾主运化

对脾主运化的研究仍集中在消化系统，认为消化和吸收失常为主的疾患是脾虚证，因此胃肠道功能、胃肠道激素、胰腺功能等下降均可导致脾虚证。

（1）胃肠道功能　运动功能：马氏等[25]报道了 47 例脾虚病人的胃超声图像，发现存在着胃的位置下移、空胃积液、低张胃、排空延迟或增快、胃壁层次及黏膜层光洁度改变等现象，认为可能是产生脾虚证候群的病理基础。王氏[19]对大黄造模家兔的血清胆碱酯酶和胃肠推进运动进行观察，结果认为胃肠推进运动的加快和血清胆碱酯酶的降低可能是脾阳虚证的病理机制之一。曲氏等[26]报道，与正常对照组比较，实验性脾虚动物胃电慢波节律无明显改变，慢波振幅显著减小，快波振幅也减小，胃运动明显减弱；自然恢复组胃电波振幅和胃运动波仅有轻度恢复，经四君子汤加味治疗后的大鼠胃电波和胃运动波恢复接近正常对照组水平；表明实验性脾虚证动物的胃电波和胃运动波有明显变化，四君子汤加味能够明显予以改善。闻氏等[27]采用大鼠小肠移行性综合肌电（MMC）指标，综合对比四君子汤、木香枳实合剂、丹参川芎合剂及复方对大黄所致脾虚大鼠小肠电活动的影响；结果表明：大黄所致脾虚大鼠十二指肠和空肠位相性收缩增强，四君子汤能明显阻断这种变化过程，健脾理气化瘀复方及丹参川芎合剂也有一定的复健作用，木香枳实合剂的作用较差。张氏等[28]采用同步检测胃平滑肌电活动和腔内压力变化的方法及血浆胃动素放射免疫测定法，对 63 例各型脾虚证病人的胃运动功能进行研究，结果：各型脾虚证病人胃电节律紊乱的程度和电–机械脱偶联率均显著高于健康人，腔内压力波的各项指标均较健康人降低，血浆胃动素水平呈增高趋势，并与胃电节律紊乱成正相关，提示各型脾虚证病人胃运动功能异常可能与血浆胃动素水平增高、胃电节律紊乱、胃机械运动功能障碍有关。

任氏等[29]同步观察脾虚证大鼠血浆和肠组织中胃动素（MOT）的含量及其磷酸川芎嗪（TMPP）的药物动力学（PK）特征，并用四君子汤反证，结果表明：TMPP 在脾虚证、正常和四君子汤治疗大鼠的房室模型均为开放型二室模型，正常和四君子汤治疗大鼠间的 MOT 含量、TMPP 的 PK 参数及血药浓度等观察指标无明显差异，模型和正常组间上述指标差异显著；因此认为大鼠的脾虚状态明显地影响 TMPP 在体内的吸收、分布、代谢和排泄，四君子汤可恢复脾虚大鼠异常的 TMPP 的 PK 特性。潘氏等[30]应用核素检查法比较了慢性胃脘痛病人实证、虚证的胃排空功能，发现虚证（包括脾虚证）的排空迟缓。周氏等[31]采用不透 X 线标志——钡条法测定了 32 例脾虚气滞型运动障碍样消化不良病人胃排空功能，结果：13 例（40.6%）排空迟缓，4 例处于临界值（12.5%），15 例（46.9%）排空率正常，提示该类病人存在着胃排空迟缓的状态。

吸收功能：毛氏等[32]测定了 30 例脾阴虚证病人血浆蛋白，发现该证血浆总蛋白含量与正常人相近，但白蛋白减少，球蛋白中$\alpha_1$与$\gamma$增加，$\alpha_2$与$\beta$有增加倾向，A/G 比值降低；脾气虚病人蛋白总量降低，各类蛋白比的变化与脾阴虚证相似。陈氏等[33]研究表明异功口服液的健脾益气作用可能与直接补充人体缺乏的氨基酸尤其是必需氨基酸，促进蛋白质的合成，改善机体的代谢功能有关。戴氏等[34]测定了 32 例脾虚病人的血清游离氨基酸（FAA）含量，与 20 名健康成年人测定值比较，提示脾虚病人血清中有多种 FAA 含量降低，可能与肠道吸收不良有一定的关系，病人血清蛋白浓度及免疫功能低下可能与 FAA 水平降低有关。易氏等[35]用小承气汤合并半量饮食塑造小鼠消化功能紊乱模型，选择补益方剂四君子汤，观察其对小鼠小肠吸收功能、体重、自主活动以及肝脏线粒体氧化磷酸化效率和细胞能荷的影响，从整体验证该方的作用。结果表明：小承气汤组小鼠小肠糖吸收功能低下，体重下降，自主活动能力减弱，肝线粒体呼吸控制率和肝细胞能荷值均低于对照组，而四君子汤组各项指标均有明显改善，大剂量四君子汤组更为显著；提示四君子汤具有纠正胃肠功能紊乱和调整肝脏能量代谢的作用，因此认为脾主运化应涉及两方面内容：胃肠消化吸收过程（外运化）以及被吸收的物质在肝脏相互转化和能量的生成过程（内运化）。

（2）胃肠病变　任氏等[36]通过对慢性萎缩性胃炎脾虚证胃黏膜活检标本超微结构的观察，发现胃黏膜各类线粒体的退行性病变，是脾虚证发生的病理基础。劳氏等[37]发现脾虚病人胃、结肠黏膜组织学发生改变，如胃黏膜微绒毛变稀，线粒体数目明显少于健康人，并有肿胀、膜缺损、嵴断裂、基质变淡等改变，其主细胞的酶原颗粒数亦明显减少；结肠黏膜柱状细胞微绒毛较正常人变稀、数目明显减少等改变。

（3）唾液淀粉酶　广州中医学院脾胃研究组[38]根据中医学“脾开窍于口”“涎为脾液”等观点，以及临床上脾虚病人无论是口味或是唾液的质和量等大都异常的现象，对脾虚病人唾液中的消化酶——唾液淀粉酶的活性进行了研究，发现唾液淀粉酶活性比值，是反映脾虚证候本质的重要指标，其活性于酸负荷刺激后多下降，而正常人多为上升。这一结果被全国多家单位重复，并于 1986 年郑州召开的全国虚证会议上被定为脾虚证诊断的参考指标。

（4）胃肠道激素　郑氏等[39]发现 71 例脾虚证胃痛病人胃窦黏膜中 D 细胞数量显著减少，D 细胞分泌生长抑素，有抑制胃泌素、胃酸和胃蛋白酶原分泌的作用，故推测 D 细胞减少是脾虚证病人的重要病理学形态指标。涂氏等[40]发现脾阳虚型和胃阴虚型的血清胃泌素及尿胃蛋白酶值均高于正常对照组。张氏等[41]对 30 例脾虚泄泻病人回肠末端、横结肠和乙状结肠黏膜中 P 物质（SP）和血管活性肠肽（VIP）进行测定，发现脾虚泄泻组结肠末端 SP 含量较无腹泻组和非脾虚泄泻组显著增加；脾虚泄泻组的乙状结肠黏膜 VIP 含量较无腹泻组也显著增加，与非脾虚泄泻组比较有增加趋势，提示 SP 和 VIP 可能与脾虚泄泻症状有关；根据脾虚临床表现和 VIP 的功能，在脾虚泄泻中，VIP 可能起更重要的作用。李氏等[42]用成年雄性大鼠 50 只，分为正常组、脾虚组、自然恢复组和治疗组，观察小肠黏膜组织结构及黏膜内胃泌素细胞和 5–羟色胺细胞的变化，结果：黏膜未见明显异常改变，脾虚组胃泌素细胞和 5–羟色胺细胞分泌功能活跃，这可能与脾虚证发生有关。马氏等[43]报道了大鼠脾虚模型组血浆、胃窦及结肠组织中生长抑素含量均较正常对照组显著升高，而且脾虚型血浆中生长抑素含量与胃窦组织中生长抑素含量呈显著正相关，故认为生长抑素含量的升高可能是脾虚证的病理基础之一。周氏等[44]对大手术后脾虚病人血中激素水平测定结果表明：脾虚病人血中胃动素（MOT）含量明显高于正常对照组，胰多肽（PP）明显低于正常组、血管活性肠肽（VIP）、生长抑素（SS）、胰高血糖素（Glu）、胰岛素（Ins）则与正常组无显著性差异。任氏等[45]报道脾虚泄泻病人血浆、十二指肠降段的胃动素（MOT）低于对照组和非脾虚泄泻组，降结肠、直肠的前列腺素（$PGE_2$）高于对照组和非脾虚泄泻组，认为脾虚病人 MOT 和 $PGE_2$ 含量的异常可能是脾失健运的实质之一。金氏等[46]通过动物与临床同步观察和相关分析提示：脾气虚证胃动素升高，免疫球蛋白下降可能是脾气虚证的病理机制之一；非脾气虚证胃泌素、胃动素升高，免疫球蛋白下降，可能是非脾气虚证的病理机制之一；运动障碍型消化不良病胃泌素、胃动素下降，胰高血糖素升高可能是运动障碍型消化不良病的病理机制之一。结果说明了中医证和西医病与神经–内分泌–免疫网络之间有一定的内在联系。

（5）胰腺功能　金氏[47]观察了 115 例不同疾病脾气虚病人的消化吸收功能，发现胰功肽和木糖均降低。毛氏[48]观察到脾阴虚证胰功肽排出率降低，表明胰腺外分泌量减少，小肠吸收能力低下，其变化与脾气虚一致。杨氏等[49,50]通过对血清淀粉酶、胰淀粉酶同工酶及胰脂肪酶的测定，发现脾气虚证大鼠模型和脾气虚证病人均存在上述酶活性的降低，且胰淀粉酶同工酶活性下降的幅度与脾气虚证的程度具有相关性，故认为胰腺外分泌功能降低可作为脾气虚证的病理机制之一。

2. 脾主肌肉

（1）“脾气虚”时能源物质的改变　腺苷三磷酸（ATP）是骨骼肌运动的直接供能物质，ATP（ADP、AMP）的浓度可表明细胞能量代谢的功能；肌糖原和脂肪是肌组织的能量贮存形式，它可反映机体能源物质的利用情况。熊氏等[51]的研究发现，脾虚大鼠肌糖原含量显著低于正常大鼠肌糖原含量，对脾虚大鼠用健脾益气糖浆进行治疗 7 天后，其肌糖原含量虽然仍低于正常动物，但其回升显著快于自然康复组。李氏等[52]、孙氏等[53]及杨氏等[54]研究表明：“脾气虚”动物模型的 ATP 含量和能荷值、肌糖原和脂肪的含量较正常对照组显著减少，通过服用健脾益气类药后其含量较自然恢复组明显增高，说明“脾气虚”大鼠骨骼肌存在着能量产生及能源物质的不足。

（2）“脾气虚”时磷酸原供能系统的改变　杨氏等[4]研究发现肌球蛋白 ATP 酶（M-ATPase）含量在脾气虚时降低，这一结果为脾气不足时出现四肢痿软、不耐疲劳等现象提供了依据。

磷酸肌酸激酶（CPK）能催化磷酸肌酸释放出高能磷酸根，并移给腺苷二磷酸（ADP）产生 ATP，为肌肉应急收缩提供能量来源；同时，在肌肉中 ATP 含量剩余时，CPK 又催化 ATP 转变为 ADP，脱下高能磷酸根转移给肌酸，形成磷酸肌酸，以贮备供需要时使用。因此，CPK 的双向调节作用是肌肉能量代谢中较为重要的环节。郑氏等[55]、杨氏等[56]通过对运用大黄泻下法所致 NIH 小白鼠的脾气虚模型进行研究发现，脾气虚组动物血清及骨骼肌内 CPK 酶活性明显低于正常对照组；继而对 47 例脾气虚证的胃病病人进行了血清肌酸磷酸激酶及其同工酶的测定，发现脾气虚证病人治疗前的 CPK 及其肌型肌酸磷酸激酶（CPK–MM）活性明显低于与之对照的脾胃湿热组和肝胃不和组，经扶正健脾治疗后，CPK 及 CPK–MM 的活性升高，认为 CPK–MM 可在一定程度上反映脾气的盛衰。

（3）“脾气虚”时糖酵解供能系统的改变　测定肌糖原的含量可以了解肌糖原的贮存情况，推测糖酵解的能力，从而判断肌肉对剧烈运动的耐受程度。杨氏等[54]研究发现，大鼠骨骼肌Ⅰ型纤维和Ⅱ型纤维的糖原含量在脾气虚时均降低，并以Ⅱ型纤维的降低尤为显著。根据造模因素的分析，肌糖原含量的降低与营养物质的吸收障碍，肌糖原合成不足和肌细胞有氧氧化不足，使糖酵解功能增强，肌糖原消耗过多有关。

磷酸果糖激酶（PFK）与乳酸脱氢酶（LDH）是催化糖酵解的两个重要的酶，LDH 和 PFK 的活性可反映细胞内无氧酵解的程度。李氏等[52]、孙氏等[53]研究发现，“脾气虚”动物模型的骨骼肌中 LDH 和 PFK 的反应较对照组增强，尤以Ⅱ型纤维明显，相对酶活性均较对照组明显增加；通过服用健脾益气类药物，LDH、PFK 的酶反应活性较自然恢复组明显弱；同时发现，骨骼肌中参加 LDH 的构成和激活的微量元素锌和铁的含量也相应增加，说明“脾气虚”者骨骼肌细胞内无氧酵解活跃，从而使与无氧酵解有关酶的活性增加。王氏等[57]通过对脾胃气虚病人及 82 例慢性迁延性乙型肝炎辨证为肝郁脾虚证的病人血清中 LDH 的测定，得出与动物实验不一致的结果，发现 LDH 的活性显著低于正常对照组，经治疗后 LDH 的活性随着脾气虚证的消失而恢复到正常水平；提示脾气虚证与能量代谢有关，并推测肌肉活动时所产生的乳酸可因 LDH 活性下降而积滞，这可能是脾气虚者常见肌肉酸困乏力的原因之一。

（4）“脾气虚”时有氧代谢供能系统的改变　线粒体的结构变化：线粒体是细胞生物氧化的主要场所，骨骼肌代谢以有氧氧化为主，因此骨骼肌收缩活动所需能量与线粒体密切相关。

李氏等[52]、杨氏等[58]及裴氏等[18]研究发现，“脾气虚”动物模型的骨骼肌线粒体的形态与数量发生异常改变：伴随着肌原纤维间线粒体的数密度减少，线粒体的体密度增加；线粒体数量减少，大小不一，肿胀（可为正常线粒体的数倍），嵴部分或全部消失，基质透明，甚或溢出线粒体外，线粒体外膜结构破坏等；经健脾益气类药复健，其结构恢复接近正常对照组，而自然对照有所恢复；说明“脾气虚”所致肌肉失养的病理机制之一为骨骼肌线粒体结构损伤，从而影响骨骼肌的有氧代谢；也显示了健脾益气类药物具有缩短脾气虚证时损伤的线粒体修复时间的作用。

肌红蛋白（Mb）的改变：Mb 是一种氧合含铁血红蛋白，主要在心肌和骨骼肌内生成。它接受从血红蛋白运来的氧，运输并贮存于肌细胞内，为肌肉组织供氧。裴氏[18]研究发现“脾阳虚”动物血清 Mb 低于对照组，差异显著，提示脾阳虚时，肌肉组织氧的运输和贮存不足，从而可能会影响肌组织的有氧代谢。

与有氧代谢有关的酶的改变：琥珀酸脱氢酶（SDH）、细胞色素氧化酶（CCO）、辅酶Ⅰ-四氮唑还原酶（NADH-TR）是细胞氧化过程中重要的酶。SDH 是线粒体三羧酸循环中的第一个脱氢酶，其组织化学反应能很敏感地反映氧化代谢的状况，其活性与线粒体数目平行改变，一般认为属线粒体的标志酶；CCO 及 NADH-TR 是参与线粒体内膜的呼吸链上氧化的重要酶，可作为细胞中氧化代谢程度指标。

李氏等[52]、杨氏等[54]研究发现，“脾气虚”动物模型骨骼肌中 SDH 的反应颗粒细小，各型纤维的相对酶活性均较对照组低，差异显著；CCO 相对酶活性较对照组低；两型纤维的 NADH-TR 含量下降。通过服用健脾益气类药物 SDH 及 CCO、NADH-TR 的酶反应活性及其含量较自然恢复组明显增强。说明脾气虚证大鼠骨骼肌细胞的有氧氧化效率较低。

（5）“脾气虚”时骨骼肌的形态变化　李氏等[52]研究发现，“脾气虚”大鼠比目鱼肌超微结构可见 Z 线增宽、肌浆网扩张，通过服用健脾益气类药（四君子汤）大鼠骨骼肌超微结构接近正常。杨氏等[58]研究发现，“脾气虚”大鼠骨骼肌肌纤维明显变细，根据Ⅰ型纤维和Ⅱ型纤维骨骼肌细胞的平均截面积（A）的测量，脾气虚组大鼠两种肌纤维的 A 均下降，其中Ⅰ型纤维较对照组下降了 33%，

Ⅱ型纤维下降了 67%，通过服用健脾益气类药物复健后，肌纤维 A 增加；说明肌纤维的蛋白质分解以Ⅱ型纤维为著。骨骼肌蛋白质的分解增强，反映了在脾气虚状态时，机体的代谢异常不仅表现在能量代谢方面，也影响到蛋白质的物质代谢，使肌肉组织的蛋白代谢呈负平衡状态。骨骼肌的上述病理改变，是脾气虚时肌肉不耐疲劳和剧烈运动的原因之一。杨氏等[59,60]通过多年的脾虚证与肌肉能量代谢关系的研究，已逐步将中医学“脾主肌肉”的理论应用于运动医学领域，以提高运动能力、抗运动性疲劳等。

### （四）脾主统血

孙氏等[61]报道利用补元饮（由红参、黄芪组成）治疗血液病脾不统血证 30 例，其结果为：显效 7 例，占 23.3%；有效 8 例，占 26.7%；进步 11 例，占 36.7%；无效 4 例，占 13.3%。总有效率 86%。张氏[62]将胃病病人分为脾不统血、脾气虚证、血热妄行、胃中积热四个证型，并与正常人进行了红细胞免疫的对比研究；结果表明：红细胞免疫花环试验与中医学“正邪相争”的理论有密切联系；脾不统血判断标准，与其他各型脾胃病的鉴别、标本缓急、病情轻重及病理转归之间的判断；红细胞免疫花环试验成为一种重要参考指标。肖氏等[63]观察 193 例，均经纤维胃镜确诊，包括急、慢性胃炎，胃炎伴十二指肠炎，胃、十二指肠复合性溃疡等病；辨证为脾不统血、脾气虚、脾中积热、血热妄行。结果：脾不统血组、脾气虚组的全血黏度均有下降，与正常组及其他两组比较有显著性差异，以脾不统血组下降更为明显，与脾气虚组比较有显著性差异；脾不统血组、脾气虚组的红细胞比积均有下降。认为脾不统血组的全血黏度、红细胞比积均明显降低、血沉明显加快，反映了红细胞数量和质量的异常是本证的一部分实质。

### （五）脾虚证与免疫功能

#### 1. 非特异性免疫

谢氏等[64]发现驴脾气虚证模型血清β－葡萄糖醛酸苷酶（β–G）含量明显低于正常，而血清巨噬细胞及白细胞中酸性磷酸酶（ACP）含量升高。徐氏等[65]发现脾虚证小鼠全血白细胞吞噬功能下降。章氏等[66]发现脾虚病人溶菌酶水平低下。许氏等[67]则观察到血中巨噬细胞吞噬率及吞噬指数明显下降。

2. 细胞免疫

丁氏等[68]对 30 例脾虚证和 20 名正常人的末梢血细胞亚群（OKT）系统和 T 细胞亚群分类、淋巴细胞体外白细胞介素 2（IL−2）的分泌功能进行测定，结果：脾虚证病人与正常人相比，末梢血中 T 淋巴细胞总数、辅助性 T 细胞（TH）明显减少、抑制性 T 细胞（TS）相对增多，TH 与 TS 比值异常，单位淋巴细胞体外分泌 IL−2 功能无明显改变；说明脾虚证病人细胞免疫功能降低，免疫调节机制紊乱，免疫抑制占优势。

刘氏等[69]发现脾虚证病人外周淋巴细胞转化率低于正常；实验研究证实脾虚证小鼠的外周血 T 淋巴细胞的分化增殖能力下降[70]。葛氏等[71]发现脾虚证小鼠胸腺细胞内 DNA 合成减少，胸腺细胞和 T 细胞发育增殖受到影响。万氏等[72]报道大黄脾虚模型小鼠脾脏的 IFN−γ、NK 细胞功能及 IL−2 活性均明显低于正常。

3. 体液免疫

万氏等[73]通过对实验性脾虚小鼠脾脏淋巴细胞增殖周期和免疫细胞化学的研究发现，脾虚动物脾细胞 DNA 及 IgM 合成不足，脾β细胞增殖能力降低。脾虚证病人外周血 IgG、IgM、IgA 及补体成分含量变化的临床报道不尽一致[74−76]。丁氏等[68]发现酸刺激前脾虚病人唾液分泌型免疫球蛋白 A（sIgA）水平明显高于正常，而酸刺激后其下降幅度亦较正常人为高，提示其 sIgA 储备不足。唐氏等[77]报道脾虚病人肠液 sIgA 含量明显升高。翟氏[78]发现虚寒泄泻型患儿粪 sIgA 低于正常。

4. 红细胞免疫

刘氏等[79]观察脾虚泄泻病人红细胞免疫功能，结果表明：脾虚泄泻组的红细胞 $C_{3b}$ 受体花环率（RBC−$C_{3b}$−RR）显著低于脾虚非泄泻组和健康对照组（$P<0.01$）；脾虚泄泻组的红细胞免疫复合物花环率（RBC−IC−R）显著高于脾虚非泄泻组和健康对照组；而且 $C_{3b}$−RR 与木糖吸收率、红细胞数、血红蛋白、血浆白蛋白等呈显著正相关，IC−R 与上述指标显著负相关；提示脾虚证者小肠吸收功

能障碍所致的贫血、低蛋白血症使红细胞 $C_{3b}$ 受体数量减少或损伤或活性下降，导致红细胞免疫功能降低，脾虚泄泻病人病变程度较重，故其红细胞免疫功能降低也较明显。张氏等[80]发现脾气虚及脾不统血病人红细胞 RBC-$C_{3b}$-RR 与胃中积热和血热妄行病人比较明显降低，而偏食脾虚大鼠 RBC-$C_{3b}$-RR 也明显低于正常。

### （六）脾虚证与微量元素

李氏等[81]测定了 36 例脾气虚病人血浆与红细胞中微量元素，结果：红细胞中铁升高，铜降低；经益气健脾治疗后铜升高，铁降低。血浆中锌降低，铜、铁升高；治疗后铜、铁降低，锌升高。差异均有显著性意义。马氏等[82]观察了 40 例脾气虚病人，结果：锌与铜及铜锌比值下降，镁有升高倾向。焦氏等[83]测得 54 例脾虚证血浆锌、铜含量均降低，但铜锌比值升高（$P<0.05$），硅降低，钼有升高倾向。梁氏等[84]测定了 53 例脾气虚证病人血清中锌、铜、钙、镁、铁的含量，结果：脾气虚组锌、镁的含量均明显降低，与正常组相比均有非常显著性的差异；脾气虚组铜的含量明显升高，与正常组比较有显著差异；脾气虚组铜锌比值明显高于正常组；脾气虚组钙、铁的含量虽有轻微升高，与正常组比较均无显著差异。提示脾气虚病人存在有微量元素代谢的异常，其含量的变化与中医脾虚证有一定的关系。

### （七）脾虚证与微循环、血液流变学

杜氏[85]观察了 50 例各类消化道疾病脾虚证病人，其甲襞微循环血流缓慢、血球积聚袢顶 25 例，管袢模糊、苍白和血管变异 23 例，红细胞数减少 36 例。聂氏等[86]观察了 5 种疾病共计 324 例脾虚证病人甲襞微循环变化，发现管袢形态多有改变，血流流态与袢周状态均有改变，经治疗后改善。贾氏等[87]观察到脾虚证甲襞微循环主要表现为血流速减慢，可出现红细胞聚集及血管袢周围出血、管袢交叉和畸形增多、清晰度下降、微血管袢顶瘀滞，各型的积分值均显著高于正常人对照组；舌尖微循环主要表现为异常管袢增多，显著高于正常人对照组；血

液流变学改变的特点为全血黏度和血浆黏度增高、血沉增快、血小板聚集率增高、血沉方程 K 增大，而血球压积、红细胞电泳、纤维蛋白原等指标则与正常人组无明显差异。黄氏等[88]、任氏等[89]从机体对药物作用特征的角度，同步研究了健康与利血平致脾虚大鼠的血液流变学及磷酸川芎嗪（TMPD）灌胃后的药代动力学，结果脾虚证的药物动力学特征为：TMPD 在体内的空间位置状态由双室变为单室模型；药物浓度值增加，血液浓度–时间曲线下面积（AUC）增加；7 项血液流变学指标提示脾虚大鼠处于典型的“浓、黏、聚、凝”的血瘀状态；结论：脾主运化、四肢、肌肉与脾之气虚血瘀可能是脾虚大鼠特征性药物动力学的机制之一。黄氏等[90]观察脾虚证病人的血液流变表现为高黏状态、供血障碍、出血倾向，并有贫血现象，即血浆比黏度及红细胞硬化指数明显增高，红细胞聚集指数及红细胞压积明显降低；甲襞微循环则表现为组织器官供血不足。杨氏等[91]报告运用血液流变学甲襞微循环检查方法对 34 例脾阴虚证病人进行了多项指标观察，并与 35 例健康人对照分析。结果显示：脾阴虚证病人具有微观血瘀的征象，其全血比黏度、血浆比黏度、红细胞硬化指数增高，血沉增快；甲襞微血管血色暗红、袢顶扩张、红细胞聚集、血流缓慢瘀滞，甲襞微循环形态积分值、流态积分值、袢周状态积分值及总积分值均增高。揭示了脾阴虚证与微观血瘀证同时共存的客观现象及两者内在的相关性。提示对于脾阴虚证病人，在补益脾阴时，佐以养血活血之品实属必要。

### （八）其他

钱氏等[92]观察到脾阴虚证，包括消化道疾病、甲状腺功能亢进、多种癌手术后和夏季热等，其血浆环磷酸腺苷酸（cAMP）明显降低、环磷酸鸟苷酸（cGMP）明显升高，变化趋势与脾气虚证相近。王氏等[93]选择马属动物驴和大白鼠为实验对象，通过对骨骼肌、心肌、胃肠血管平滑肌等的研究，认为脾气虚证发生机制首先在脾主运化这一主要环节，有以下三个方面的变化：一是红细胞膜蛋白变构使携氧能力下降；二是各组织的线粒体破坏和能源物质储存下降，导致氧化磷酸化作用受阻和酵解代谢增强；三是胃肠黏膜屏障和微绒毛破坏，影响吸收功能。李氏等[94]对脾虚证研究表明：脾气虚证、脾阳虚证和脾阴虚证动物模型的血清脂质过氧化物升高，抗氧化酶活性下降，机体抗氧化能力显著降低，心肌、骨骼肌、肝和小肠线粒体超微结构异常，且有轻重之别，提示脾气虚证、脾阳虚证和脾阴虚证与生物膜的损伤及其损伤程度有密切关系。刘氏等[95]通过大白鼠脾阳虚模型的研究，结果提示：脾阳虚时机体的过氧化速率增强，抗氧化能力下降，但机体仍存在着对过氧化作用进行应激反应潜在能力；从分子生物学生物膜角度，为脾阳虚证是多系统损伤综合证候群的理论奠定病态膜学基础。赵氏等[96]应用荧光偏振光技术观察了 53 例脾虚病人红细胞膜流动性的改变，旨在从分子水平揭示脾虚证的本质，结果显示：脾阳虚、脾阴虚病人红细胞膜荧光偏振度明显高于正常人组，其中脾阳虚组更为明显；并认为脾虚病人红细胞膜流动性的这种改变可能与脂质过氧化作用有关。

## 二、分析与评价

### （一）特点

近 4 年来对脾虚证的研究较 20 世纪 90 年代以前，有以下显著特点：①脾虚证的研究已逐渐转移到证病结合研究的轨道上来，如：对脾虚证的诊断标准，制定了针对不同科或某些具体疾病的诊断标准；对脾虚证的证病结合动物模型研制上亦进行了有益的探索。②对脾虚证的专题研究，如：脾主运化的研究，主要集中在胃肠道功能、胃肠道激素、胰腺功能下降等方面的研究；而脾主肌肉的研究，通过探讨脾虚证时肌肉与能量代谢间的关系，已突破了原有的框架，将脾主肌肉的理论延伸到运动医学领域中，以提高运动能力、抗运动性疲劳等。并有学者提出“脾虚综合征”这一新的病证诊断学概念[97]。

### （二）问题

尽管脾虚证的研究取得了累累硕果，但毋庸讳言，仍存在着不少值得思考的问题，主要有如下 3 点：

1. 脾虚证的动物模型

无论何种方法所塑造的脾虚证动物模型，尽管出现了某些类似人类脾虚证候的外观表现，但首先忽视了脾虚模型与人体脾虚证病程的差别，人体脾虚证多因先天禀赋不足、后天失养所致，病程较长，一般不经适当治疗和调护则自愈的可能性低；而脾虚证动物模型不用复健药亦可很快恢复至正常（如进食量顿时增加、便溏停止、体重迅速恢复等），这与临床实际情况难以吻合。其次塑造的动物模型往往并非单一的脾虚证，中医病因具有非特异性，劳倦、饥饱失常等往往是脾虚、肾虚、心虚、肺虚、肝虚等虚证的共同致病因素；中药大黄苦寒泻下所造成的脾虚证模型，在胃肠有超微结构的改变，在心与肾亦有同样超微结构的变化。大黄不仅伐胃，而且伤心与肾，所以这个脾虚模型，也存在着心、肾脏虚的问题，不应认为是单纯的脾虚模型[98]，再加之脾虚模型的自然恢复，给什么补药（补脾、补肾、补心、补肺、补肝）都能奏效。因此以方测证，即以健脾益气法反证脾虚证模型的成功与否有待商榷。杨氏[99]认为中医实验研制的“证”的动物模型面临着种种问题，指出目前尚未出现反映中医特色、能被广泛接受的“证”的动物模型，其原因是动物模型制作具有一定难度，证与方药之间关系不固定，证与症状、体征、实验指标之间关系不固定等。

2. 脾虚证的临床与实验研究

脾虚证研究所涉及的范围之广，可谓盛况空前，但首先存在着低水平重复，致使某些检测指标的结果前后矛盾，难以揭示该证的实质，如环核苷酸、血液流变学、微量元素等往往结果不一致。匡氏[100]、梁氏等[101]已分别撰文对以血液流变学、环核苷酸为指标的证本质研究进行了剖析，对于脾虚证的研究亦存在同样的问题，在此不再赘述。其次在脾虚证本质研究中，所筛选的指标虽多，但特异性的较少且只能反映脾虚的局部；在脾虚证研究中估计有 70 余种实验指标，D 木糖排泄率低下公认是反映脾虚证特异性较好而阳性率较高的指标之一，但它只能反映脾虚证的局部，因为 D 木糖试验是反映小肠的吸收功能障碍，而脾虚证的外延远远不只是小肠的吸收功能障碍所能概括的，至少还包括了胃和消化腺所分泌的各种消化酶的功能障碍，因此脾虚证不应等同于西医学的“吸收不良综合征”。也提示在脾虚证的研究中，今后不应再把寻求反映证的特异性指标作为重点，因为证是病的阶段性变化，明显受到病的影响和制约；企图以西医还原分析方法从异病同证、同病异证这一良好的愿望中获得证的物质基础，可能并非良策。

3. 治疗脾虚证有效方药还有待开发

如对脾气虚证的治疗，目前优选方是补中益气汤、四君子汤等，这种固定主方的思路限制了该证治疗方药的深度和广度。以《普济方》治疗脾气虚弱为例有：脾气虚弱呕吐不下食证治、脾胃气弱不能饮食证治、脾气虚弱肌体羸瘦证治、脾虚泄痢证治、脾气虚腹胀满证治、脾气虚弱水谷不化证治等，载方数十种，说明对脾气虚弱证的治疗是多种多样的，并不拘泥于优选某方。故对脾虚证的治疗，临床上应拓宽思路，突破常规用药模式。

## 三、展望

中医脾虚证的研究，既要符合中医理论，又要运用现代科学技术和方法予以阐释，如何有机地融合中西医两种医学体系已不仅仅是脾虚证研究中所遇到的困惑，也是整个中医药现代化进程中所要解决的难题。任何偏废均不利于中医学术的发展。鉴于脾虚证研究已取得的成果和暴露出的问题，为了使脾虚证研究得以深入，笔者认为应着眼于以下几个方面。

（1）明确脾虚证的内涵与外延，以及脾气虚证、脾阴虚证、脾阳虚证、脾不统血证诸证之间的联系和区别。弄清楚这些基本概念，是深入脾虚证研究的重要基础，这需要从文献学、临床流行病学的角度进行发掘和整理。

（2）临床研究与动物实验并举。因脾虚证动物模型目前难尽人意，在此情况下应加强脾虚证临床的前瞻性研究。如脾主肌肉应着眼于对运动系统中骨骼肌的能量代谢的研究，脾主运化可集中于对消化系统中胃肠道激素、胃肠动力学的研究，脾主统血则侧重于对造血系统中有关的血液病的研究等，使脾虚证的研究以证病结合为主。

（3）脾虚证治疗的方药的深度和广度须进一步深入，应在临床中针对不同系统疾病的脾虚证进行筛选药物，形成专病专方专药，从脾虚角度开发胃动力中药、开发提高运动能力及调节免疫功能中药，在复方基础上进行拆方研究以优化组方，确定药物的有效部位、活性成分及药物的作用机制等。

（4）脾虚证有待分化，中医脾脏被誉为后天之本，主运化、统血、主肌肉等，与西医脾的生理功能为造血、破血、储血，是人体最大的免疫器官相距甚远。若把脾脏进行剖析，就会发现脾的生理与消化系统中的消化水谷、吸收营养是不相干的，这可分化成胃、肠、胰及消化腺、胃肠道激素等的功能；而非消化系统中诸如脾主运化与水液代谢、脾虚与免疫、脾不统血与血证等则可视为脾本脏的生理病理。

## 参考文献

[1] 胡筱娟. 近十年对脾虚实质研究的概况. 中国医药学报，1991，6（5）：307.

[2] 危北海. 脾胃学说与脾虚证研究现状评估. 中医杂志，1990，31（5）：305.

[3] 陈小野. 脾气虚证多态性的初步探讨. 中医杂志，1996，37（2）：113-116.

[4] 杨维益. 脾气虚证时肌酸磷酸激酶及其同工酶活性变化的临床研究. 中国医药学报，1991，7（4）：214.

[5] 邱向红. 脾虚证计量诊断的前瞻性研究. 广州中医学院学报，1994，11（1）：13.

[6] 孙弼纲. 脾虚证分度定量研究. 中国中西医结合杂志，1994，14（3）：135.

[7] 陈小野. 实用中医证候动物模型学. 北京：北京医科大学、中国协和医科大学联合出版社，1993：145.

[8] 张启元. 树鼩实验性脾虚模型建立. 北京师范大学学报·自然科学版，1995，31（1）：111.

[9] 北京师范大学生物系. 中医脾虚证动物模型的造型. 中华医学杂志，1980，（2）：83.

[10] 罗光宇. 偏食法塑造大鼠脾气虚证模型研究. 中医杂志，1990，31（4）：49.

[11] 傅湘琦. 大白鼠“脾气虚证”模型的形态学研究. 浙江中医杂志，1990，25（1）：44.

[12] 王淑兰. 马属动物驴“脾气虚”证的实验研究. 中医杂志，1990，31（6）：64.

[13] 阚甸嘉. 用耗气破气理论塑造脾气虚动物模型. 吉林中医药，1990，（2）：32.

[14] 李乐红. “脾气虚”大鼠骨骼肌细胞化学研究. 中国医药学报，1990，5（5）：16.

[15] 梁嵘. 用泻下与劳倦因素塑造大鼠脾气虚证模型. 北京中医学院学报，1992，15（4）：32.

[16] 刘士敬. 大鼠胃饲秋水仙碱脾气虚模型研究. 中医杂志，1997，38（5）：300.

[17] 刘士敬. X 射线照射大鼠腹部塑造脾气虚模型的研究. 辽宁中医杂志，1997，24（7）：331.

[18] 裴媛. 脾阳虚大鼠横纹肌线粒体超微结构及血清肌红蛋白含量的实验研究. 辽宁中医杂志，1991，18（5）：43.

[19] 王学庆. 脾阳虚家兔模型血清胆碱酯酶和胃肠推进运动的实验研究. 辽宁中医杂志，1991，18（7）：41.

[20] 易杰. 脾阳虚大白鼠脂质过氧化一级引发作用及其抗氧化酶变化的实验研究. 辽宁中医杂志，1993，20（10）：43.

[21] 陈德珍. 类脾阴虚证大鼠病理模型的初步研究，1997，5（2）：98.

[22] 彭成. 脾气虚脾不统血证候动物模型的研究. 中医杂志，1996，37（4）：241.

[23] 陈小野. 大鼠醋酸性胃溃疡和脾虚证证病结合模型的病理学研究. 中医杂志，1991，（2）：45.

[24] 王玉良. 固本益肠片治疗实验性豚鼠脾虚型溃疡性结肠炎的研究. 中国中西医结合杂志，1995，15（2）：98.

[25] 马伟丰. 脾虚患者胃形态和运动功能的超声图观察. 浙江中医杂志，1991，26（4）：184.

[26] 曲瑞瑶. 大鼠实验性脾虚证胃电波和胃运动波的研究. 中国中西医结合杂志，1994，14（3）：156.

[27] 闻集普. 健脾理气化瘀方药对脾虚大鼠小肠移行性综合肌电的影响. 中医杂志，1993，34（9）：558.

[28] 张兵. 脾虚证患者胃运动功能的研究. 中国中西医结合杂志，1994，14（6）：346.

[29] 任平. 四君子汤对脾虚大鼠胃动素及川芎嗪药物动力学特征的影响. 中国中西医结合杂志，1997，17（1）：45.

[30] 潘志恒. 慢性胃脘痛患者中医证型与核素胃排空功能关系初步探讨. 中国中西医结合脾

胃杂志，1997，5（1）：144.

［31］周斌. 脾虚气滞型运动障碍样消化不良患者胃排空功能测定. 中国中西医结合脾胃杂志，1997，5（2）：84.

［32］毛炯. 30 例脾阴虚证患者的中医临床观察和血浆蛋白测定. 浙江中医杂志，1990，25（8）：363.

［33］陈陶后. 中药异功口服液氨基酸含量及其对脾虚证小儿血浆游离氨基酸的影响. 实用中西医结合杂志，1994，7（3）：156.

［34］戴小华，孙弼纲. 脾虚患者血清游离氨基酸的变化. 中国中西医结合杂志，1994，14（7）：403.

［35］易崇勤. 四君子汤调整小鼠运化功能紊乱的实验研究. 中国中西医结合杂志，1997，17（1）：42.

［36］任宏义. 慢性萎缩性胃炎脾虚证的病理组织学与超微结构观察. 中国中西医结合杂志，1992，12（10）：593.

［37］劳绍贤. 脾胃虚寒患者的消化道组织超微结构及运动功能改变. 中国中西医结合脾胃杂志，1993，（1）：1.

［38］广州中医学院脾胃研究组. 脾虚患者唾液淀粉酶活性的初步研究. 中华医学杂志，1980，60（5）：290.

［39］郑樨年. 脾虚证胃痛与胃窦黏膜 D 细胞关系的探讨. 江苏中医，1990，11（1）：36.

［40］涂福音. 慢性萎缩性胃炎 103 例中医证型与血清胃泌素、尿胃蛋白酶关系探讨. 福建中医药，1990，21（2）：11.

［41］张忠兵. 脾虚泄泻患者肠黏膜中 SP 和 VIP 初步探讨. 中国中西医结合杂志，1991，11（3）：144.

［42］李玲凤. 大鼠实验性脾虚证小肠黏膜内分泌细胞的免疫组织化学研究. 中国中西医结合杂志，1992，12（8）：483.

［43］马建伟. 大鼠脾虚模型血浆及胃肠组织中生长抑素含量的实验研究. 辽宁中医杂志，1992，19（8）：42.

[44] 周纹洛. 大手术后脾虚患者血中激素水平测定. 中国中西医结合杂志，1992，12（4）：219.

[45] 任平. 对脾虚泄泻患者胃动素及前列腺素的初探. 中国医药学报，1993，8（1）：22.

[46] 金敬善. 脾气虚证与神经内分泌免疫网络相关性的研究. 中国中医基础医学杂志，1997，3（3）：34.

[47] 金敬善. 脾虚证病人消化吸收功能的同步观察. 北京中医，1990，（3）：12.

[48] 毛炯. 30 例脾阴虚证患者的胰腺外分泌功能测定. 浙江中医杂志，1990，25（2）：77.

[49] 杨维益. 脾气虚证与胰腺外分泌功能关系的实验研究. 中国中医基础理论杂志，1995，1（4）：41.

[50] 杨维益. 脾气虚证与胰腺外分泌功能关系的临床研究. 中国中西医结合杂志，1996，16（7）：414.

[51] 熊海，张澄波，危北海，等. 健脾益气汤对脾虚大鼠肌糖原含量的影响. 中西医结合杂志，1989，9（2）：96.

[52] 李乐红. “脾气虚”大鼠骨骼肌细胞化学研究. 中国医药学报，1990，5（5）：16.

[53] 孙恩亭. 脾气虚大鼠骨骼肌中某些元素、酶及能荷的变化. 中国中西医结合杂志，1993，13（12）：736.

[54] 杨维益. 健脾理气法对骨骼肌能量代谢影响的研究. 中国运动医学杂志，1994，13（1）：28.

[55] 郑永峰. 脾虚证与磷酸肌酸激酶的关系. 北京中医学院学报，1988，11（1）：47.

[56] 杨维益. 脾气虚证时肌酸磷酸激酶及其同功酶活性变化的临床研究. 中国医药学报，1992，7（4）：22.

[57] 王清云. 脾胃气虚生物化学基础的研究. 河南中医，1986，（3）：6.

[58] 杨维益. 脾气虚证大鼠骨骼肌的形态学和形态计量研究. 中国运动医学杂志，1993，12（3）：157.

[59] 杨维益. 健脾理气法对骨骼肌能量代谢影响的研究. 中国运动医学杂志，1994，13（1）：228.

[60] 杨维益. 健脾理气方药与能量代谢的关系. 北京中医药大学学报，1994，17（2）：64.

［61］孙颖立. 补元饮治疗脾不统血证30例临床观察. 中国医药学报，1991，6（3）：43.

［62］张跃飞. 脾不统血证红细胞免疫黏附作用的测定：附164例临床测定资料. 中国中西医结合脾胃杂志，1995，3（2）：96.

［63］肖理儒. 脾不统血证的血液流变学研究. 四川中医，1991，9（9）：18.

［64］谢仰洲. 驴和大白鼠脾气虚证血清溶酶体含量变化. 中国兽医杂志，1990，16（9）：43.

［65］徐重明. 脾虚证模型小白鼠全血白细胞吞噬功能改变的实验研究. 实用中西医结合杂志，1992，5（4）：211.

［66］章永红. 中医方药对32例胃癌血清溶菌酶水平的影响. 辽宁中医杂志，1983，10（10）：37.

［67］许长照. 脾虚证免疫状态的研究-61例分析. 南京中医学院学报，1984，（4）：38.

［68］丁洁. 脾虚患者部分细胞和局部免疫功能指标的测定. 中国中西医结合杂志，1992，12（2）：77.

［69］刘健. 脾虚证淋巴细胞转化率的研究. 中医药研究，1992，（3）：19.

［70］刘玉生. 脾虚小鼠的免疫状态及健脾益康丸对其的影响. 中国实验临床免疫学杂志，1991，3（6）：36.

［71］葛振华. 脾虚证小鼠胸腺细胞周期和免疫细胞化学的实验研究. 中国组织化学与细胞化学杂志，1994，3（1）：29.

［72］万幸. 补中益气汤对正常及脾虚模型小鼠NKC-IL2-IFNγ调节网络的影响. 中国免疫学杂志，1993，9（3）：封面.

［73］万集今. 实验性脾虚小鼠脾脏淋巴细胞增殖周期和免疫细胞化学的研究. 中国组织化学与细胞化学杂志，1994，3（2）：116.

［74］王清云. 脾胃气虚胃脘痛各兼证的生物化学基础. 河南中医，1986，6（4）：19.

［75］杨世兴. 脾阳虚病人部分实验室检查及其临床意义的初步探讨. 西安医科大学学报，1986，7（4）：407.

［76］张育轩. 脾气虚本质的初步探讨. 中医杂志，1983，24（8）：72.

［77］唐铁军. 脾虚证患者肠液中分泌型IgA含量的测定. 中医研究，1993，6（1）：24.

［78］翟文生. 脾虚泄泻局部免疫及消化吸收功能的变化. 中国医药学报，1994，9（5）：46.

[79] 刘健. 脾虚泄泻患者红细胞免疫功能的临床研究. 中国中西医结合杂志，1994，14（9）：531.

[80] 张跃飞. 脾气虚红细胞免疫黏附作用的测定——附45例病人及29只大白鼠测定资料. 中国实验临床免疫学杂志，1989，1（3）：38.

[81] 李建生. 脾气虚证与血浆红细胞中微量元素关系的研究. 中医研究，1990，3（2）：19.

[82] 马建伟. 脾虚证与血清锌铜镁关系探讨. 浙江中医杂志，1990，25（10）：47.

[83] 焦君良. 慢性胃病脾胃虚寒证病人血清中某些微量元素含量的观察. 辽宁中医杂志，1990，17（6）：42.

[84] 梁民里道. 脾气虚证血清锌、铜、钙、镁、铁的变化及其意义. 中国医药学报，1992，7（1）：22.

[85] 杜岁增. 脾虚患者基础生物电和甲皱微循环的观察. 实用中西医结合杂志，1990，3（3）：165.

[86] 聂志伟. 脾虚证五种疾病甲皱微循环观察. 辽宁中医杂志，1990，17（10）：11.

[87] 贾钰华. 脾虚证的微循环和血液流变学同步观察. 中医药研究，1991，（6）：55.

[88] 黄贤樟. 脾虚证患者血循环特征的初步研究. 甘肃中医，1992，5（4）：3.

[89] 任平. 脾虚血瘀大鼠肠道菌群和川芎嗪的药物动力学初探. 中药药理与临床，1994，10（2）：40.

[90] 黄熙. 脾虚大鼠的川芎嗪药物动力学特征与血液流变学研究. 中国中西医结合杂志，1994，14（3）：159.

[91] 杨建华. 脾阴虚证与微观血瘀证的相关性研究. 中国中医药科技，1995，2（4）：5.

[92] 钱先. 脾胃阴虚证血浆环核苷酸的对比研究. 中医杂志，1990，31（1）：49.

[93] 王安民. 脾虚证发生机制的研究. 中国中医研究院年鉴，1992：96.

[94] 李德新. 脾虚证对生物膜结构与功能影响的研究. 辽宁中医杂志，1993，20（6）：39.

[95] 刘艳明. 脾阳虚证大白鼠模型脂质过氧化速率和抗氧化能力的实验研究. 辽宁中医杂志，1994，21（1）：13.

[96] 赵建明. 脾虚证红细胞膜流动性改变的临床研究. 中国中西医结合杂志，1996，16（6）：350.

[97] 危北海. “脾虚综合征”一种新的病证诊断学概念. 中国中医基础医学杂志，1997，3（1）：8.

[98] 陈家旭. 证实质研究的若干思考. 中医研究，1992，5（4）：3.

[99] 杨维益. 中体西用与“证”的动物模型. 北京中医药大学学报，1994，17（6）：14.

[100] 匡粹. 论宏观辨证与微观辨证相结合的方法学问题. 中国医药学报，1992，7（5）：3.

[101] 梁茂新. 证本质研究的困扰和启迪. 医学与哲学，1989，10（7）：1.

## 附四 中医心脏本质的研究进展

心为君主之官，为五脏之主，主血脉而藏神。心气虚、心阴虚是临床常见证型之一，对中医心脏本质的研究主要定位于西医学心血管系统疾病，因此主要借助现代医学心功能检测、血液循环、内分泌、免疫、自主神经功能等方面开展中医心虚证的研究；此外，亦开展了心虚证诊断标准、动物模型研制的工作；尤其在心气虚证的客观化方面，以临床和实验为手段，定性和定量相结合，反映了中医辨证的客观化、规范化、定量化的研究方向。

### 一、研究进展

#### （一）心虚证诊断标准及临床辨证规律

目前，较通用的心虚证诊断标准是 1986 年全国中西医结合虚证与老年病研究专业委员会制定的标准，具体如下：①心悸，胸闷；②失眠或多梦；③健忘；④脉结代或细弱。具备两项，其中第一条为必备[1]。心虚证若与气虚、阳虚、阴虚、血虚证等共存，则分别构成心气虚证、心阳虚证、心阴虚证与心血虚证。

心气虚证临床表现的共性症状为疲乏、气短、心悸等。林氏等[2]认为心气虚伴有心脏病者有血瘀、痰湿、水邪等兼症者最为多见，其中冠心病兼血瘀者多，风湿性心脏病兼水湿者多；而心气虚不伴有心脏病者最常见的症状是心神不宁、多有失眠、多梦、健忘等表现；心脏病病人首先出现的证型就是心气虚证，其最常见的标证是血瘀，水邪为患是心气虚证进一步恶化的征象。屈氏[3]认为心气虚、心阴虚均是老年心脏病者常见的心虚证型，随着年龄的增长（≥60 岁）心气虚证比心阴虚证更为多见；心阴虚证既可见于器质性心脏病，又可见于非器质性心脏病；而心气虚证均见于器质性心脏病，且心力衰竭、心律失常等的发生率高于心阴虚证。

### （二）心气虚证的计量诊断

黄氏等[4]认为心气虚证的计量诊断，就是对心气虚的主要证候、功能指数等进行定量，从而建立心气虚证的辨证客观化标准。潘氏等[5]用 Fisher 判别分析法建立了心气虚证诊断的判别函数。心气虚证与正常人的判别式（简称 1 式）为：$Z=11.6X_1-0.29X_2-0.0019X_3$；心气虚证与非心虚证的判别式（简称 2 式）为：$Z=13.3X_1-0.15X_2-0.0011X_3$（$X_1$：射血前期与心室射血时间比值；$X_2$：心脏收缩力指数；$X_3$ 每分心输出量）。其中 1 式的判别符合率、敏感度、特异度分别是 90%、86.16%、93%，2 式则分别为 85%、86.6%、83%。陈氏等[6]以心阻抗法获取“心肌收缩性”指标，并用以量化“心气”水平的变化。通过 226 例病人检测发现，“心气虚”病人与同年龄组正常人比较差异显著，临床诊断“心气虚”与仪器诊断“心气虚”无显著差异，其重复率为 68.84%～82.36%，认为仪器诊断结果更为可靠。周氏等[7]应用计量方法分析了针刺内关等穴对 40 例稳定型冠心病心绞痛的治疗作用，提出其计量研究应采用联合定量法，使原有的定性定量诊断变成定性与定量（等级）相结合的计量诊断。

### （三）心气虚证的动物模型

孙氏等[8]采用动物剥夺睡眠的小站台法，建立心气虚证模型，对 20 只大鼠施以“惊”“劳”病因，令大鼠产生某些心证体征，并通过控制睡眠剥夺时间、血压、心率等，选择性地造成类似心气虚证的动物模型。程氏等[9]认为心气虚证病因复杂，难以制作出理想的动物模型，根据文献研究和临床观察，认为心气虚证为冠心病常见证型之一。选用狗急性心肌缺血动物模型，尝试性探讨了缺血心肌的“心气”变化，短暂心肌缺血及复灌过程中“心气虚”表现，同临床结果一致。总之，心气虚证的模型研究还处在探索阶段[10]。

### （四）心虚证临床与实验研究进展

#### 1. 心虚证与心功能

心主血脉，心脏具有推动血液在脉管内运行的能力；气行则血行，因此心气虚势必影响到心脏的泵血功能。目前，心功能测定主要有两种方法，创伤性检查和无创伤性检查。应用于心气虚证研究的大多是无创伤性检查方法，其中包括心肌图、超声心动图等，主要指标有：射血前期（PEP）、左室射血时间（LVET）、射血前期与射血时间比值（PEP/LVET）、左室射血分数（EF）、高峰充盈率（PFR）、高峰充盈时间（TPFR）、每搏输出量（SV）、每分输出量（CO）、心脏指数（CI）等。

（1）心气虚证与心功能　许多研究资料均表明心气虚病人的左心功能异常[11-20]，王氏[21]、闵氏[22]分别对此方面的研究进展予以了综述。廖氏等[11]于1981年首先提出心气虚者具有左心室功能不全的表现。樊氏等[12]用收缩时间间期（STI）测定冠心病心气虚证者的心功能，结果：LVET 缩短，PEP 延长，PEP/LVET 比值升高，与正常人组比较有显著差异，提示左心功能异常。宋氏等[13]提出心功能障碍、心输出量减少、组织灌注的绝对或相对不足，很可能是冠心病“心气虚证”的病理学基础。史氏等[14,23]提出心气虚病人 STI 指标的改变随气虚的加重而更为恶化，还可依 PEP 延长、PEP/LVET 比值增大与其他脏气虚如“脾气虚”“肾气虚”加以区别；并还报道其他非心血管疾病的病人凡辨证为心气虚者，其 STI 的改变基本上与心脏病心气虚相同。舒氏等[15]观察到心气虚、心气虚兼阴虚、心气虚兼阳虚病人的心功能呈阶梯性递减，推测其递减现象是心功能正常、早期代偿性左心功能不全、晚期左右心室同时衰竭的全部演变过程。董氏等[18]以 PEP/LVET 比值增大程度作指标，以阴阳两虚者心功能最差，依次为气阴两虚、阳虚及气虚。贾氏等[24]运用核听诊器检测冠心病心气虚病人 EF 较正常人下降。柳氏[25]运用超声心动图观察老年心气虚病人发现，心气虚组 SV、CO、EF、

CI 均低于非心气虚组。李氏等[26]用超声心动图观察了 44 例心气虚病人，发现二尖瓣振幅（CEH）、SV、左室后壁平均收缩速度（MPWVS）、△T%均较正常人组显著性地降低；二尖瓣-室间隔间距（EPSS）均值增大，EF 斜率（MVV）、快速充盈左室后壁运动总幅度（R）、R/PWE（左室后壁运动总幅度）均值减少，与正常人相比差别很明显，且冠心病心气虚与非冠心病心气虚之间几乎无差别。周氏等[27]对 57 例心气虚病人的超声心动图观察亦发现 SV、CO、CI、SI（心搏指数）、HI（心肌收缩力指数）比正常人均显著性下降。任氏等[28]运用阻抗容积图亦检测到 EF、SV、CI 在心气虚组较正常人组显著性地下降。王氏等[29]对心气虚证的血液动力学的逐步回归分析发现，HI、CI 等与心气虚程度明显相关；反映心室舒张功能和顺应性的指标 Q 波、IRT（等容舒张期）与心气虚明显相关。程氏等[30]对 64 例心虚证与正常人比较，左室舒张和收缩功能均显著低下，而肺、脾胃、肾气虚证与正常人比较左室舒张功能参数无显著差别；心气虚证病人，左室舒张性能指标舒张时间振幅指数（DATI）较收缩性能指标 PEP/LVET 更为敏感，DATI 和 PEP/LVET 异常率无显著差别，但两者正常、异常间有交叉，说明心气虚证有单纯心收缩或舒张功能异常。

徐氏等[31]运用核听诊器对冠心病心气虚病人功能进行检测发现：心气虚轻证组与正常组比较，EF 值无显著差异，PFR 明显降低，TPFR 明显延长；心气虚重证组的 EF 值则显著低于轻证组和正常组，其 PFR 降低、TPFR 延长与正常组比较差异非常显著；说明冠心病心气虚病人虽系轻证已表现有心舒张功能的异常，重证心气虚方可见收缩功能的改变，即心气虚病人的心舒张功能改变在先，心收缩功能异常改变在后。同时，冠心病心气虚病人的气虚程度越重，STI 值异常改变越明显，左室功能受损越严重，结合核听诊检测值，可作为左心泵功能受损程度及冠心病心气虚证轻重分级的客观指标。张氏等[32]研究表明：与心阴虚证相比较，心气虚证病人心功能各指标（QB/QD、SV、CO、CI、SW、SWI、HI 等）均明显低于正常人，外周阻力则明显大于正常人；心气虚证病人的心功能各项指标明显低于心阴虚证病人，而外周阻力两组间无显著差异，其中 HI 两组间差异最明显，可作为鉴别心气虚和心阴虚的指标。心功能不全，激活了肾素-血管紧张素-醛固酮系统（RAAS），从而增加了外周阻力。张氏[33]对 64 例冠心病人以 STI、UCG（超声心动图）进行检测的结果显示：心气虚组 PEPI 延长，LVETI 缩短，两者的比值（PEP/LVET）升高，与正常对照组和无心气虚组相比，差别有高度显著性；UCG 的各项指标，心气虚组与非心气虚组相比，除左室后壁收缩速度外，其余差别有高度显著性；提示左心室心肌收缩、舒张、泵功能等均下降。因此，从总体上而言，心肌收缩力减弱、心输出量减少，心泵功能障碍等是心气虚证的病理基础，可作为心气虚证的一个定量指标。

（2）心血虚证与心功能　杨氏等[34]对 38 例心血虚病人采用 STI 研究发现，QU（相当于射血前期——PEP）、LVET、QU/LVET 变化与正常人组比较无统计学意义，但与心阴虚者比较有统计意义，表明心血虚者心肌收缩功能较心阴虚者好。

（3）心阴虚证与心功能　樊氏等[12]对冠心病 9 例阴虚病人的研究，未发现 LVET、PEP、PEP/LVET 与正常人相比有显著性的变化。李氏等[26]用超声心动图对 13 例心阴虚者研究，亦未发现反映心肌收缩功能的 CEH、SV、MPWVS、室壁增厚率与正常人相比有显著性的变化；MVV 上升和 EPSS 下降变化与正常人比均有意义。但杨氏等[34]对 25 例心阴虚病人研究发现 QU 上升、LVET 下降、QU/LVET 比值上升，且与正常人相比有显著性意义。周氏等[35]用超声心动对 16 例心阴虚心血管病人的研究发现，E（舒张早期血流峰值速度）、Ei（Ei 波流速积分）、DC（舒张早期减速度）均升高，A（舒张晚期血流峰会晤速度）、Ai（A 波流速积分）、Ai/Ei、IRT 均升高，表明心阴虚者存在心脏舒张功能减退。由此可以看出，心阴虚者心肌收缩、舒张功能均好于心气虚者。张氏等[32]采用阻抗法对心阴虚证病人进行观察，结果：心功能指标中的 SV、CO、CI、SW、SWI、HI 等属正常范围，但与健康组比较普遍显著性降低，外周血管阻力高于正常值，也明显高于健康组，说明心阴虚证有较轻程度的心功能受损。

（4）心阳虚证与心功能　董氏等[18]发现 PEP/LVET 值心阳虚证明显大于心气虚证。杨氏等[34]对 20 例心阳虚病人研究发现，QU 上升、QU/LVET 上升与正常组、心气虚组、心阴虚组比较，其变化均有显著性意义，并且 QU/LVET 比值依次为心阳虚＞心气虚＞心阴虚＞心血虚，因此心肌收缩功能损害程度也依次减轻。周氏等[35]对 14 例心阳虚心血管病人的研究亦表明：存在心脏舒张功能明显减退，并与气阴两虚、心气虚、心阴虚比较，A、A/E、Ai、Ai/Ei、IRT 升高及 E、Ei、DC 减低，依次为气阴两虚＞心阳虚＞心气虚＞心阴虚。

2. 心虚证与血液循环关系

（1）心虚证与血液流变学　冠心病者与正常人相比，其全血高切黏度、全血低切黏度、全血还原低切黏度、红细胞压积、纤维蛋白原含量等均明显升高，而在不同的证型中，气虚型病人的黏滞性高于其他[36]。李氏等[37]将冠心病、肺源性心脏病心气虚证分为三级，Ⅰ、Ⅱ级心气虚病人的全血比黏度、血浆比黏度、全血还原比黏度、红细胞压积较对照组明显增高，红细胞电泳时间明显延长；Ⅲ级心气虚男性病人的全血还原比黏度、红细胞电泳与Ⅰ级心气虚男性相比较均差异显著；Ⅲ级心气虚女性病人的全血比黏度、血浆比黏度、全血还原比黏度、红细胞电泳与Ⅰ级心气虚女性相比较均有显著性差异。说明冠心病、肺心病心气虚证病人的血液流变学是全血比黏度、血浆比黏度、全血还原黏度、红细胞压积增高和红细胞电泳时间延长，并随心气虚损的程度而加重。王氏等[38]将 60 例冠心病心绞痛者辨证分为气阴两虚、气虚、气虚血瘀、阳虚寒凝兼痰浊四型，各项血浆比黏度、全血比黏度均显著高于正常对照组，且按照气阴两虚、气虚、气虚血瘀、阳虚寒凝兼痰浊依次增高。

但也有报道，单纯心气虚者，血黏度指标多为正常，只有气虚致瘀或单纯血瘀时，血黏度才会增高[39-41]。如鲍氏等[40]观察 13 例气虚型冠心病人和 9 例血瘀型病人，结果：全血比黏度前者仅有 1 例异常，而后者有 6 例异常，两者比较有显著性差异。宋氏等[41]检测有心气虚及心血瘀临床表现的心血管病人的血液流变学指标，结果：全部或多数指标有明显改变，表现为全血比黏度、血浆比黏度、全血还原比黏度增高，红细胞电泳时间延长，红细胞压积增高，反映出心气虚及心血瘀病人的血黏度异常增高，血细胞聚集性异常增强。张氏[42]实验结果发现：心阴虚证全血比黏度、全血还原黏度、血沉、血沉方程 K 值均明显升高。郑氏等[43]发现本证病人红细胞电泳时间明显缩短。王氏[44]报道心阴虚证血沉和血沉方程 K 值明显高于正常人，阴虚冠心病人红细胞压积明显高于正常人，认为血液黏度难以反映心气虚与心阴虚证的特征，而红细胞压积增高可能是冠心病阴虚型的一个特征性变化。

（2）心虚证与血流动力学　董氏等[45]选取左心室有效泵力（VPE）、SV、CO、CI、总外周阻力（R）等血流动力学参数对 23 例中医辨证为心气虚证病人进行了研究，结果表明心气虚证的主要微观变化是：①VPE 有不同程度的降低，因而射血功能下降；②心气虚证病人总血容量减少；③全血黏度显著升高；④血液 R 升高；⑤微循环半更新时间微循环平均滞留时间延长，表明有瘀血倾向。周氏等[46]研究表明心气虚证者血液流变学表现为高凝固性、高黏滞性。王氏等[29]通过逐步相关回归分析表明：心电图、血压、STI、心阻抗血流图、心音图等指标的变化与心气虚的程度明显相关。周氏[47]认为心阴虚证病人的血流动力学异常变化较气阴两虚、心阳虚及心气虚为轻，多数指标接近正常。

（3）心虚证与微循环　胡氏等[48]观察到心气虚病人的甲襞微循环的主要改变是：轮廓模糊、血色淡和暗红、流态也存在显著差异，形态发夹状减少、扭曲状增多，血流速度减慢，血流量降低；但在微血管的排列、管袢扩张度、血管直径、横截面积等方面均无显著变化。刘氏等[49]观察到冠心病心绞痛病人的微循环改变在用川芎、三七、细辛等药制成的浸膏外敷后明显改善。李氏[50]报道心阴虚病人的甲襞微循环管袢多为纤细状，微血流流态多表现为线流，血流速度快。郑氏[43]报道本证病人甲襞微循环管袢多表现为线流，血流不正常。

3. 心虚证与内分泌功能

心钠素是心脏产生和分泌的多肽类激素，具有强大的排钠利尿、血管舒扩生物活性。俞氏等[51]用放射免疫法测定了 24 例心气虚（重证组和轻证组）、单纯心虚和非虚证四组病人的血浆心钠素样免疫活性物质（i–rANP），发现其含量在上述各组和西医心功能Ⅰ～Ⅳ级组中均呈递减现象，且在相应的中西医四组间无显著差别；i–rANP 与左室射血分数明显相关（r=–0.87），故认为 i–rANP 可作为心气虚病人的客观指标之一，并能反映病证的严重度。张氏等[52]观察到男性冠心病心气虚病人血浆雌二醇（$E_2$）水平及其与血清睾酮（T）的比值（$E_2$/T）较正常男性显著增高。邝氏等[53]测定了 16 例急性心肌梗死心阴虚病人的血浆中 $E_2$、T

含量，发病 1～3 周时 $E_2/T$ 比值明显升高，T 值明显低于正常，推测 T 值下降与机体应激有关。屈氏[54]报道心阴虚证 RAAS 活性增高，三种激素水平均增高。刘氏等[55]实验结果发现：心阴虚证者血浆心钠素和血浆血管紧张素Ⅱ升高。

4. 心虚证与免疫功能

中医学认为“正气存内，邪不可干”“邪之所凑，其气必虚”。因此，气的防御功能表现为免疫功能的强弱，国内许多研究表明中医虚证者共同存在免疫反应较低。廖氏等[56]对辨证为心气虚、心气阴两虚的病人作淋巴细胞转化试验、E-玫瑰花环试验和淋巴细胞酸性α-萘乙酸酯酶（ANAE）染色试验，并测定了血清中 IgG、IgM 和 IgA 含量；结果这两型病人的淋转、E-玫瑰花环试验和 ANAE 染色阳性淋巴细胞百分率皆明显低于正常人，但此两组间无显著性差异，而免疫球蛋白变化不明显。赵氏等[57]重复了这一结论，并提出心气虚病人淋转细胞中 cGMP 含量增高可能是细胞免疫功能低下的机制之一。易氏[58]观察到心气虚病人的淋转细胞转化率、E-玫瑰花环形成和 ANAE 染色的测定均显示心气虚病人的细胞免疫功能降低；而反映体液免疫的三项免疫球蛋白中，IgM 有增高趋势，IgA 有降低趋势。以上表明心气虚亦存在免疫功能的低下。

5. 心虚证与自主神经功能

心气虚、心阴虚证的部分临床表现如心悸失眠、潮热盗汗等与自主神经功能紊乱有关。柳氏等[59]经检测发现：①心气虚病人的呼吸差较正常人明显降低，提示心气虚者迷走神经功能减退；②立卧差明显降低，提示心气虚者的交感神经功能减退；③心气虚者迅速直立后，其心率比对照组上升缓慢，上升不明显或下降不明显，均提示其交感神经和迷走神经敏感性和协调功能紊乱显著；④运动后心率复常时间明显延长。以上表明心气虚者心脏自我调节功能较对照组明显减退。

一般认为，阴虚者大脑皮层抑制过程减弱，交感神经系统功能偏亢[60]，对心阴虚的研究也重复了这一结论[61]。樊氏等[12]观察冠心病心阴虚病人的血清多巴胺-β-羟化酶活性明显增高，心气虚者则降低；推测前者似与交感神经功能偏亢、后者与副交感神经功能偏亢有关。吴氏等[62]还发现阴虚冠心病人血清的酪氨酸浓度比正常人对照组显著升高。李氏[63]认为冠心病心阴虚病人的指尖血管容积示波在冷刺激后明显变化，但恢复也较快，说明外周舒缩血管功能属于交感神经偏亢状态，可能与α受体兴奋性增高有关。张氏等[64]为探索心阴虚、心气虚证自主神经功能的变化，将 55 例辨证为心阴虚、心气虚证心脏病病人分别测定心搏间距、卧立血压差、24 小时尿儿茶酚胺等指标，并与健康人进行比较，结果发现：心气虚病人心搏间距、平卧心率虽与健康人无明显差异，但有 79.9%的病人呼吸差＜15 次/分，78.9%的病人 30/15 比值＜1.03，与健康人组比较，差异有非常显著性意义，同时还有 47.4%的病人立卧差＜15 次/分，卧立血压差也有增大的趋势；心阴虚病人 30/15 比值与健康人比较虽有差异，但比值仍明显＞1.03；24 小时尿儿茶酚胺测定显示心阴虚、心气虚病人均明显高于健康人。故认为心阴虚、心气虚均有自主神经功能紊乱，其类型及程度与不同证型有关。

6. 其他

（1）酶学变化　郭氏等[65]检测到在基础状态下，心气虚组、脾气虚组和肺气虚组的唾液淀粉酶活性均高于正常组，且三组没有显著差异，提示三组病人在基础状态时均存在副交感神经功能较正常偏亢；在酸刺激后，三个气虚组淀粉酶活性均表现为下降，说明气虚病人的副交感神经对刺激的反应能力低下，也是在有效负荷下，机体代偿失调，虚损征象暴露的反映。

（2）cAMP 与 cGMP 变化　血小板内 cAMP 含量增加可抑制血小板聚集。廖氏等[66]用放射免疫法测定，结果：冠心病心气虚病人血小板内 cAMP 含量低于正常人，cGMP 高于正常人，cAMP/cGMP 比值明显低于正常人和心阴虚者，而心阴虚组与正常组相比无明显差异，淋巴细胞内 cAMP 含量的变化也与上述结果一致。

（3）核酸及物质能量代谢变化　廖氏等[67]观察到心气虚证病人血浆内核酸总量、DNA 及 RNA 含量均较正常人为低，提示心气虚病人蛋白质的合成功能有一定障碍；红细胞血红蛋白 2，3–二磷酸甘油酸含量明显高于正常，提示心气亏虚，帅血运行无力，血液瘀滞，从而导致组织缺血缺氧。周氏等[68]报道心气虚病人的红细胞糖酵解活力均低于正常人。罗氏等[69]测定了心气虚证病人红细胞超氧化物歧化酶活性与血清过氧化脂质含量，与正常健康人比较，前者显著降低，后者显著升高。易氏[58]观察到冠心病心气虚病人血浆中甘油三酯明显高于血瘀组，而总胆固醇水平无明显变化。张氏等[70]观察到冠心病心气虚型和气阴两虚型红细胞膜的流动性均较正常青年人明显降低。郑氏[43]研究表明：心阴虚证者血糖含量较正常组高，糖耐量降低，血糖水平偏高；血红蛋白、白细胞总数降低；血清丙种球蛋白升高；舌面 pH 值偏酸性，舌尖温度偏高。

（4）脉象的变化　脉搏的形成与心肌的收缩能力、心输出量、输出速度、动脉弹性、外周阻力等因素有关。李氏等[71]通过对 34 例心气虚证脉图参数的观测，发现心气虚证病人的脉图参数 AA′、BB′、CC′、SA 等均值较正常人组减少，DD′均值较正常人组减少；而心阴虚组和心脉痹阻组的脉图参数与正常人组相比较，仅心阴虚组的 BB′均值增大差别有显著性，其余各项均值的差别均无显著性。由此说明，心气虚证病人的脉图参数变化有一定的特异性，主要是脉图总面积减少和波幅降低。与正常人相比，心气虚证病人的脉图血液动力学参数中，左室总泵力、平均脉压的均值均减小；左室机械效率、射流压力、左室有效泵力、左室喷血压、左室舒张末期容积、每搏输出量、系统输运系数等指标均值明显下降[72]。唐氏等[73]观察到冠心病心气虚组寸口脉多普勒血流图的变化主要是：射血期最大血流速度、舒张期最大血流速度、射血期平均血流速度、舒张期平均血流速度、血管阻抗指数等指标均值显著性减小，与心阴虚组相比较亦有显著性差异。

## 二、分析与评价

以上可以看出，对中医心脏本质的研究进入了一个新的时代，主要表现为：研究手段上采用了现代医学与科学的技术与方法（如心功能检测、血液流变学、血流动力学、微循环、内分泌、免疫、自主神经功能检测等方面）；从研究着眼点来看，主要集中于从心血管疾病中左心室的舒缩功能这一病理角度去阐发中医心主血脉的生理功能，并已基本达成共识认为心气虚者的左心功能异常。但由于在诸如心气虚证、心阴虚证、心血虚证、心阳虚证及其相关兼症的诊断与鉴别诊断上缺乏量化标准，因而导致有些结论缺乏一致性；同时，在研究心气虚与左心功能关系的问题时，缺少同病异证、异病同证的对比研究，因而导致某些结论缺乏可比性。在研究方法与思路上仍有待于突破，如中医的心脏除了主血脉外，还具有主神明的功能，如何开展研究心脏主神明的功能将是今后研究的重点与难点。

随着心钠素的发现，改变了既往认为心脏只是起到泵血作用的单一观念模式，西医学在不断的创新与发现中发展与完善自我。可以想象心脏还有诸多奥秘还未阐明，为什么我们在研究中医过程中只会或至多在最大限度地采取拿来主义的方式去证实自己的理论，而不会在最大限度地去发展中医学乃至西医学呢？这是中医科研中值得思考的问题。

## 三、展望

今后，对中医心本质的研究可集中在以下几个方面：①从整体、器官、细胞乃至分子水平，进一步研究心主血脉的生理功能；②探讨心主神明的物质基础及其与主血脉两者之间的关系；同时从藏象相关角度探讨心肾相交的生理与病理机制；③通过临床流行病学研究，确定常见心脏病证的辨证规律及相关证候的计量诊断标准；④心开窍于舌，开展舌象的变化与心血管疾病的早期诊断及预后的判断之间相关性的研究。

### 参考文献

[1] 沈自尹. 中医虚证辨证参考标准. 中西医结合杂志，1986，6（10）：598.

[2] 林谦. 心气虚证中医辨证规律的临床研究. 中西医结合杂志，1990，10（2）：78.

[3] 屈松柏. 心脏病人心阴虚、心气虚证候特征探讨. 湖北中医杂志，1995，11（3）：24.

[4] 黄惠勇. 心气虚证客观化研究述评. 中医杂志，1995，36（8）：496.

[5] 潘毅. 心气虚证的计量诊断初探. 广州中医学院学报，1990，（2）：78.

[6] 陈振中. “心气”量化的临床研究. 中国医药学报，1990，5（4）：261.

[7] 周小青. 计量分析针刺内关等穴对冠心病心绞痛的作用. 中国中西医结合杂志，1993，13（4）：212.

[8] 孙福立. 试用睡眠剥夺方法建立心虚证的动物模型. 中西医结合杂志，1987，(1)：35.

[9] 程伟. 心气虚证左室舒张功能的临床及实验研究. 中国中西医结合杂志，1993，13 (3)：139.

[10] 王琦. 证实质近三十年研究进展. 中西医结合杂志，1985，(7)：440-445.

[11] 廖家桢. 生脉散对冠心病心绞痛患者的左心室功能影响. 中医杂志，1981，22 (6)：24.

[12] 樊良卿. 冠心病中医辨证分型的客观指标探讨. 中医杂志，1981，22 (7)：28.

[13] 宋一亭. 冠心病中医辨证与心功能关系的初步研究. 中医杂志，1982，23 (6)：45.

[14] 史载祥. “心气虚”患者左心室功能的研究. 中医杂志，1982，23 (12)：58.

[15] 舒乃华. 气虚型心肌梗死患者的心功能特点及综合治疗的初步探讨. 上海中医药杂志，1984，(4)：11.

[16] 张镜人. MX-3 型脉象仪测定左室收缩时间间期及其对气虚辨证的意义. 辽宁中医杂志，1984，(6)：26.

[17] 任树生. 心脏功能与心气虚证的内在联系. 天津中医，1985，(2)：36.

[18] 董其美. 心脏病中医虚证分型与左心功能关系的探讨. 中西医结合杂志，1985，5 (3)：148.

[19] 陈濯青. 冠心病气虚、气阴两虚证的心功能特点及生脉注射液的效应观察. 中西医结合杂志，1988，8 (9)：522.

[20] 史载祥. 心功能与左心室功能不全研究概述. 上海中医药杂志，1983，(8)：26.

[21] 王心文. 心气虚与心阴虚客观化研究进展. 中国医药学报，1989，4 (3)：219.

[22] 闵存云. 心气虚证的现代研究. 中国中医基础医学杂志，1996，2 (1)：58.

[23] 史载祥. 心气虚与左心功能不全研究概述. 上海中医药杂志，1983，(8)：26.

[24] 贾宝善. 冠心病心气虚与核听诊器检测心功能关系的初步探讨. 中西医结合杂志，1987，7 (4)：203.

[25] 柳文仪. 心气虚证超声心动图观察. 中西医结合杂志，1988，8 (12)：744.

[26] 李绍芝. 心气虚证患者左心室舒缩功能的初步观察. 中医杂志，1988，(2)：50.

[27] 周英. 心虚证患者心脏血流动力学变化的初步研究. 中西医结合杂志，1991，5 (11)：268.

[28] 任树生. 心功能与心气虚证的内在联系. 天津中医，1985，(2)：36.

[29] 王延宗. 心气虚证血液动力学的逐步回归分析. 中国医药学报，1994，9 (2)：26.

[30] 程伟. 心气虚证左室舒张的临床及实验研究. 中国中西医结合杂志，1993，13 (3)：139.

[31] 徐启营. 对冠心病心气虚与核听诊器检测心功能关系的初步探讨. 中西医结合杂志，1987，7 (4)：203.

[32] 张晓星. 心阴虚、心气虚证患者心功能及周围血管阻力研究. 湖北中医杂志，1994，16 (3)：35.

[33] 张世枢. 冠心病心气虚与心功能关系的初步探讨. 辽宁中医杂志，1983，10 (3)：148.

[34] 杨振平. 心虚证左心功能及心血管自主神经功能的研究. 中国医药学报，1990，5 (2)：12.

[35] 周英. 心血管病表现心虚证患者左心室舒张功能观察. 中国中西医结合杂志，1995，15 (1)：13.

[36] 刘节珍. 冠心病中医辨证分型与血液流变学指标的关系. 山东中医学院学报，1992，17 (6)：41.

[37] 李爱忠. 144 例冠心病、肺心病心气虚分级的血液流变学观察. 湖南中医学院学报，1992，12 (3)：53.

[38] 王兴. 冠心病、心绞痛中医证型与血液黏度关系的初步探讨. 中医药学报，1988，(3)：46.

[39] 东贵荣. 冠心病（心绞痛、心肌梗死）中医辨证分型的探讨. 中医药学报，1986，(4)：13.

[40] 鲍延熙. 冠心病气虚和血瘀型患者的实验指标观察. 中医杂志，1981，22 (4)：28.

[41] 宋崇顺. 气虚证血液流变学的临床观察和实验研究. 中医杂志，1981，22 (10)：39.

[42] 张道亮. 心脏病心阴虚心气虚证血液流变学研究. 湖北中医杂志，1994，(1)：39.

[43] 郑日清. 心阴虚证研究近况. 中医药研究，1991，(3)：58.

[44] 王心文. 心气虚证、心阴虚证的血液流变学研究. 云南中医杂志，1991，(6)：8.

[45] 董文芳. 心气虚证的血流动力学研究. 甘肃中医学院学报，1990，7 (3)：36.

[46] 周宜轩. 心气虚、脾气虚患者血液动力学、流变学的研究. 安徽中医学院学报，1990，9

（3）：46.

［47］周英. 心虚患者心脏血流动力学变化初步研究. 中西医结合杂志，1991，（5）：268.

［48］胡国庆. 气虚证与甲襞微循环的研究. 上海中医药杂志，1990，（5）：46.

［49］刘彦荣. 冠心病内病外治微循环疗效观察. 浙江中医杂志，1994，29（3）：108.

［50］李宗梅. 冠心病心阴虚、心阳虚微循环的改变. 中医药学报，1986，（5）：11.

［51］俞兵. 心虚证患者心钠素水平的初步观察及其临床意义探讨. 中西医结合杂志，1989，9（9）：526.

［52］张铁忠. 男性冠心病血浆性激素水平与中医证候类型关系的研究. 中西医结合杂志，1983，3（2）：82.

［53］邝安堃. 急性心肌梗死的中医辨证及其与血浆环核苷酸、性激素的关系. 中西医结合杂志，1983，3（3）：149.

［54］屈松柏. 心阴虚患者肾素–血管紧张素–醛固酮系统的观察. 中医杂志，1994，（6）：366.

［55］刘元章. 充血性心力衰竭患者证候的临床研究. 中西医结合杂志，1991，（7）：405.

［56］廖家桢. 冠心病患者免疫功能与中医辨证关系初探. 中西医结合杂志，1982，2（4）：206.

［57］赵家琪. 心气虚患者的细胞免疫功能及补益中药对淋转细胞作用的初步研究. 辽宁中医杂志，1982，（12）：47.

［58］易字明. 冠心病气虚型与血瘀型部分实验指标分析. 中西医结合杂志，1995，15（3）：188.

［59］柳侃. 老年心气虚患者心搏间距变化和运动后心率复常时间检测的临床意义. 辽宁中医杂志，1989，16（6）：19.

［60］戴维正. 阴虚证的研究进展. 中医杂志，1983，24（5）：69.

［61］鲍军. 冠心病中医分型与某些客观指标联系的探索. 浙江医科大学学报，1980，9（1）：31.

［62］吴瑞荣. 阴虚冠心病人血清酪氨酸含量的变化. 中医杂志，1983，24（3）：34.

［63］李麟仙. 冠心病中医辨证分型的病理生理基础. 云南中医杂志，1983，（2）：41.

［64］张道亮. 心脏病患者心阴虚、心气虚证植物神经功能的研究. 中国中西医结合杂志，

1995，15（1）：586.
[65] 郭姣. 心、肺、脾气虚证的唾液淀粉酶测定. 广州中医学院学报，1990，7（2）：87.
[66] 廖家桢. 冠心病心气虚证临床微观辨证初探. 上海中医药杂志，1987，（11）：2.
[67] 廖家桢. 气血理论在冠心病辨证论治中的应用. 天津中医，1985，（2）：33.
[68] 周光耀. 中医气虚证的能量代谢研究. 中医杂志，1991，32（6）：368.
[69] 罗陆一. 心气虚证患者红细胞超氧化物歧化酶活性及血清过氧化脂质含量变化. 中医研究，1993，6（1）：26.
[70] 张素芬. 对冠心病不同证型红细胞膜流动性的观察. 山东中医学院学报，1994，18（5）：342.
[71] 李绍芝. 心气虚病人脉图参数的初步观测. 中医杂志，1987，28（7）：537.
[72] 李绍芝. 心气虚患者脉图血液动力学参数的初步分析. 中国医药学报，1988，3（4）：9.
[73] 唐农. 冠心病心气虚患者寸口脉超声多普勒血流图的初步研究. 广西中医药，1992，15（2）：46.

## 附五　中医肾脏本质的研究进展

肾为先天之本，藏精主生殖，主水而内寄元阴元阳。新中国成立以来，国内学者对肾本质进行了大量的研究。尤其是近十余年来，在此领域的研究有了更加深入的发展，已从整体、器官、组织细胞乃至分子水平探讨肾虚的本质。从异病同证、同证异病角度，以丘脑–垂体–靶腺轴为研究靶点，初步揭示了肾阳虚证的本质。司氏[1]、陶氏[2]、李氏[3]等对此方面的进展作了综述。

### 一、研究进展

#### （一）肾虚证诊断标准

全国中西医结合虚证与老年病研究专业委员会对肾虚证诊断要求具备以下三项：①腰脊酸痛（外伤性除外）；②胫酸膝软或足跟痛；③耳鸣或耳聋；④发脱

或齿摇；⑤尿后有余沥或失禁；⑥性功能减退，不育，不孕。

### （二）肾虚证动物模型

陈氏等[4]曾对既往肾阴、阳虚证造模方法进行过考察，并分析提出多数造模方法没有直接的中医理论依据。李氏等[5]依据中医学关于“劳倦过度、房室不节”致肾气虚的理论，利用 Colldege 效应使小鼠频繁交配，通过强迫小鼠游泳以造成劳倦过度，诱发出典型的肾虚模型：小鼠萎靡不振，畏寒怕冷，拱背少动，反应迟钝，拥挤在一起，饮食减少，皮毛无光泽，竖毛现象明显，腹部皮毛潮湿。

1. 肾阳虚证动物模型

肾阳虚证造模方法有：过量皮质激素，损伤肾上腺，过量甲状腺素，使用抑制甲状腺素功能药物，切除甲状腺，使用羟基脲等。岳氏等[6]报道给 250g 左右的雄性 Wistar 大鼠灌胃腺嘌呤 30mg/100g，连续 30 天，大鼠出现与人类肾阳虚相似的症状，生育力低下，睾丸生精功能障碍等；模型组大鼠于第 5～7 天起，出现恶寒蜷卧，精神萎靡，反应迟钝，少动，体毛干枯脱落，消瘦等类似肾阳虚的症状表现。

2. 肾阴虚证动物模型

肾阴虚证造模方法有：过量甲状腺素，甲状腺素加利血平，条件反射，结扎肾动脉，过量皮质激素，热性中药等。

### （三）肾虚证临床与实验研究进展

1. 肾虚证与下丘脑–垂体–靶腺轴

（1）肾虚证与下丘脑–垂体–肾上腺皮质轴　沈氏等[7,8]在大量的指标测试中，筛选出不同病种的肾阳虚病人，24 小时尿 17–羟皮质类固醇含量普遍低于正常值，继而采用能反映下丘脑（血皮质醇昼夜节律测定）–垂体（甲吡酮 SU–4885 试验）–肾上腺皮质（ACTH 兴奋试验）轴三个层次的全套测定方法，对 9 例慢性气管炎肾阳虚者进行了上述全套测定，结果：仅有 2 例表现完全正常，其他 7 例均有不同环节的异常值，27 项测定中就有 12 项为异常，证明肾阳虚证者有下丘脑–垂体–肾上腺皮质轴不同环节、不同程度的功能紊乱。但这种肾阳虚证的肾上腺皮质功能紊乱尚不足以诊断为内分泌疾病，它只是一种隐潜性变化。查氏等[9]用放免法检测 17 例肾阳虚病人的血浆 ACTH 浓度，结果显示：肾阳虚者明显低于正常组；提示肾阳虚病人的垂体前叶功能处于较低水平，进一步支持了以往的结果。

（2）肾虚证与下丘脑–垂体–性腺轴　多数研究表明，男性肾虚证病人性腺轴各激素的含量改变，血液中睾酮（T）下降、雌二醇（$E_2$）和 $E_2$/T 比值升高。张氏等[10]测定 76 例肾虚者 T 值，结果发现：单纯肾虚、肾阴虚、肾阳虚三组之间无明显差异，但均明显低于正常人和非肾虚组。邝氏等[11]在一些常伴肾虚的重要疾病，如糖尿病、冠心病、高血压病中，研究其性激素变化规律，观察到这些疾病的男性病人性激素变化规律是 $E_2$ 和 $E_2$/T 比值升高，与肾虚联系密切；同时也观察了女性糖尿病、冠心病、高血压病病人性激素变化的规律及与肾虚的关系，从唾液性激素测定观察到这三种疾病的育龄病人卵巢功能都有不同程度的减退，表现为 $E_2$ 和 $E_2$/T 比值降低而与男性病人相反[12]。王氏等[13]将阳痿病人分肾阳虚组和肾阴虚组与正常人比较，发现肾阳虚组、肾阴虚组 $E_2$ 浓度明显高于正常人；同时报道肾阴虚和肾阳虚女性性功能减退病人血清 $E_2$ 降低[14]。

肾虚证（FSH）促卵泡激素和促黄体生成素（LH）也有一定程度的改变，如王氏等[15]对肾阳虚、性功能障碍、老年正常组和正常对照组男性进行了 LH 和 LRH 兴奋试验，发现肾阳虚组 LH–HCG（绒毛膜促性腺激素）值较正常对照组明显升高，其中 LRH 兴奋试验 5 例反应正常，5 例反应异常，较正常对照组有显著差异，肾阳虚组 LH–HCG 和 LRH 均与老年正常组无显著差异。

朱氏等[16]报道肾阴虚者 FSH 多低于正常，$E_2$、T、LH 基本正常，LH 有少数低于正常；肾阳虚者 T 多低于正常，$E_2$ 高于正常，FSH 基本正常，LH 有高有低；肾阴阳两虚者 T 多低于正常，$E_2$ 高于正常，FSH、LH 或高或低于正常，部分（PRL）催乳素高于正常；肾阳虚 FSH、LH、$E_2$ 水平高于肾阴虚，T 水平低于肾阴虚。梁氏等[17]对老年人辨证分为肾气虚组、肾虚兼血瘀组和肾阴虚组，检测其血清 FSH 值，结果：老年性肾虚和肾虚兼血瘀组 FSH 值明显高于肾阴虚组。

张氏等[18]以性腺激素和促性激素为指标，观察老年肾虚证与垂体性腺轴的关系，结果显示：老年人中肾阳虚组血清 T、$E_2$和 $E_2$/T 比值明显低于肾阴虚组，而 LH、FSH 明显高于肾阴虚组，以老年雄性大鼠造肾阳虚模型，其指标变化与男性老年人相同。任氏等[19]系统测定了肾虚不孕症性腺轴激素含量（LH、FSH、PRL、$E_2$、P、T）和子宫内膜雌激素受体（ER）含量，结果表明：此类病人激素含量异常变化，子宫内膜 ER 减少，提示垂体-卵巢轴功能失调是肾虚不孕症的发病机制之一。俞氏等[20]对多囊卵巢综合征和内分泌失调闭经的肾虚病人做了下丘脑-垂体-卵巢各级腺体功能测定，结果表明：雌激素水平低下，尿 FSH 低水平，LRH 垂体兴奋实验多反应正常。更年期综合征属肾阴虚病人血 FSH、LH 升高，$E_2$、ER 显著降低[21,22]。

（3）肾虚证与下丘脑-垂体-甲状腺轴　沈氏等[23]通过对慢性支气管炎辨证符合肾阳虚者的下丘脑-垂体-甲状腺功能的测定（包括总 $T_3$、$T_4$、TSH、TRH 兴奋试验），发现慢性支气管炎肾阳虚者存在下丘脑-垂体-甲状腺轴不同程度的功能紊乱。国内其他学者也先后作了这方面的研究，多数人认为肾虚证 $T_3$、TSH 值降低，肾阳虚 $T_4$ 值下降，促甲状腺激素释放激素（TRH）兴奋试验出现延迟反应。陈氏等[24]对尿毒症肾虚型病人的 $T_3$、$T_4$、TSH 值作了检测，发现 TRH 肾阳虚组和肾阴虚组 $T_3$、TSH 均分别低于正常组，肾阳虚组较正常组 $T_4$ 值明显降低。

（4）肾虚证与下丘脑-垂体-性腺-胸腺轴　马氏等[25]从形态学角度研究了填精补肾中药对老年动物下丘脑-垂体-性腺-胸腺轴（HPGT）的影响，实验表明老年大鼠 HPGT 各器官随增龄发生明显变化：下丘脑视上核、旁室核的甲细胞增加、乙细胞减少；垂体前叶生长激素细胞、促性腺激素细胞数量减少，嫌色细胞增加，并有性别差异；生殖器官萎缩退化，3β-HSD、20α-HSD、G-6-PD、SDH 等酶反应显著降低，胸腺萎缩等变化。

2. 肾虚证与免疫功能

（1）细胞免疫　细胞免疫低下是肾虚证的共性。陈氏[24]、王氏等[26]分别对尿毒症肾阳虚和慢性支气管炎肾阳虚型 E-RFC 进行了检测，发现肾阳虚者 E-RFC

值降低；王氏等还发现肾阳虚型淋巴细胞转化率亦降低。范氏[27]应用单克隆抗体OKT系列检测57例老年人肾虚证周围血T淋巴细胞亚群，结果：$T_3$、$T_4$较正常对照组显著降低，$T_8$显著升高，$T_4/T_8$显著下降，且肾阳虚较肾阴虚明显；肾阳虚组$T_4/T_8$与IgA呈高度正相关，与$C_3$及CIC分别呈高度负相关。因此推测肾虚证老年人T细胞亚群改变致细胞免疫功能失调，可能是衰老的肾虚本质之一。陈氏[28]检测了61例肾虚病人外周血NK细胞活性，发现肾虚病人的NK细胞活性明显低于健康人，且肾阳虚组低于肾气虚组和肾阴虚组，表明NK细胞活性低下可能是多种肾虚的共同表现之一。

（2）体液免疫　张氏等[29]综述肾阳虚证主要表现为血清IgG下降，抗病邪能力较差；肾阴虚证主要表现为血清IgM升高，尿中IgG、IgA亦升高。陈氏等[24]对尿毒症肾虚者免疫球蛋白测定，结果：肾阳虚者IgG明显下降，而肾阴虚者IgM显著升高。

（3）补体方面　多数学者认为肾虚证$C_3$、$CH_{50}$、$C_{3b}$受体花环率和补体溶解免疫复合物（CRA）活性均低于正常人。徐氏等[30]采用红细胞$C_{3b}$受体花环试验和$^{125}I$标记牛血蛋白的体外制备抗原抗体复合物方法，检测了肾虚病人和健康人的红细胞免疫功能和补体CRA活性，结果：肾气虚、肾阴虚、肾阳虚各组的红细胞免疫功能均明显低于对照组，其补体CRA活性也都明显低于对照组。廖氏等[31]观察到健康老年人及肾虚病人，其红细胞免疫黏附活性在昼夜不同时辰的变化有一定的特点，提示肾虚病人适应自然的能力更弱。

由此可见，关于肾脏的本质是什么以及从肾虚探讨衰老的机制，曾引起中医、中西医结合研究者的兴趣；而下丘脑、垂体及其靶腺是神经内分泌的重要靶器官。许多学者从肾阳虚入手，通过临床与动物实验，认为中医学中的肾脏与垂体–肾上腺皮质功能[32–34]、垂体–甲状腺功能[35]、垂体–性腺（睾丸、卵巢）功能等[15,16,36]有关，即肾阳虚证与下丘脑–垂体–甲状腺、性腺、肾上腺等轴功能失常密切相关[37]，并在肾阳虚病人尸解中见到垂体前叶、甲状腺、肾上腺皮质、睾丸、卵巢形态学上发生退行性改变[38,39]。通过补肾则起到如下作用：①可以改善肾上腺皮质的功能[40–43]；②可以改善甲状腺[44,45]、性腺[45–48]及胸腺[49]和激素水平[50]；③可以使下丘脑–垂体–靶腺轴的形态结构得到改善和恢复[50-52]；④可以延缓衰老[53,54]；⑤可以改善机体免疫功能[55]；⑥可以对某些激素的受体起到调节作用[56]。

自上海医科大学在 20 世纪 50 年代后期，观察了西医学认为全然不同的六种疾病（支气管哮喘、无排卵型功能性子宫出血等），可以同样用补肾方法提高疗效。研究者发现了一些共同的变化，其中最明显的是 24 小时尿 17–羟类固醇值普遍低于正常，显示肾上腺皮质功能不足。进一步研究得到如下结论[57]：①肾阳虚不仅在肾上腺轴有功能紊乱，而且在不同靶腺轴也有不同环节、不同程度的功能紊乱；②经温补肾阳法治疗后靶腺功能恢复明显，以及从间接反应下丘脑功能的测定（如 TRH 兴奋试验，LRH 兴奋试验）所发现的功能紊乱，可推论肾阳虚证的主要发病环节在下丘脑（或更高中枢）；③由于老年人甲状腺轴与性腺轴（男）的异常与肾阳虚者甚为类似，因此肾阳虚证者的临床表现意味着下丘脑–垂体及其某个靶腺上有一定程度的未老先衰改变。

近年来，上海医科大学中西医结合研究所在国家自然科学基金重点资助下，进行了补肾、健脾、活血类中药对神经–内分泌–免疫网络功能作用的对比研究。如张氏等[58]报道以老龄（18 个月龄）小鼠为实验，对补肾的右归饮、健脾的四君子汤、活血的桃红四物汤对免疫功能的影响作对比研究。结果表明：老年对照组 T、B 淋巴细胞转化（淋转）、$OKT_3$ 细胞均明显低于成年（3 个月龄小鼠）对照组。经喂中药 4 周后，活血化瘀组、健脾益气组 T、B 淋转明显高于老年对照组；补肾益精组 T、B 淋转没有明显变化，$OKT_3$ 细胞明显低于老年对照组。此结果提示补肾益精方对衰老或肾虚状态下的免疫功能似乎与活血化瘀方、健脾益气方有不同的作用。钟氏等[59]采用逆转录多聚酶链反应（RT–PCR）化学发光定量法、放射免疫及细胞免疫技术，观察补肾、健脾、活血三类复方分别对下丘脑–垂体–肾上腺–胸腺（HPAT）轴受抑制模型的下丘脑促肾上腺皮质激素释放因子（CRF）mRNA 表达、神经内分泌和免疫功能的影响，结果：唯有补肾药可通过提高下丘脑 CRFmRNA 表达来保护 HPAT 轴免受外源性皮质酮的抑制，健脾药对免疫系统有直接的促进作用，而活血药对 HPAT 轴无任何影响；从而得出补肾药物对肾阳虚证的主要调节定位在下丘脑的结论。沈氏等[60]报道对皮质酮大鼠无论7天或14天，健脾组的免疫系统均得到保护，而神经内分泌系统却未有明显作用，说明健脾药是对免疫系统的直接作用；补肾组至14天实验才显示对神经–内分泌–免疫系统的全面作用，因而认为补肾药是先作用于神经内分泌系统，而后才影响于免疫系统，亦即是作用于神经–内分泌–免疫网络的下行通路。而蔡氏等[61–64]以外源性糖皮质激素复制中医肾阳虚大鼠模型，观察右归饮及根据右归饮组方原则自拟的命门合剂的调节作用。结果表明：外源性糖皮质激素在反抑制下丘脑–垂体–肾上腺轴的同时激活下丘脑单胺类递质的生物合成和代谢，去甲肾上腺素、多巴胺、3，4–二羟基苯乙酸、5–羟色胺、5–羟基吲哚乙酸等含量增高；体重下降，每日饮食摄水量减少，垂体、肾上腺、胸腺重量减轻；室旁核的CRH神经元与正中隆起的CRH神经纤维、垂体前叶的ACTH细胞等明显减少；下丘脑CRHmRNA表达明显抑制，血浆ACTH、皮质酮含量下降，肾上腺及胸腺萎缩，脾脏淋巴细胞数减少，T淋巴细胞增殖反应及NK细胞活性下降，T淋巴细胞诱生IL–2和γ–IFN能力明显减退。经温补肾阳后，上述各项指标得到明显改善；支持肾与神经–内分泌–免疫网络存在本质联系的观点。

3. 肾虚证与自由基、脂质代谢

梁氏等[65]认为肾虚与体内自由基代谢、脂质代谢有关，血浆中的LPO是体内不饱和脂肪酸受自由基作用而形成的脂质过氧化物，血液中LPO的含量可以反映体内自由基代谢的情况。陈氏等[66]检测66例肾虚病人外周血细胞SOD活性，发现肾虚者SOD活性明显低于正常对照组；而对各种肾虚证分组比较发现：病情愈重，SOD活性愈低，病程愈长或有夹杂证（如夹瘀、夹湿）者则SOD活性愈低；肾虚可导致SOD活性下降，使机体消除自由基的能力减弱。张氏等[67]研究发现，健康人血浆LPO、TC比值水平随增龄而降低，HDL–C水平及HDL–C/TC比值随增龄而降低，$HDL_2$–C及$HDL_2$–C/$HDL_3$–C比值在老年期亦降低；健康老年人和老年慢性病病人肾虚证比其他脏腑虚象偏高；健康老年人血浆LPO水平与TC水平，男性肾虚组均明显高于非肾虚组，女性肾虚组亦有高于非肾虚组的趋势；血浆HDL–C水平，男女性肾虚组均有低于非肾虚组的趋势；

HDL−C/TC 比值男女性肾虚组均较非肾虚组明显降低；血浆 $HDL_2$−C 水平及 $HDL_2$−C/$HDL_3$−C 比值，肾虚组均较非肾虚组明显降低，提示血浆 LPO、HDL−C 及其亚组分水平变化可能是老年肾虚证的内在物质基础之一。

4. 其他

（1）肾虚证与微量元素　张氏等[68]测定了 79 例肾虚病人头发和血清中的微量元素，结果：肾虚组血锌、铬，发铬、钴值明显低于正常组，发钼值则明显高于正常对照组；其中血铬值肾虚组还明显低于其他虚证组，发钼值肾虚组亦略高于其他虚证组，而其他虚证组的血铬、发钼值与正常对照组无明显差异；提示血铬值降低和发钼值升高可能为肾虚证的特征之一。汪氏等[69]检测了 41 例不同病种肾阳虚病人在不同疾病中头发锌含量有相同的改变，比对照组明显降低，表明肾阳虚证与锌的低下有关。梁氏等[70]检测了 35 例老年男性冠心病病人（肾虚证 10 例，血瘀证 25 例）发锌值，得出老年冠心病肾虚者发锌值显著低于血瘀组和健康人组。

（2）肾虚证与骨矿物含量及骨密度　研究表明病理性肾虚或生理性肾虚者骨矿物含量及骨密度均低于正常人，如李氏等[71]测定老年前期肾虚证骨矿物含量，结果：老年肾虚证骨矿物含量较老年前期肾虚证者低，老年肾虚证组与老年前期肾虚证组分别较同年龄非肾虚证组比较均有显著性差异；从而为中医肾主骨的理论提供了依据。

（3）肾虚证与能量代谢、水盐调节功能的变化　20 世纪 60 年代有学者测定表明肾虚病人的红细胞酵解率与正常人之间有显著的不同，肾阴虚组红细胞酵解率高于正常组，而肾阳虚组则相反。查氏等[72]检测出肾阳虚者红细胞钠泵活性明显低于正常人及肾阴虚者，而后两者无显著差异；这说明肾阳虚者 ATP 分解产热作用减少，与“阳虚则寒”之说一致。肾虚病人肾脏的水盐调节功能有某种失调[73]，以及肾虚证可能出现尿渗及渗比异常变化[74]，此为中医肾主水的理论提供了依据。

此外，在激素变化方面，有研究表明肾阳虚生长激素睡眠值和对生长激素释放激素的反应均降低，并有认为这是老年人易发生肾虚的生化基础和病理机制之一[50]；亦有报道肾虚与胸腺激素（肾虚者胸腺激素活性低于同龄正常人）、心钠素（肾阳虚血浆心房肽含量降低而肾阴虚者则升高）变化的关系[75,76]。

## 二、分析与评价

国内从肾虚、肾虚与衰老关系以及补肾法等方面的研究，围绕下丘脑–垂体–靶腺轴及免疫网络进行了大量的工作以阐明中医肾脏的本质，为中医药调整和进一步探讨神经–内分泌–免疫网络积累了宝贵的资料。虽提出了老年“生理性肾虚”的新概念，但仍主要侧重于肾脏虚证（肾阳虚、肾阴虚证）的研究。从现代对中医肾脾肝本质的研究分析，如上海医科大学自20世纪50 年代后期始对肾本质进行研究，推论肾阳虚证的主要发病环节是下丘脑（或更高中枢）的调节功能紊乱[77]；这不仅为肾藏精、精生髓、髓通于脑的理论提供了实验依据，且表明肾脏的功能与现代医学的神经–内分泌–免疫系统的功能有着密切的关系。广州中医药大学、北京中医研究所等对脾虚证的研究表明，脾虚证是以消化系统功能障碍为主的病理变化，脾主运化亦与神经–内分泌–免疫网络功能有关[78,79]。湖南医科大学对肝病五证（肝郁脾虚证、肝阳上亢证、肝风内动证、肝火上炎证、肝血虚证）研究，发现肝郁脾虚证、肝阳上亢证存在着自主神经功能的紊乱，提示肝主疏泄的生理病理亦与神经内分泌活动密切相关[80]。

以上不难看出，肾脾肝三脏均与神经内分泌功能有关，表明它们在应激、稳态的调节方面均起着一定的作用。但问题在于：在调节神经内分泌方面何者起主导作用以及它们（补肾、健脾、调肝）各自对神经内分泌的调节有何异同？蔡氏等[64]持有肾与神经–内分泌–免疫网络存在本质联系的观点。笔者[81]曾撰文探讨了中医肝脏功能（主疏泄、调节气机、藏血、主谋虑等）与神经–内分泌–免疫网络之间存在着一定的相关性，并认为作为神经内分泌活动的物质基础即气血精的生成在脾与肾，然神经内分泌即气血的调节则主要在肝；因此，主张从肝肾同源或肝脾肾相关的角度探讨与神经–内分泌–免疫网络的关系，换言之即从现代医学网络的观点来深入研究中医藏象整体联系的理论，而单纯从某一藏象或企图割裂彼此的联系的研究思路本身即与网络或整体联系的理论背道而驰。

## 三、展望

今后，对肾脏的研究可集中在以下几个方面：①从整体、器官、细胞乃至分子水平，进一步探讨肾与神经-内分泌-免疫网络的关系，同时比较疏肝、健脾、补肾法对网络调节的异同点；②探讨肾为先天之本与有关遗传疾病中 DNA 变异的关系、与机体生长壮老已中激素变化的关系、与衰老的关系、与记忆功能障碍如痴呆的关系，肾主水与急慢性肾炎疾患中水液代谢失调的关系，肾主骨与老年骨质疏松症中骨矿物含量及骨密度的关系；③通过临床流行病学研究，确定常见肾脏病证的诊断标准；④从藏象相关角度，探讨肝肾同源、心肾相交的生理与病理机制。

### 参考文献

[1] 司富春. 从下丘脑-垂体-性腺轴研究中医肾的现状及对策. 中医研究，1994，7（3）：2.

[2] 陶少平. 肾虚实质的现代临床研究. 山东中医学院学报，1995，19（5）：355.

[3] 李勇枝. 中医肾虚证研究进展. 中国中医基础医学杂志，1996，2（4）：56.

[4] 陈小野. 脾虚和肾虚动物模型的研制思路. 中国医药学报，1988，3（1）：64.

[5] 李震. 应用诱导“劳倦过度、房室不节”法建立肾虚模型的研究. 实用中西医结合杂志，1995，8（8）：585.

[6] 岳广平. 补肾生精汤对肾阳虚睾丸功能损害大鼠模型作用的实验研究. 中国中西医结合杂志，1997，17（5）：289.

[7] 沈自尹. 肾的中西医结合研究成就. 中西医结合杂志，1988，8（特Ⅱ集）：8.

[8] 沈自尹. 对祖国医学“肾”本质的探讨. 中华内科杂志，1976，1（2）：80.

[9] 查良伦. 人血浆 ACTH 放射免疫测定在肾阳虚病人中的应用. 中华内科杂志，1982，21（4）：202.

[10] 张铁忠. 男性冠心病患者血浆性激素水平与中医证候类型关系的研究. 中西医结合杂志，1983，3（2）：82.

[11] 邝安堃. 男性 2 型糖尿病中医辨证论治与血浆性激素关系的初步观察. 中西医结合杂志，1983，3（2）：79.

［12］邝安堃. 女性糖尿病、冠心病和高血压病患者性激素与虚证关系的研究. 中西医结合杂志，1989，9（6）：331.

［13］王琦，龚励俐. 肾阳虚阳痿患者性激素变化的临床观察和实验研究. 江苏中医，1988，（7）：43.

［14］王琦. 浙江中医杂志，1988，（6）：261.

［15］王文健. 肾阳虚患者和老年人（男性）的下丘脑–垂体–性腺轴功能初步观察. 中西医结合杂志，1982，2（3）：149.

［16］朱楣光. 中医肾虚与下丘脑–垂体–睾丸轴关系的探讨. 天津医药，1990，（1）：37.

［17］梁国荣. 老年人血清促卵泡成熟激素（FSH）与肾虚关系的初步观察. 上海第二医学院学报，1985，5（3）：167.

［18］张云如. 老年肾虚证与垂体关系的临床和实验研究. 中医杂志，1997，38（9）：557.

［19］任长征. 子宫内膜雌激素受体与血清性腺轴激素含量测定对肾虚不孕症中药治疗机制的研究. 山东中医学院学报，1993，17（3）：33.

［20］俞瑾. 补肾化痰治疗下丘脑–垂体功能失调性闭经. 中西医结合杂志，1983，3（4）：203.

［21］张家庆. 更年期综合征患者白细胞雌激素受体的变化及六味地黄丸的疗效. 中西医结合杂志，1991，11（9）：521.

［22］毛秋芝. “更年健”对更年期综合征生殖内分泌的影响. 上海中医药杂志，1993，（1）：14.

［23］沈自尹. 老年人肾虚与交感神经功能关系的探讨. 中医杂志，1994，35（3）：169.

［24］陈梅芳，张庆怡，吴志英，等. 尿毒症肾虚与内分泌及免疫状态的关系. 中西医结合杂志，1983，3（6）：328.

［25］马正立. 填精补肾中药对老年大鼠下丘脑–垂体–性腺–胸腺轴的形态学研究. 中医杂志，1989，30（8）：493.

［26］王琦. 证实质近三十年研究进展. 中西医结合杂志，1985，（7）：440-445.

［27］范国荣. 老年人肾虚的 T 细胞亚群及对免疫调控的影响. 中国中西医结合杂志，1992，12（8）：478.

［28］陈小峰. 肾虚患者的自然杀伤细胞活性研究. 中西医结合杂志，1989，9（7）：409.

[29] 张宏伟. 肾虚研究概述. 中国医药学报，1991，6（6）：43.

[30] 徐俊. 肾虚与红细胞免疫和补体溶解免疫复合物功能的关系. 中西医结合杂志，1988，8（9）：519.

[31] 廖品东. 老年人及肾虚患者红细胞免疫黏附活性的昼夜节律变化. 中西医结合杂志，1990，10（4）：217.

[32] 顾天爵. 肾阳虚病人尿中17-羟类固醇排泄量的观察. 中华内科杂志，1964，（12）：30.

[33] 沈自尹. 从垂体-肾上腺轴来讨论常阈调节论. 上海中医药杂志，1979，（5）：3.

[34] 中国人民解放军第 155 医院. 老年慢性支气管炎中西医结合诊断分型的初步意见. 新医药学杂志，1973，（1）：13.

[35] 邝安堃. 阳虚（甲状腺功能减退）和阴虚（甲状腺功能亢进）病人血浆环核苷酸的对比. 中医杂志，1979，20（7）：21.

[36] 天津市中心妇产科医院. 中西医结合治愈不孕症 138 例临床体会. 天津医药，1975，（6）：300.

[37] 沈自尹. 肾阳虚证的下丘脑-垂体-甲状腺、性腺、肾上腺皮质轴的对比观察. 医学研究通讯，1983，（10）：21.

[38] 重庆医学院新医病理学研究小组. 虚损之病机探讨. 新医药学杂志，1973，（1）：34.

[39] 中国人民解放军第 157 医院病理科. 肾阳虚患者内分泌腺的病理形态改变及其意义的初探. 内部资料，1976.

[40] 沈自尹. 肾虚与衰老的研究. 中医杂志，1987，28（10）：57.

[41] 沈自尹. 补肾药改善老年肾上腺皮质功能的临床与实验研究. 中西医结合杂志，1989，9（9）：518.

[42] 张玲娟. 补肾益气法对淋巴细胞糖皮质激素受体老年性改变的影响. 中西医结合杂志，1990，10（10）：583.

[43] 张新民. 补肾对神经内分泌老化调节作用研究（Ⅱ）中医杂志，1991，32（12）：745.

[44] 陈名道. 助阳中药对正常大鼠甲状腺激素代谢影响及进退法用药探索. 中西医结合杂志，1987，7（5）：264.

[45] 张新民，沈自尹，王文健，等. 补肾对神经内分泌老化调节作用研究（Ⅰ）. 中医杂

志，1991，32（11）：683.
[46] 王文健. 补肾法对老年男性下丘脑-垂体-性腺轴作用的临床和实验研究. 中医杂志，1986，27（4）：32.
[47] 王学美，谢竹藩，彭先忠，等. 五子衍宗液延缓衰老的临床研究. 中国中西医结合杂志，1992，12（1）：23.
[48] 谈运良. 补肾法对健康男性血清促黄体生成素生物活性增龄改变的影响. 中国中西医结合杂志，1992，12（11）：660.
[49] 赵伟康. 固真方对老年雄性大鼠下丘脑-垂体-性腺-胸腺轴作用的实验研究. 中医杂志，1989，30（12）：747.
[50] 陈家伦. 老年肾阳虚生长激素及温肾助阳药对其的影响. 中西医结合杂志，1990，10（8）：467.
[51] 赵伟康. 还精煎对老年性鼠胸腺超微结构及性激素受体的作用观察. 中西医结合杂志，1984，7（4）：226.
[52] 葛子. 地黄饮子对实验性脑栓塞局部、下丘脑和肾上腺的组织化学变化观察. 中医杂志，1991，32（9）：560.
[53] 沈自尹. 补肾和健脾在延缓衰老作用中的对比研究. 中西医结合杂志，1987，7（10）：584.
[54] 沈自尹. 延缓衰老的研究思路. 中医杂志，1991，32（1）：43.
[55] 胡国让. 补肾法对老年人T细胞功能的影响. 中西医结合杂志，1986，9（5）：264.
[56] 易宁育. 滋阴助阳药对β肾上腺素受体及 M 胆碱受体的双向调节作用. 中医杂志，1989，30（10）：44.
[57] 上海中医学院. 中医年鉴. 北京：人民卫生出版社，1984：42.
[58] 张新民. 补肾、健脾、活血类中药复方对老龄小鼠免疫功能作用的对比研究. 中国中西医结合杂志，1996，16（10）：610.
[59] 钟历勇. 补肾健脾活血三类复方对下丘脑-垂体-肾上腺-胸腺轴及 CRF 基因表达的影响. 中国中西医结合杂志，1997，17（1）：39.
[60] 沈自尹. 补肾和健脾对免疫系统不同作用方式的研究. 中国中西医结合杂志，1997，17

（6）：351.

［61］蔡定芳. 右归饮对大鼠下丘脑–垂体–肾上腺–胸腺轴抑制模型的影响. 中国免疫学杂志，1994，10（4）：236.

［62］蔡定芳. 右归饮对皮质酮大鼠细胞免疫及细胞因子的影响. 中国免疫学杂志，1995，11（4）：248.

［63］蔡定芳. 右归饮对皮质酮大鼠下丘脑单胺类递质及体重饮食摄水的影响. 中国中西医结合杂志，1995，15（12）：728.

［64］蔡定芳. 中西医结合神经内分泌免疫网络研究的思考. 中国中西医结合杂志，1997，17（7）：442.

［65］梁晓春. 肾虚、衰老与自由基的关系以及补肾药对自由基的影响. 中西医结合杂志，1990，10（8）：511.

［66］陈晏珍. 肾虚与超氧化物歧化酶关系初探. 中医杂志，1989，30（4）：42.

［67］张文彭. 老年肾虚证血浆过氧化脂质高密度脂蛋白胆固醇及其亚组分水平变化. 中医杂志，1989，30（2）：43.

［68］张凤山. 肾虚证病人头发及血清中微量元素的变化. 哈尔滨医科大学学报，1984，18（4）：39.

［69］汪坤. 肾阳虚患者头发微量元素锌、铜变化. 中西医结合杂志，1986，6（2）：96.

［70］梁国荣. 老年男性冠心病肾虚患者头发中微量元素的初步观察. 中西医结合杂志，1986，6（9）：543.

［71］李仁康. 老年与老年前期肾虚证骨矿含量的分析. 中国医药学报，1991，6（5）：19.

［72］查良伦. 肾阳虚与红细胞钠泵活性. 中西医结合杂志，1985，5（7）：416.

［73］宗一亭. 阴虚火旺、命门火衰病人十二时辰尿渗透压和尿量曲线的初步观察. 中医杂志，1983，24（11）：69.

［74］张史昭. 肾疾病时尿渗透压与虚实证型的相关性研究. 中西医结合杂志，1990，10（5）：286.

［75］胡卡. 肾虚患者循环胸腺激素活性观察. 广州中医学院学报，1988，5（3）：155.

［76］夏伟华. 肾虚与血浆心房肽关系的探讨. 中西医结合杂志，1989，9（6）：330.

[77] 沈自尹. 有关证的研究的思考. 中医杂志，1995，36（9）：560.

[78] 王建华. 脾主运化的现代研究进展与展望. 广州中医学院学报，1991，8（2，3）：248.

[79] 危北海. 脾胃学说与脾虚证研究现状评估. 中医杂志，1990，31（5）：305.

[80] 金益强. 肝阳上亢本质研究. 中西医结合杂志，1988，8（3）：136.

[81] 陈家旭. 神经-内分泌-免疫网络研究概况及其与中医肝脏关系的探讨. 北京中医药大学学报，1995，18（4）：7.

# 第八章

# 八纲与病因辨证

## 第一节　八纲辨证

《伤寒论》的辨证思想，体现在“阴阳对立统一”的前提下，具体落实在脏腑、经络、气血的病理变化上。用“八纲”来概括复杂的病证，以八法来解决病理变化所形成的种种矛盾，这是全书的指导思想之一。可以说，《伤寒论》最重要的特点就是包含着丰富的辩证法思想，它为整个中医辨证论治奠定了良好的基础。

八纲辨证源于《伤寒论》的六经辨证，两者密不可分，缺一不可。这是因为六经是物质结构，是脏腑经络的组成，辨证必须建立在物质之上，所以诸病不能越出六经的范畴。而八纲反映了证候活动的规律，具体的说，就是结合八纲辨证来揭示疾病的内在联系。如以阴阳辨疾病的属性，以表里定疾病的部位，以寒热辨疾病的性质，以虚实明邪正的盛衰等，将六经与八纲有机地结合起来，经过细致地分析推理，判断疾病的先后缓急、深浅轻重，从而决定治疗方案。即六经为经，八纲为纬，经纬相贯；六经为纵，八纲为横，纵横相联；六经为体，八纲为用，体用结合。

### 一、阴阳

《素问·阴阳应象大论》指出：“阴阳者，天地之道也……”，阴阳的对立统一是自然界的普遍现象。在人体而言，阴阳对立统一的破坏是疾病的本质所在。因此，治病必“谨察阴阳之所在而调之，以平为期”。仲景继承《内经》的阴阳学说，在《伤寒论》中首先将外感病执简驭繁地分为阴证和阳证两大类。所谓“病有发热恶寒者，发于阳也；无热恶寒者，发于阴也”，即为论中阴阳的总纲。发于阳者，乃阳气亢奋，正邪斗争较为剧烈，恶寒同时伴有发热；发于阴者，乃人体阳气相对低下，正邪斗争不明显，故多无热而恶寒。由于六经以脏腑为基础，而脏腑有阴阳之分，所以六经亦有阴阳之分。阳经之病发于腑，腑属阳，气血较盛，抗邪有力，故以翕翕发热、壮热、潮热、往来寒热等各种热象为特点。阴经之病发于脏，脏属阴，气血虚弱，抗邪无力，故以各种寒象为特点。《内经》云：“治病必求于本”“生之本，本于阴阳”，所以阴阳两纲，即为六经之纲，又是八纲之纲。江笔花的《表里寒热虚实辨》一文中说：“凡人之病，不外乎阴阳。而阴阳之分，总不离乎表里、虚实、寒热六字尽之。夫里为阴，表为阳，虚为阴，实为阳，寒为阴，热为阳。良医之救人，不过辨此阴阳而已；庸医之杀人，不过错此阴阳而已。”

### （一）六经病阴阳证

正是因为阳证、阴证取决于阳气的亢奋与低下，所以仲景依据阳气亢奋程度以及阴阳之气衰弱程度所致阴阳偏盛偏衰的数量，又分别将它们一分为三，合六病。所谓太阳病，乃病之初起，阳气最盛，但处于开始亢奋状态；阳明病乃病之急剧阶段，阳气亢奋极盛，相对阴气不足；病至少阳，则阳气相对虚少。三阴病乃阳气相对虚衰，阴气较盛。太阴为阳衰之初，阴气尚未受损；少阴则阳衰较甚，阴气亦不足，阴阳易于偏衰，故有寒化热化之分；厥阴则阴阳之气均为最少，所以吴鞠通称：“厥者，尽也，阴阳极造其偏皆可至厥。”

#### 1. 太阳病

太阳与少阴为表里，“实则太阳，虚则少阴”，而有阴证阳证两者之分。若脉浮发热而恶寒的，则为病发于太阳，叫做阳证。若脉沉发热而恶寒的，则为病发于少阴，叫做阴证。

2. 阳明病

阳明与太阴为表里，“实则阳明，虚则太阴”。虚实为变化依据，故有阴阳之分。若身汗出，不恶寒，反恶热的，则为病发于阳明，叫做阳证。若阳明中寒，内转太阴，而不能食，小便不利，手足出凉汗，大便初硬后溏的，为病发于太阴，则叫做阴证。

3. 少阳病

少阳与厥阴为表里，“实则少阳，虚则厥阴”，而有阴阳之变。若其人往来寒热，胸胁苦满，心烦喜呕，为病发于少阳，则叫做阳证。若见囊缩而厥，舌苔黑滑，水浆不入，则为病发于厥阴，叫做阴证。

阳经之病，多发于六腑，因腑为阳，气血充盈，抵抗有力，故以各种热证为特点；阴经之病，多发于五脏，脏属阴，气血虚弱，抗邪无力，故以各种寒证为特点。推而论之，凡见身轻，气喘，口鼻气热，目睛了了，不能睡眠；或热极朦胧，视物不清；或目赤多眵；或身热面赤唇红；或烦渴而小便红黄，脉来数大，舌苔黄干，则皆为阳证的反映。如果其人身重，口鼻气冷，爪甲色青，吐利而小便色白，脉来沉迟，舌淡苔白，则皆为阴证的反映。

### （二）脉之阴阳

《伤寒论》中脉亦分阴阳。即寸为阳，尺为阴；浮为阳，沉为阴；阳主表，阴主里。仲景以脉之阴阳的相对概念来说明病机，如“太阳中风，阳浮而阴弱，阳浮者，热自发，阴弱者，汗自出”。阳浮乃阳气浮盛，抗邪于外之故，而阴弱则为卫外不固，营不内守而然。又如“伤寒，阳脉涩，阴脉弦，法当腹中急痛”，乃以脉之阴阳示中阳虚弱而土虚木乘之病机。

### （三）阴阳胜复

伤寒中人之后，其证型表现和传变是以阴阳胜复为病理基础的。《素问·阴阳应象大论》说：“阴胜则阳病，阳胜则阴病。阳胜则热，阴胜则寒。”阳病、阴病指阴阳之偏胜或亏损，从而造成对立面的相对偏胜，从寒热的变化就可以观察到阴阳胜复的病理变化。邪在太阳，寒（阴）邪胜，阳气被郁，故恶寒重发热轻。寒郁阳渐次化热，阳渐胜而阴渐却，故表现出表寒重里热轻（如大青龙汤证）和表寒轻里热重（如麻杏石甘汤证），待寒邪完全化热，阳胜其阴则为阳明病。这就是一个典型从寒热的表象转化来观察阴阳的胜复过程。太阳病可以内传阳明，也可内陷太阴或少阴，还可以留连在太阳，起关键作用的不是病邪的轻重，而是身体素质的阴阳偏盛偏衰以及正邪斗争中的阴阳盛衰。伤寒之所以能直中三阴，是因为三阴阳虚，复中于寒。阴阳胜复在少阳与厥阴表现尤为突出。少阳为枢，乃阴阳之枢纽，若阳气盛，少阳病则转阳明，阴气盛则转三阴。理解这一点就不必为少阳究竟在太阳之后还是阳明之后而争论不休。厥阴的厥热胜复实为阴阳消长的外在表现。一般说来，阴气胜则厥逆，阳气复则发热。因此，根据厥热之先后，阴阳之胜复可以判断病之愈与不愈，利用厥热之多少推测病之进退。

### （四）阴阳转化

阴阳的对立统一关系，除表现为阴阳胜复的消长关系外，还表现为阴阳的相互转化。阳证可以转化为阴证，阴证又可以转化为阳证。太阳病可因误汗误下而致种种阳虚之证，如阳虚漏汗的桂枝加附子汤证；心阳虚损，悸动不安的桂枝甘草汤证；脾阳亏虚，水气内停的苓桂术甘汤证；肾阳虚而烦躁的干姜附子汤证等。相反，太阴湿邪化燥可以转属阳明，少阴热化也可转为阳明而成少阴三急下证等，都是阴阳转化的例证。

### （五）阴阳调节

《伤寒论》认为阴阳在一定范围内是可以自行调节的。如论中“凡病，若发汗，若吐，若下，若亡血，亡津液，阴阳自和者，必自愈”，这就是说，尽管阴阳平衡遭到破坏，只要不超过一定的限度，机体可以通过阴阳的消长转化而达到新的平衡。若超过了这个限度，就必须借助于药物来促进这种调节作用。因而《伤寒论》的治法概括起来就是调节阴阳的偏盛偏衰。病在太阳用麻黄、桂枝发散其阳郁，病传阳明用白虎、承气泻热存阴，病入太阴用理中温散寒湿，病归少阴用四逆扶阳消阴，总之都是损有余而补不足，从而使阴阳重归平衡。

另外，《伤寒论》常以阴阳之药合用成方而调阴阳。《素问》说："气味，辛甘发散为阳，酸苦涌泻为阴。"如论中之桂枝汤，即为辛甘化阳之桂枝甘草汤与酸甘化阴之芍药甘草汤合并而成。因而外可调营卫，内可调阴阳，既可治外感邪气，又可治内伤诸证，是很好的调节阴阳的名方。又如小柴胡汤及泻心类方，小柴胡以柴芩之辛苦，一透一消而和解半表半里；泻心汤类方则以半夏、干姜之辛开，合黄芩、黄连之苦降而调和肠胃。仲景的对立统一观，于此可见一斑。

## 二、表里

表里是指病变部位和病势深浅相对而言。六经之病亦各有表里。一般来说，以经络病变为主则为表证，以脏腑为主者则为里证。六经的表证即《内经》所谓的经络病变："伤寒一日，巨阳受之，故头项痛腰脊强。二日阳明受之，阳明主肉，其脉挟鼻络于目，故身热目赤而鼻干，不得卧也。三日少阳受之，少阳主胆，其脉循胁络于耳，故胸胁痛而耳聋。四日太阴受之，太阴脉布胃中络于嗌，故腹满而嗌干。五日少阴受之，少阴脉贯肾络于肺，系舌本，故口燥舌干而渴。六日厥阴受之，厥阴脉循阴器而络于肝，故烦满而囊缩。"仲景表里之分，侧重在有无太阳经证。因此，病邪在肌表者，症见恶寒发热脉浮者属表，而在里的脏腑病变均作里证。历代有争议的是少阳"此为半在表半在外"的认识，因为按六经顺序少阳当在阳明之后，而论病则在阳明之前。论中"伤寒五六日，头汗出，微恶寒，手足冷，心下满，口不欲食，大便硬，脉细者，此为阳微结，必有表，复有里也"，可见仲景亦是以"微恶寒"发热的肌表症状作为表证标志，而"心下满，口不欲食，大便硬"的热结脏腑症状作为里证标志。

### （一）六经病表里证

#### 1. 太阳病表里证

（1）太阳病表证　六经为病，只有太阳病能担负表证的提纲，这取决于太阳经生理的特性。太阳经上连于风府，为诸阳主气，总六经而统营卫，卫一身之外藩，所以太阳主表。另外，六经各有经腑之分，经受邪而在于外，腑受邪而在于里，而有表里之含义。《伤寒例》说："尺寸俱浮者，太阳受病也，当一日而发。以其脉上连风府，故头项痛，腰脊强。"《伤寒论》第 1 条的"太阳之为病，脉浮，头项强痛而恶寒"做为表证的提纲，反映了太阳经气不利，邪客于表的脉证特点。

（2）太阳病里证　足太阳之腑为膀胱，而居于小腹之里。若太阳在经之邪不解，邪气随经入里（腑），则有蓄水和蓄血的病变发生。我们称之为太阳病里（腑）证。太阳蓄水证：以脉浮，微热，消渴引饮，小便不利为主症，甚者或见饮水即吐的，则为"水逆"。太阳蓄血证：太阳病，脉微而沉，反映了表邪入里；而有少腹硬满，精神发狂，或少腹急结，精神如狂，因小便自利，故知为热与血结，而与水无关。

2. 阳明病表里证

（1）阳明病表证　《伤寒例》说："尺寸俱长者，阳明受病也，当二三日发，以其脉挟鼻、络于目，故身热、目痛、鼻干，不得卧。""阳明脉起于鼻交頞中，络于目"，所以目痛鼻干者，经中客邪为患也。临床常见发热，恶寒无汗，缘缘而赤，额头作痛，脉浮而长，便是阳明经表证。

（2）阳明病里证　若阳明胃肠受邪，则为阳明病里证。《伤寒论》第 218 条的"伤寒四五日，脉沉而喘满，沉为主里，而反发其汗，津液越出，大便为难"，到了大便为难，未至于秘结不出，也称为"阳明里证"。

3. 少阳病表里证

（1）少阳病表证　少阳位居两胁，而有"半表半里"之说，然从其经腑划分，亦有表里之证。《伤寒例》说："尺寸俱弦者，少阳受病也。当三四日发。以其脉循胁络于耳，故胁痛而耳聋。"《伤寒论》第 264 条亦记载了"少阳中风，两耳无所闻、目赤、胸中满而烦者"等少阳的经脉受邪之证。

（2）少阳病里证　关于少阳里（腑）证，《伤寒论》第 263 条说："少阳之为病，口苦，咽干，目眩也。"胆腑有热，必然口苦，极具辨证意义。

4. 太阴病表里证

（1）太阴病表证 《伤寒例》说："尺寸俱沉细者，太阴受病也，当四、五日发。"《伤寒论》第 274 条的"太阴中风，四肢烦疼"、第 276 条的"太阴病，脉浮者，可发汗"都反映了太阴脾家的经表为病的事实。

（2）太阴病里证 《伤寒论》第 279 条说："本太阳病，医反下之，因而腹满时痛者，属太阴也。"说明误下之后而使在表之邪传入太阴之里，而出现腹满时痛的太阴里证。

5. 少阴病表里证

（1）少阴病表证 《伤寒例》说："尺寸俱沉者，少阴受病也，当五六日发。"《伤寒论》第 301 条说："少阴病始得之，反发热，脉沉者，麻黄附子细辛汤主之"，这一条被认为是"少阴伤寒"。"发热"是表证的略辞，"脉沉"则是少阴阳虚有寒的反映。

（2）少阳病里证 脏为里，是指少阴心肾两脏之病。"少阴病，脉沉者，急温之，宜四逆汤"（《伤寒》第 163 条），又说："少阴病，脉细沉数"（《伤寒》第 285 条），这两条说明少阴病的里证既有寒证又有热证。

6. 厥阴病表里证

（1）厥阴病表证 《伤寒例》说："尺寸俱微缓者，厥阴受病也，当六七日发。以其脉循阴器，络于肝，故烦满而囊缩。""手足厥寒，脉细欲绝者，当归四逆汤主之"（《伤寒》第 351 条）。以上两条反映了厥阴病的经热证和经寒证。

（2）厥阴病里证 "若其人内有久寒者，宜当归四逆汤加吴茱萸生姜汤"（《伤寒》第 352 条），"内有久寒"是指厥阴脏寒的里证如小腹疼痛掣及睾、阴之病变。

（二）表里同病

表里证可以独立存在，但更多的是同时存在。太阳病脉证并治虽占全论的大半，但其中的兼表证又占绝大多数，而兼变证的绝大多数又是表里同病。表里同病的原因，可以是合病或并病的结果，更主要是因为病人内有宿疾而因外感触发。

表里同病的治疗原则，一般是先表后里，如论中“太阳病，外证未解不可下之”和“阳明病脉浮无汗而喘，发汗则愈”，这是因为表证不解，治里则可能引邪入里，而加重里证。但是里证急于表证时则又当先里后表，如“下后腹胀满，身体疼痛者，当先温其里，乃攻其表”和“三阳合病，腹满身重难于转侧，口不仁面垢谵语遗尿……若自汗出者，白虎汤主之”。表病里虚或表病里实，皆因里证较急，故以治里为先。因此，表里同病，总以救急为是。若表里俱急或俱不急则可表里同治，但应根据表里偏重权衡用药。如大青龙汤、麻杏石甘汤，同治表里寒热，但前者偏重于表，后者偏重于里。

#### （三）表里转化

表里证尚可相互转化。一般的说，表证轻里证重，表证入里病势加重。与温病不同的是伤寒里证一般不出表，而是转属阳明。太阴湿邪化燥转属阳明，少阴热化转为阳明的三急下证，这是因为“阳明属中主土”，若平素胃阳偏亢，皆可燥化的缘故。

### 三、寒热

寒热既是病因，又是病性，《伤寒论》虽详寒略温，但伤于寒后，因体质差异或治疗过程中伤阴伤阳的不同，又有寒化和热化两种不同的转化途径。寒热两纲，为反映六经寒热病情而设。它以寒热两证的客观存在，作为临床辨证分型的依据，更能突出地把阴阳、表里为病的概况进行联系。

#### （一）六经病寒热证

寒热是两种性质相对的病机，是阴阳偏盛偏衰的体现。两者也可以转化，《内经》说：“阳胜则热，阴胜则寒”就是这个意思。在某些情况下，热亦可由于阴虚，寒亦可由于阳虚。

1. 太阳病寒热证

（1）太阳病寒证　太阳主表，然表病有寒热之分。如“太阳病，或已发热，或未发热，必恶寒，体痛，呕逆，脉阴阳俱紧者，名为伤寒”(《伤寒》第 3 条)。本条以恶寒、体痛、脉紧反映寒邪病理的特点，故可称为太阳病的表寒证。

(2) 太阳病热证　太阳病表热证的产生，不外以下两种形式：一是感受温热邪气，如“太阳病，发热而渴，不恶寒者，为温病”(《伤寒》第 6 条)。一是由于风寒束表不解则寒可化热，古人所谓“即病”名曰伤寒；“不即病者”则称为温病。另外“太阳病，发热恶寒，热多寒少”(《伤寒》第 27 条)，治用桂枝二越婢一汤，也属于太阳病表热证的范围。

2. 阳明病寒热证

(1) 阳明病里寒证　阳明主里，人皆以为里热证为阳明所专，殊不知辨证之学一分为二，阳明病也有里寒证。如：“若胃中虚冷，不能食者，饮水则哕”(《伤寒》第 226 条)，此条论阳明胃寒气逆作哕；“食谷欲呕，属阳明也。吴茱萸汤主之”(《伤寒》第 243 条)，此条论里寒作呕，并提出了治法。

(2) 阳明病里热证　阳明病的里热证，有在上、在中、在下的不同。热在上，郁于膈脘，则出现心中懊侬，舌上生苔；热在中则渴欲饮水，口干而燥；热在下则脉浮发热，渴欲饮水，而小便不利。

3. 少阳病寒热证

(1) 少阳病寒证　胸胁满闷，小便不利，渴而不呕，但头汗出，腹中胀，大便溏，肩背痛，脉来弦缓，舌苔白润。

(2) 少阳病热证　口苦，咽干，目眩，心烦为主。

4. 太阴病寒热证

(1) 太阴病寒证　“自利不渴者，属太阴，以其脏有寒故也。”(《伤寒》第 227 条) 脏，指脾，脾家寒则见下利而不渴。

(2) 太阴病热证　“伤寒脉浮而缓，手足自温者，系在太阴。太阴当发黄；若小便自利者，不能发黄。”(《伤寒》第 278 条) 太阴为湿土，故发病有湿热与寒湿的不同。

5. 少阴病寒热证

(1) 少阴病寒证　“少阴病，欲吐不吐，心烦但欲寐，五六日自利而渴者，属少阴也。……小便色白者，以下焦虚有寒，不能制水，故令色白也。”（《伤寒》第282条）“以下焦虚有寒”一语道破了少阴病的寒证实质。

（2）少阴病热证　“少阴病，得之二三日以上，心中烦，不得卧”（《伤寒》第303条），反映出少阴病热证烦躁的情况。

6. 厥阴病寒热证

（1）厥阴病寒证　“若其人内有久寒者，宜当归四逆加吴茱萸生姜汤。”（《伤寒》第352条）肝有久寒，表现为下焦积冷，少腹冷痛，或上逆作呕。

（2）厥阴病热证　厥阴病变生热证的原因，或感受热邪所致；或为阳气被郁，久而化热；或为厥阴阳复太过，热气有余。

### （二）寒化及热化

六经病皆可有寒化和热化证。邪在太阳，多为表寒实之麻黄汤证或表虚寒的桂枝汤证，亦可出现发热恶寒、热多寒少的桂枝二越婢一汤证。太阳病阳郁化热可传阳明，也可因寒伤阳气而寒化传入太阴、少阴；阳明病有白虎汤证或承气汤证等里热证，亦有食谷欲吐，属阳明，用吴茱萸汤的里寒证；少阳病小柴胡汤证，既有寒证又有热证；太阴病理中丸证是寒证，而“发黄”“手足自温”可以是热证；少阴病的四逆辈为寒化证，而黄连阿胶汤证、猪苓汤证则是热化证；厥阴病的吴茱萸汤证、当归四逆汤证为寒证，而“厥深热亦深，厥微者热亦微”的热厥则为热证。应当指出，邪入厥阴，当以手厥阴心包的神昏谵语和足厥阴肝的瘛疭发痉见症为是，其中主要为热闭心包与热甚动风。

### （三）寒热转化

《伤寒论》中关于寒热转化的论述，主要从病机的转变，以及方药的进退等方面来体现。如太阳表寒实证不解可转成阳明里实热证。从方药加减来看，麻黄汤→大青龙汤→麻杏石甘汤→白虎汤。这些方剂的组成和演变是以麻黄汤为基本方，以麻黄与石膏的配伍、取舍以及用量的增减，体现了由麻黄汤演变为白虎汤的过程。综观表寒实证的转化，麻黄汤的变局，即是由寒转热，从量变到质变的过程。从病机、证候、治法、方药等各方面分析疾病的转化，是一个重要的逻辑思维方法，是研究《伤寒论》的必由途径。

### （四）寒热错杂

寒证与热证，临床上可以单独出现，亦可以合并出现，而且在一个病证中，既有寒证，又有热证，寒热并存而寒热错杂。如："伤寒，胸中有热，胃中有邪气，腹中痛，欲呕吐者，黄连汤主之。"（《伤寒》第 173 条）此乃上热下寒并见之证。其他如半夏泻心汤证、生姜泻心汤证、甘草泻心汤证、附子泻心汤证等皆属寒热错杂之证。

### （五）寒热真假

《伤寒论》对辨假象识本质有着精辟的论述。在辨寒热真假时，如白虎汤证的"脉滑而厥"，脉滑提示真热，在脉滑的启示下，厥是假寒的表面现象。又如在少阴病阳将亡的阶段，可出现真寒假热的通脉四逆汤证。《伤寒论》原文第 317 条说："少阴病，下利清谷，里寒外热，手足厥逆，脉微欲绝，身反不恶寒，其人面色赤；或腹痛，或干呕，或咽痛，或利止脉不出者，通脉四逆汤主之。"此证中，"身反不恶寒，其人面色赤"属阴盛格阳的假热证，其余各证都是真寒证，是本质的反映。临床上，病人垂危之际，阳气衰微，在一派阴寒内盛的症状中，不相称的出现面色赤，不恶寒，这是一线残阳向外飞越，俗称"回光返照"，就是假热。寒热真假的现象，不论是真寒假热，还是真热假寒，多是病情急剧逆转的险象。临床辨证时，要细心分析，排除假象，认准真象，力求选方用药，毫厘不失，才能化险为夷。

## 四、虚实

虚实是辨别邪正盛衰的纲领。虚实在论中有多种相对含义：一是指正气虚衰，如《伤寒论·平脉法》："初持脉，来疾去迟，此出疾入迟，名曰内虚外实；初持脉来迟去疾，此出迟入疾，名曰内实外虚也。"指的是脉气出入，以分内外阴阳气之多少。二是指病变的微甚，如“伤寒六七日，结胸热实”及“此非热结，但以胃中虚，客气上逆，故使硬也”。三是根据邪盛正衰分虚实，即《内经》所谓“邪气盛则实，精气夺则虚”。

## （一）六经病虚实证

虚实是动态的，在《伤寒论》中，凡三阳经病，多以实证为主；三阴经病，多以虚证为主，但论中六经病各有虚实。如太阳主表，故以有汗为虚，无汗为实；阳明主里，则以有汗为实，无汗为虚。

### 1. 太阳病虚实证

（1）太阳病表虚证　太阳病为表证，若表证汗出的，则叫做表虚证。如：“太阳中风，阳浮而阴弱。阳浮者，热自发；阴弱者，汗自出。”（《伤寒》第12条）

（2）太阳病表实证　太阳病表证，无汗而喘，则叫表实证。如：“太阳病，头痛，发热，身疼，腰疼，骨节疼痛，恶风，无汗而喘者，麻黄汤主之。”（《伤寒》第35条）

### 2. 阳明病虚实证

（1）阳明病里虚证　阳明主里，而有虚实之分。阳明病的里虚证，如：“阳明病，法多汗，反无汗，其身如虫行皮中状者，此以久虚故也。”（《伤寒》第196条）成无己注：“胃为津液之府，气虚津少，病则反无汗。胃候身之肌肉，其身如虫行皮中者，知胃气久虚也。”

（2）阳明病里实证　阳明病里实证，以“不更衣”“大便难”为主要临床表现。如：“阳明之为病，胃家实是也。”（《伤寒》第180条）里实可见：不大便，腹满疼痛，或绕脐疼痛，或腹满不减，反不能食，脉来沉紧，或沉迟有力，舌苔黄燥等。

### 3. 少阳病虚实证

（1）少阳病虚证　少阳病虚证，如：“伤寒，阳脉涩，阴脉弦，法当腹中急痛，先与小建中汤；不瘥者，小柴胡汤主之。”（《伤寒》第100条）少阳病，脉本弦，今浮取而涩，沉取而弦，与太阳病的“尺脉迟”相同，反映了少阳病正气虚而气血不足，故先与小建中汤以扶正气，后服小柴胡汤以和解少阳之邪。

（2）少阳病实证　是指少阳病胸胁苦满，心下急，郁郁微烦，呕不止，大便秘结，口苦心烦，脉弦滑按之有力。

4. 太阴病虚实证

（1）太阴病虚证　太阴病的虚证，往往和寒证相连。如："太阴之为病，腹满而吐，食不下，自利益甚，时腹自痛。若下之，必胸下结硬。"（《伤寒》第273条）据临床所见，厥阴病寒证的吐利，是以吐为主而下利为次；而太阴病的寒证吐利，则以下利为主而呕吐为次。

（2）太阴病实证　"本太阳病，医反下之，因而腹满时痛者，属太阴也。"（《伤寒》第279条）"大实痛者，桂枝加大黄汤主之。""大实痛"的脾实血滞，则其脉必沉而有力。

5. 少阴病虚实证

（1）少阴病虚证　少阴病的虚证，应当辨出阴虚和阳虚。如："少阴病，脉微，不可发汗，亡阳故也。"（《伤寒》第286条）"少阴病，脉细沉数，病为在里，不可发汗。"（《伤寒》第285条）

（2）少阴病实证　"肾无实证，肝无虚证"此言有悖医理。然少阴病的实证从何而得？《伤寒论》第321条说："少阴病，自利清水、色纯青、心下必痛，口干燥者，可下之，宜大承气汤。"此条为燥热内实，迫阴下夺，注家称为"中脏溜腑"。而与传经有别，治当急下存阴。

6. 厥阴病虚实证

（1）厥阴病虚证　厥阴病虚证，有阳气虚和阴血虚的不同。阳虚的如"大汗出，热不去，内拘急，四肢疼，又下利厥逆恶寒者，四逆汤主之"（《伤寒》第350条），是说的厥阴阳虚寒证；阴血虚的如"手足厥寒，脉细欲绝者，当归四逆汤主之"（《伤寒》第351条），则是说的厥阴血虚受寒之证治。

（2）厥阴病实证　厥阴病的实证，而有痰壅、水停、热结等因，而使肝之疏泄不利，气血不通，阴阳之气不相顺接而生厥逆之变。如："病人手足厥冷，脉乍紧者，邪结在胸中，心下满而烦，饥不能食者，病在胸中，当须吐之，宜瓜蒂散。”(《伤寒》第 355 条）又如：“伤寒厥而心下悸，宜先治水，当服茯苓甘草汤，却治其厥。不尔，水渍入胃，必作利也。”(《伤寒》第 356 条）此系论水停于胃，肝不疏泄，气机不达，手足厥冷，故称为实证。

### （二）虚实错杂

《伤寒论》中有表虚、里虚、表里俱虚等。表虚证如桂枝汤证，三阴病则多属里虚证。表里俱虚证如：“太阳病，外证未解，而数下之，遂协热而利，心下痞硬，表里不解者，桂枝人参汤主之。”(《伤寒》第 163 条）

《伤寒论》中的实证，有表寒实证的麻黄汤证，有里实热证的白虎汤证，有里实证的承气汤证，有表寒里郁热的大青龙汤证等。虚证实证的转变趋势，可以用柯韵伯的两句话来概括，即“实证多传阳明，虚证易陷少阴”。因为阳明为阖，凡里证不和者，又以阖病为主；少阴为元阳之所，伤寒伤阳，穷必及少阴。

除了单纯的表实、表虚、里实、里虚证外，更有表里俱实与表里俱虚之证，前者如葛根芩连汤证，后者如桂枝人参汤证。表里俱实或源于表邪盛，邪传于里，或因为误治邪气内陷。亦有素有痰饮，内外合邪而成的小青龙汤证。表里俱虚证则多因表虚证误治伤里而成的桂枝去芍药汤证合桂枝去芍药加附子汤证，即是因误治损伤里阳而致病涉少阴。还有表实里虚的麻黄附子细辛汤证、表虚里实的桂枝加大黄汤证等各种错杂之证。这些证候的产生，有的因正虚受邪，如阳虚感受寒邪而成的里虚有实证，有的是邪未去而正已伤，如热盛伤津的白虎加人参汤证。还有内脏素虚而致气机失调者，如脾虚气滞之厚朴生姜半夏甘草人参汤证。对于这些错杂证候，仲景是平治于权衡，或寓攻于补，或寓补于攻，总之要使扶正不留邪，驱邪不伤正，以平为期。

### （三）虚实转化

虚与实的病证并不是不变的，两者有联系，并且可以在一定条件下相互转化。如小柴胡汤证可有以下两种转归：一是向柴胡桂枝干姜汤证转化；一是向大柴胡汤证或柴胡加芒硝汤证转化，甚或向承气汤证转化。由实转虚，可以是误治后导致正气不足，如“下之后，复发汗……脉微沉，身无大热者，干姜附子汤主之”，论中由实转虚多因误汗误下，这其中必有正虚不能胜邪的内因所在。反之，若正气渐胜而邪气渐衰，也可由虚转实，如由太阴转阳明即是。凡此由虚转实、由实转虚等，在论中颇为详尽，应当深入研究。

### （四）虚实真假

《伤寒论》中既辨寒热真假，亦辨虚实真假。如“伤寒六七日，目中不了了，睛不和，无表里证，大便难，身微热，此为实也，急下之，宜大承气汤”，乃热结肠胃，经络阻滞，气血不能畅达，因而精神恍惚，目光模糊。此即所谓“大实有羸状”。冉雪峰说：“病既复杂，治易犹疑，因疑生误则可，因疑致误则不可。”临床出现真假疑似者，多证情复杂，故医者当从复杂证候中找到本质，这才是去伪存真的辨证过程。

## 第二节　病因辨证

病因辨证是通过对疾病所表现的不同证候进行分析，从而推断和认识疾病病因的一种辨证方法。各种疾病的产生，或因外感六淫，或因内伤七情，或因饮食劳倦，或因跌打损伤。因此，病因辨证广泛用于各种疾病的辨证之中，成为一种重要的方法。

宋代陈无择，根据梁代陶弘景的《肘后方》关于“内疾、外发、他犯”的观点，在《三因极一病证方论》中，对病因分类为：“六淫者，寒、暑、燥、湿、风、热是；七情者，喜、怒、忧、思、悲、恐、惊是。……六淫，天之长气，冒之则先自经络流入，内合于脏腑，为外所因；七情，人之常性，动之则先自经络郁发，外形于肢体，为内所因；其如饮食饥饱，叫呼伤气，尽神度量，疲极筋力，阴阳违逆，乃至虎狼毒虫，金疮逶折，疰忤附着，畏压溺等，有被常理，为不内外因。”六淫所感为外因，五脏情志所伤为内因，饮食、叫号、疲伤、跌仆、金刃、虫兽所伤为不内外因。这种将病因与发病途径结合起来，分内所因、外所因、不内外因的“三因分类法”对后世影响很大，一直沿用至今。后世医家还对疾病过程中因脏腑功能失调而产生的湿浊、痰饮、瘀血等病理产物认为是某些病变的继发性致病因素。

病因学说至宋代后有了长足的进展，出现多个流派，然其根本却未离开秦汉两代的病因学基础理论。成书于东汉的《伤寒杂病论》对于病因辨证已经作了较全面并具有一定深度的论述。

## 一、《伤寒论》中的病因辨证

《素问·调经论》说：“夫邪之生也，或生于阴，或生于阳。其生于阳者，得之风雨寒暑；生于阴者，得之饮食居处，阴阳喜怒。”这段经文对病因作了全面的概括叙述，并将其分为两类。凡属自然界气候因素形成的病因，皆属于阳；凡饮食、居住条件、生活起居不善，或房室不节、情绪波动过度等，由人自身行为不当形成的病因，皆属于阴。

《伤寒论》以六经病证为主，六经病证也是风、寒、暑、湿、燥、火六气病变的反映。六经病虽以感寒为多，但亦有中风、伤寒之别，并兼有痰饮、水邪、火邪、宿食、瘀血等不同。所以六经辨证自始至终贯穿着病因辨证的内容，亦可以说病因辨证就是六经辨证的一个重要组成部分。

### （一）六经病成因

太阳病的成因，为感受风寒外邪。由于肌表不固，失去卫外抗邪之力，风寒侵袭肌表，太阳首当其冲，营卫受邪，失去和调，则形成太阳病。

阳明病的成因，一为邪由他经传来，如太阳病失治误治，或少阳病误治，以致津伤化燥邪传阳明；也有太阴脏邪还腑，阴病出阳，见大便结硬而成阳明病者。二为本经直接感受外邪，邪气循经入里，化热、伤津、化燥、成实者。但皆与阳明素来阳盛津亏或食积内留等内因有关。

少阳病的成因，其一为本经受邪，多因素体虚弱，抗邪无力，外邪直犯而成。如《伤寒》第 97 条所谓“血弱气尽，腠理开，邪气因入，与正气相搏，结于胁下”，及第 264 条“少阳中风，两耳无所闻，目赤，胸中满而烦”即是。其二为他经传来，多因失治误治，或由太阳传入少阳，或由他经归于少阳。由于少阳与厥阴为表里，当厥阴正气来复时，也可转出少阳。

太阴病的成因，大体可归纳为三点：一、先天禀赋不足，脏气虚弱，而脾阳素虚，寒湿直中；二、内伤生冷，或过服苦寒攻伐之药而使脾阳受损，健运失司；三、三阳病误治失治，脾阳受损，外邪内侵。其中太阳病误下，邪陷太阴，或阳明病过用苦寒之品，诛伐太过，中阳受损，邪入太阴，病由阳传阴。

少阴病的成因，其一为外邪直中，或年高体弱，或肾阳素衰，外受寒侵，则寒邪直中少阴，形成少阴病；其二为他经传来，多由失治误治，正气受损而邪传少阴。他经传来者，又以太阳、太阴传受者居多。因太阳与少阴相表里，当少阴阳气不足，抗邪无力时，太阳之邪，尤易内陷少阴，即所谓“实则太阳，虚则少阴”；太阴与少阴为子母关系，当太阴虚寒下利严重时，每易子病及母，伤及肾阳而邪传少阴。

厥阴病的成因，有来自传经之邪者，如太阳、少阳、阳明病失治误治，正气虚损，邪陷厥阴而发病；太阴、少阴病延误医治而邪入厥阴。也有外邪直中厥阴经脏而发病者，不过较为少见。

### （二）外感病因

《伤寒论》与《金匮要略》分编以后，其所载的外感病因和病种，远远没有全部包括六淫和各种疫疠杂气，而主要是讲风寒二邪所引起的“中风”和“伤寒”两证。

#### 1. 中风

风为阳邪，其性疏泄，风动则伤人。风邪为病，初入太阳必与卫气相加，使太阳之气从开太过，而荣阴守护调节之力不及，就成为卫强荣弱表虚有汗之证。若结合温热，则其性蒸灼，使卫阳盛极，荣阴大伤，遂成为卫亢荣损，身发高热之证。若风邪传经内逆，入于阳明则化为燥热，入于少阳则化为风火，入于太阴则为风湿，入于少阴则化热，入于厥阴则上火之气更甚，这是一般规律。而风阳化燥，是其特性，结合温热，则更明显，且伤阴为甚。

2. 伤寒

寒为阴邪，其性凝滞，多随风伤人。寒邪为病，初入太阳，必与荣气相加，使太阳之气从开不及，而卫阳的温煦、透发之力必不足，就成为卫闭荣郁表实无汗之证。冬时受寒，人体阳气怫郁，守护于里，至春转盛，化热外达，就成为伏气温病。若寒邪化热内逆，入于阳明反可化为燥热或湿热，入于少阳其火为郁，入于太阴寒湿相加，入于少阴则化寒，入于厥阴则下寒之气亦重，这又是一般规律。而阴寒化湿，是其特性，入于阴经，则更明显，且伤阳为甚。

3. 其他病因

《伤寒论》虽然开头提出了“温病”和“风温”，末尾又附有“霍乱”一病，但关于温病的认识，仍着眼于“伏气”成温，多认为寒邪先伏而成温于内，风邪外感而诱发于外，或经误汗，才诱发成为风温者。霍乱一病，则只讲了与伤寒互相转化的机制和可能。但这并不表明《伤寒论》忽略了其他外因。原因在于，仲景在《金匮要略》中提出了痉、湿、暍等病证，可能由于当时流行较少而总结不够系统详尽，但也同样按六经为纲划分；另外，在以六经为纲的各类病证中，已经反映出了六淫之气的不同性质及其复杂变化；再有，风为百病之长，寒是杀厉之气，为病最多，最易感人，属常见多发病，温病、风温乃至霍乱都与风寒病因有关。故仲景详于风寒，而其他病因主要见于《金匮要略》之中。另外，《伤寒论》中还记载了许多误用汗吐下造成的变证、坏证，如第 119 条“太阳伤寒者，加温针必惊也”等多条，虽不属外因，但由于发生在外感病治疗过程中，仲景亦作了大量记载。

### （三）内伤病因

《伤寒论》虽重外感病因，尤详于中风、伤寒，但并非未涉及内伤病因。如第 17 条：“若酒客病，不可与桂枝汤，得之则呕，以酒客不喜甘故也”即为平素嗜酒，内蕴湿热之体感病治则。又如第 392 条：“伤寒阴阳易之为病，其人身体重，少气，少腹里急”，即为大病初愈，余邪病毒未尽，房事伤精耗气，而见诸证。再如第 393 条：“大病瘥后，劳复者，枳实栀子豉汤主之”，即为大病初愈，正气尚弱，妄动作劳，导致其病复发。

## 二、《金匮要略》中的病因辨证

《金匮要略·脏腑经络先后病脉证第一》：“若五脏元真通畅，人即安和。客气邪风，中人多死。千般疢难，不越三条：一者，经络受邪，入脏腑，为内所因也；二者，四肢九窍，血脉相传，壅塞不通，为外皮肤所中也；三者，房室、金刃、虫兽所伤。以此详之，病由都尽。”仲景把所有病因，归纳为内所因、外皮肤所中、其他等三类，已经形成了中医病因学说的体系，并为后世的“三因学说”奠定了基础。

### （一）外因

《金匮要略·脏腑经络先后病脉证第一》第 13 条说：“阳病十八，何谓也？师曰：头痛、项、腰、脊、臂、脚掣痛。”阳病是指外表经络的病证，包括头、项、腰、脊、臂、脚六个部位，每个部位又有营病、卫病、营卫交病三种性质，故曰阳病十八。“阴病十八，何谓也？师曰：咳、上气、喘、哕、咽、肠鸣、胀满、心痛、拘急。”阴病指的是内部脏腑的病证，包括上面所说的九种，每个病又分虚、实，故有十八种。这里阴阳是以病在经络脏腑而分。“五脏病各有十八，合为九十病”，五脏病各有十八，谓五脏受风、寒、暑、湿、燥、火六淫之邪而为病，有在气分、血分、气血兼病三者之别，三六十八，十八乘五为九十。“人又有六微，微有十八病，合为一百八病”六微指六腑病，同上受六淫之邪合为一百零八。“清邪居上，浊邪居下，大邪中表，小邪中里，槃饪之邪，从口入者，宿食也。五邪中人，各有法度，风中于前，寒中于暮，湿伤于下，雾伤于上，风令脉浮，寒令脉急，雾伤皮腠，湿流关节，食伤脾胃，极寒伤经，极热伤络。”此处仲景介绍了五邪中人的规律，所不同之处在于将“槃饪之邪”与风、寒、湿、雾等外邪共归入邪气之中。

《金匮要略》中介绍了四十多种病证，其中许多都与外因有关。如《金匮要略·痉湿暍病脉证治第二》中介绍的痉、湿、暍三病均由外因诱发：痉病因风寒之邪伤及筋脉，兼之病人素体津亏，筋脉失养，邪阻脉络而致；湿病由于感受外湿，或兼风兼寒，侵犯肌表，流入关节所致；暍病即伤暑，本篇的中热、中暍均属外感伤暑范围，但与《诸病源候论》所说的“夏月炎热，人冒涉途路，热毒入内，……故奄然闷绝，谓之暍（亦称中暑）”的病证是不同的。又如《金匮要略·肺痿肺痈咳嗽上气病脉证治第七》第 2 条中说：“风中于卫，呼气不入；热过于营，吸而不出”，即讲的是肺痈的病因乃风热之邪。再如《金匮要略·消渴小便不利淋病脉证并治第十三》第 4 条说：“脉浮，小便不利，微热消渴者，宜利小便发汗，五苓散主之”，此条虽未写明外感表邪不解的病因，但由条文立可明了，正像吴谦《医宗金鉴》所注释的：“脉浮，病生于外也。脉浮微热，热在表也”。

（二）内因

《金匮要略脏腑经络先后病脉证第一》第 13 条说：“五劳、七伤、六极、妇人三十六病，不在其中。”五劳为五脏劳伤之病，即久视伤血，久卧伤气，久坐伤肉，久立伤骨，久行伤筋；亦有说心劳、肺劳、脾劳、肾劳、肝劳者。七伤，即食伤、忧伤、饮伤、房室伤、饥伤、劳伤、经络营卫气伤。六极，即气极、血极、筋极、骨极、肌极、精极，极是极度劳损的意思。此皆与内因相关。

情志伤历来是内伤病因的重要组成部分，七情致病，在《金匮要略》亦有记载。如《金匮要略·奔豚气病脉证治第八》第 1 条说：“师曰：病有奔豚，有吐脓，有惊怖，有火邪，此四部病，皆从惊发得之。师曰：奔豚病，从少腹起，上冲咽喉，发作欲死，复还止，皆从惊恐得之。”文中“惊”及“惊恐”泛指精神刺激，情绪波动，猝受惊恐，致使气血乖张，奔突冲撞，发为奔豚。饮食伤见《金匮要略·腹满寒疝宿食病脉证治第十》第 24 条说：“宿食在上脘，当吐之，宜瓜蒂散”，即写的是饮食不节、宿食内停而见之证。又如《金匮要略·中风历节病脉证治第五》第 9 条说：“味酸则伤筋，筋伤则缓，名曰泄。咸则伤骨，名曰枯”，则为论述过食酸咸，内伤肝肾所致的历节病。人之饮食，五味调和，可以养人，如偏嗜太过，或有不及，则可以致病。再有《金匮要略·黄疸病脉证治第十五》中依据病因将黄疸分为三类：饮食不节而致谷疸，嗜酒过度而致酒疸，房劳过度而致女劳疸，即为病因辨证显例。

### （三）外因与内因的辩证关系

“内因是变化的根据，外因是变化的条件，外因通过内因而起作用”，这是辩证唯物论所揭示的普遍规律。《金匮要略·脏腑经络先后病脉证第一》提出“若五脏元真通畅，人即安和”，是强调疾病的根据在人体内部，以五脏为核心。若五脏元真不畅，则出现整体的无序状态，抗邪能力因而降低，这无疑是十分正确的。之后接着说“客气邪风，中人多死，千般疢难，不越三条”，丝毫不曾忽略外邪，这里鲜明地反映了本书对内外因的辩证观。一般来说，若内因正气显著不足，则外邪极易深入而为急性脏腑病；若正气充足，纵受客邪，则多留连于五体外合，较难深入。故《金匮要略》云：“一者经络受邪入脏腑，为内所因也；二者四肢九窍，血脉相传，壅塞不通，为外皮肤所中也。”这是以内因为根据，对发病的浅深、性质起决定作用的反映。又说：“三者，房室、金刃、虫兽所伤。以此详之，病由都尽”，分别提示对各种意外因素的伤害应尽量避免，从而针对内外因在发病中的辩证统一性提出了“养慎”思想。所谓“养”，即扶养正气；“慎”，即外慎客邪，两者缺一不可。这才是全面的预防思想。

在对具体疾病的分析中，《金匮要略》十分重视外内合邪，这是其辩证观的一个体现。如痰饮咳嗽，多以外寒内饮相合而论，肺家内为寒饮所伤，则卫外之阳必弱，于是客邪得以乘隙而入，故有“发则寒热”的特点。又如阴虚虚劳，则对外热的抵抗力降低，故有“春夏剧，秋冬瘥”的特点。其他如患内湿者易患外湿，在湿痹中亦有论及。再如产后中风，内因为产后，外因为中风，治以竹叶汤扶正祛邪，表里兼顾。这说明内外各种因素在发病中并非孤立存在，而是综合为患的。故治疗时不可顾此失彼。《金匮要略》提出“夫病在脏，欲攻之，当随其所得而攻之”这一原则，就是从内外邪相搏这一辩证关系考虑的。

### （四）其他病因

《金匮要略》中尚有其他病因。《金匮要略·痰饮咳嗽病脉证并治第十二》论述了痰饮内生停聚于体内而致之病。痰饮是人体病理变化过程中的产物，亦可成为其他疾病或者加重病情发展的致病因素，可称为病理产物形成的病因。《金匮要略·惊悸吐衄下血胸满瘀血病脉证并治第十六》所介绍的瘀血致病亦属病理产物的病因。再有，《金匮要略》中还讲到了“蛔虫病”的成因、致病表现，此应属于寄生虫致病的范围。另外，《金匮要略》里亦有多处涉及误治或药邪致病，同样不可忽视，此处不再赘述。

必须明确，《金匮要略》的“三因学说”是以客气邪风为主，以脏腑经络分内外的。随社会的发展和科学的日益提高，此种病因学说，亦随之日趋完善。近代秦伯未结合临床，又进一步在《中医入门》中补充：外因除六淫外，瘴疠、伏气亦属其范畴；内因除七情外，痰、瘀、寄生虫亦包含其中；不内外因有房室伤、金刃伤、烫火伤、中毒、虫兽伤等。这些对辨证论治，审证求因亦有帮助。

## 附　寒热证的研究进展

中医学辨证体系认为“阳虚则外寒”“阴虚则内热”“阴盛则寒”“阳盛则热”，大体分寒热为虚寒、虚热及实寒、实热，此外，作为八纲辨证之一的寒热辨证是辨别疾病性质的纲领。《医宗金鉴·用药须知内经之法论》云：“寒病宜投热药，热病宜投寒药，仅使中病而已，勿过用焉，过用则反为药伤矣”，提示临床用药不当可致阴阳失调，而见寒热变证。据此原理，可通过复制寒、热证模型展开对寒热证本质的深入研究，近年来医学界在此方面做了许多工作，也取得可喜成绩，且与临床研究结果基本保持一致，兹就目前对寒热证的研究作一总结。

### 一、寒热证与神经系统功能

交感与副交感神经的功能活性在机体的正常生理条件下，应保持动态平衡。但当机体处于阳虚证或阴虚证时，自主神经功能与诸多生物活性物质均会有明显的变化。诸多研究结果表明[1-6]：虚寒证之机体内副交感神经功能处于亢奋状态，而大脑皮层、皮层下中枢和交感神经以及交感–肾上腺髓质系统功能处于抑制状态；虚热证则相反，即副交感神经功能抑制，大脑皮层、皮层下中枢和交感神经以及交感–肾上腺髓质系统功能处于兴奋状态。而温里药附子、干姜、肉桂使大鼠尿内儿茶酚胺（CAs）排出量增多，肾上腺及血清内多巴胺–β–羟化酶（DβH）活性均升高[7]，提示交感神经–肾上腺系统处于兴奋状态，此应视为临床上用温里药治疗阳虚寒证的机制之一。

## 二、寒热证与神经递质

高香草酸（HVA）为血浆中多巴胺（DA）的主要代谢产物，可作为脑中多巴胺神经能系统的一个指征，即它在血浆中含量的变化是了解机体脑中多巴胺能系统活动的有力指征，此外，红细胞膜上的乙酰胆碱酯酶（AchE）亦可反映副交感神经及其神经介质乙酰胆碱的变化。故有以此为指标开展的研究，其结果显示[1,5]：虚热证病人血浆中NE、E、DA、5–HT含量增高，虚寒组高香草酸（HVA）含量明显低于正常组和虚热组；虚热病人组红细胞膜上 AchE 活性比正常组低（$P<0.05$）；虚寒证组比正常组高（$P<0.05$）；虚寒证组比虚热证组明显增高（$P<0.001$）。梁月华等[9]用寒性中药（寒Ⅰ：知母、黄柏、石膏、龙胆草；寒Ⅱ：知母、石膏）、热性中药（热Ⅰ：附子、干姜、肉桂；热Ⅱ：附子、干姜）分别制成寒证、热证模型，以观察中枢、内脏、尿内 5–HT、CAs 含量变化。结果表明：寒证大鼠肺内、胃十二指肠、大肠5–HT含量均高于对照组，而CAs变化不大；热证大鼠胃十二指肠、大肠的CAs含量高于对照组；寒证大鼠脑内5–HT含量增多，NE 变化不大；热证大鼠脑内 NE 含量升高。说明寒、热证的中枢兴奋和抑制与脑内NE、5–HT含量变化有着重要关系。此外，本实验证明寒热证大鼠腰、颈膨大区 5–HT 均有下降趋势。此外，另有研究支持上述结果[9,10]：即虚寒证大鼠脑内NE和DA的含量降低，5–HT含量升高，血清DβH活性降低。而在用温阳、补气两种温热药治疗虚寒证大鼠后，垂体内 NE 纤维递质含量增多，5–HT递质含量减少，全脑NE含量增加而5–HT含量减少。

总之，寒证大鼠 NE 和 DA 的含量降低，5–HT 含量升高，因 NE 和 DA 属兴奋性递质，5–HT 属抑制性递质，故机体处于功能低下状态。用温热药治疗后，它们呈相反方向变化，机体的功能恢复正常。

## 三、寒热证与垂体–肾上腺皮质系统、垂体–甲状腺系统、垂体–性腺系统

随着科研技术及思路的进一步发展，对寒热证的研究已不仅局限于单一系统指标的改变，而是依据体内三大系统（垂体–肾上腺皮质系统、垂体–甲状腺系统、垂体–性腺系统）间彼此相互作用的理论，将研究方向扩大至多系统的指标变化。

梁月华等[5,8]通过用附子、干姜、肉桂复方喂养大鼠，观察其对上述三系统的影响。结果表明：给药组促甲状腺激素（TSH）在血清和垂体内均高于对照组，说明垂体内 TSH 合成加速释放也增多，也反映丘脑下部促甲状腺激素释放激素（TRH）释放增多；附干桂复方使大鼠尿内 17–羟皮质类固醇（17–OHCS）排出量增多，肾上腺内皮质素含量高于对照组，表明肾上腺皮质素合成加速释放增多，也反映垂体内 ACTH 释放活跃。附干桂复方能影响垂体–性腺系统功能而调整动情周期：血清内促黄体生成素（LH）升高，垂体内也高于对照组。之后，对已形成虚热证的大鼠脑进行提取、分离，经离体和整体试验筛选后证明，在附干（附子、干姜）3 部分，整体实验中促进 TSH，LH。附干 2 促进 ACTH 释放 17–OHCS，对照组不明显。说明脑内确含一类兴奋性物质，它通过不同途径促进 TSH、LH、ACTH 的分泌并兴奋交感神经系统，从而参与虚热证的形成。另有资料显示[11]：阴虚内热证大鼠血清 $T_3$、$T_4$ 水平升高，$rT_3$ 水平呈下降趋势，提示虚热证时甲状腺功能处于亢进状态。

梁月华等[3]还研究了三黄汤（黄连、黄芩、黄柏）和知母石膏汤对大鼠上述三系统的影响。结果表明：两寒药复方使大鼠血清 TSH 下降，而垂体内 TSH 均高于对照组，反映丘脑下部 TRH 释放减少即垂体–甲状腺系统受抑制；三黄组的肾上腺内皮质素含量高于对照组，说明肾上腺皮质素的释放受抑制，进一步反映

垂体内 ACTH 释放减少，垂体-肾上腺系统功能受抑制；两寒药复方均可延长大鼠的动情周期，而三黄组更为明显，且两组的 LH 含量在血清内均降低而垂体内均高于对照组，说明垂体的 LH 释放受抑制。李良等[12]采用寒性中药（知母、石膏各 1 份）制成寒证模型后，用复方温热药（热Ⅰ：附子、干姜；热Ⅱ：党参、黄芪）治疗寒证大鼠，取大鼠垂体，用 ABC 免疫组化方法，观察促黄体激素、促甲状腺激素和促肾上腺皮质激素细胞的变化。结果表明：寒证时，3 种垂体激素均有明显增高，给予热药治疗后各垂体激素大量释放，其中 ACTH 释放尤为显著。两种温热药作用相同，通过对 3 种激素的靶器官（睾丸、甲状腺、肾上腺）的形态学观察，均未发现有明显改变，提示寒凉药与温热药的剂量及给药时间尚未引起其靶器官的器质性改变。

张广宇等[13]的测定结果表明：虚寒证病人的血浆皮质醇浓度虽正常，但白细胞 GCR 含量显著下降，可使细胞内形成的具有生物活性的皮质醇-受体复合物减少，最终导致体内糖皮质激素的生物效应减弱。而虚热证病人的血浆皮质醇浓度显著升高，且白细胞 GCR 含量亦有升高趋势，可使细胞内形成的具有生物活性的皮质醇-受体复合物增多，最终导致体内糖皮质激素的生物效应增强。

秦路平等[14]用醋酸氢化可的松复制的肾阳虚模型大鼠，其血浆皮质酮降低，通过直接测定血浆中的 ACTH 浓度表明肾阳虚模型大鼠垂体前叶分泌的 ACTH 浓度降低，从而直接证明肾阳虚模型大鼠血浆糖皮质激素水平的降低乃垂体前叶功能受损所致。同时表明，蛇床子素和 TCR 可拮抗醋酸氢化可的松对肾上腺皮质功能的反馈抑制作用，具有保护和增强垂体-肾上腺皮质系统功能的作用。

此外，阳虚模型下丘脑、血浆β-内啡肽含量下降，助阳药（八味地黄丸加减）可使阳虚模型已下降的β-内啡肽水平上升，提示助阳药治疗阳虚病人的机制可能是其对下丘脑β-内啡肽的影响，而养血补肾片亦可使β-内啡肽水平恢复正常[15,16]。

## 四、寒热证与环核苷酸、前列腺素含量

前列腺素（PG）与自主神经递质的关系密切：交感神经兴奋时，PGE 随着

NE 的释放而释放，且可抑制神经末梢 NE 的释放；PGF 的作用则相反，它可促进交感神经末梢释放 NE。此外，PG 对在自主神经递质发生效应的过程中起重要作用的环核苷酸亦有影响：PGE 可使细胞内的 cAMP 增多，PGF 则使细胞内的 cGMP 增多。故测定尿中 PGE2 和 PGF2 的排出量，可作为观察寒热变化的客观指标，同时，也为进一步探讨自主神经系统与中医寒热关系的机制提供了一条可行途径。

大量实验结果表明[2,17-19]：虚寒证时，交感–肾上腺髓质系统功能活动减弱，因而交感神经递质释放减少，导致 $PGE_2$ 的合成和释放减少，从而使腺苷酸环化酶活性减弱，进而引起细胞内 cAMP 的合成减少，同时副交感神经功能偏亢，导致 $PGF_{2\alpha}$的合成及释放增多，引起细胞内的 cGMP 增多，从而出现 $PGE_2$/ $PGF_{2\alpha}$ 及 cAMP/cGMP 比值均下降；虚热证时，交感–肾上腺髓质系统功能活动增强，交感神经递质释放增多，引起 $PGE_2$ 的合成及释放增多，使腺苷酸环化酶活性增强，进而使细胞内 cAMP 增多；大鼠酵母性发热时体温上升与下丘脑中 $PGE_2$ 浓度升高呈中度正相关（$r = 0.7254$，$P<0.001$）。而蛇床子总香豆精及水提物可提高阳虚大鼠血浆 PGE2、$PGF_{2\alpha}$和 cAMP 水平及 cAMP/cGMP 值，使其基本恢复正常。可认为其机制与影响机体内前列腺素和环核苷酸的代谢有关[20]。

## 五、寒热证与能量代谢

生理状态下，机体的寒热可反映能量生成及利用的平衡关系，其中主要是指 ATP 的生成、利用及产热作用，故对寒热体中 ATP 活性高低的研究可从一方面反映寒热证与能量代谢的关系。

张伟荣等[21]采用肝脏 ADK 活性和细胞能荷作为反映能量生成（主要是 ATP 生成）状态的指标，肝 $Na^+$–$K^+$–ATPase 作为能量利用（主要是 ATP 利用及产热）状态的指标，对寒、热体大鼠进行能量代谢方面的研究，结果显示：热体组 ADK 活性比寒体组、正常组均高；热体大鼠的肝匀浆 $Na^+$–$K^+$–ATPase 活性比寒体大鼠高。可见，热体的能量生成、利用及产热均比寒体高。

徐志伟等[22]的研究结果亦表明实热证大鼠的红细胞膜 $Na^+$–$K^+$–ATPase 活性

明显高于正常组，提示实热证时耗能增加使 ATP 分解产热作用增强，$Na^+$–$K^+$–ATPase 活性上升。

此外，在氧化磷酸化反应过程中有着重要作用的琥珀酸脱氢酶（SDH）活性的增高，也标志着 ATP 生成的增多。陈群等[23]观察热证模型大鼠肝细胞线粒体 SDH 的变化，结果表明：热证时 SDH 活性升高，提示此时机体的能量代谢处于亢进状态，即热证与机体能量代谢变化趋势呈正相关。而用清热解毒、滋阴清热中药治疗后，SDH 活性有所降低，即有利于肝细胞线粒体呼吸亢进的恢复。

## 六、寒热证与心血管系统、免疫系统

《伤寒论》载方炙甘草汤有滋阴益气、补血复脉之功效，可用于治疗脉结代、心动悸（即现代之心律失常），而中医理论认为功能性心律失常多为气阴两虚、血脉损伤所致，且有资料表明[24]炙甘草汤注射液可改善阴虚大鼠的异常心电图特征：心率加快、窦性心率不齐、室性早搏等，降低阴虚大鼠心律失常的发生率，减轻其程度。此作用机制可能与调节神经功能活动有关。

临床常用来治疗阳虚证的单味药——蛇床子具有明显的补肾壮阳作用，又有实验表明[20]蛇床子素与蛇床子总香豆素可提高肾阳虚小鼠模型的腹腔巨噬细胞百分率和吞噬指数、血清溶血素 50%溶血值、脾淋巴细胞 $^3H$–TdR 掺入数等指标。上述指标，表明蛇床子可增强肾阳虚小鼠的免疫功能。可作为蛇床子临床疗效的佐证。

## 七、寒热证超微结构研究

基于功能变化均以结构变化为基础，且大量研究表明[3–5,9,10]中药对中枢、神经、肾上腺内单胺类递质均有影响，因此，对寒热证形态学的研究在巩固功能变化研究结果的同时进行了精确定位，不失为今后寒热证研究的方向之一。

李良等[17]采用免疫组化方法观察寒凉和温热药对大鼠脑、肾上腺内 5–HT 及 NE 神经元以及垂体内神经纤维的影响，并用荧光测定法测量脑内两种递质的变化。结果：寒药组 5–HT 细胞着色加深，热药组着色变浅；NE 细胞的改变与上述相反。提示：寒药使脑内 5–HT 含量增加，NE 含量减少。而温热药使 NE 含量增加，5–HT 含量减少，形态学改变与功能变化一致。

徐志伟等[11]用健脾益气药、温热散寒药造成的热证模型大鼠，其对甲状腺激素的需要增加，甲状腺滤泡上皮细胞呈增生性变化，上皮细胞呈高柱状，其中粗面内质网扩张和上皮细胞顶部胞质加宽，滤泡腔内空泡状胶质颗粒增多，标志着甲状腺滤泡合成和分泌甲状腺激素的功能活跃。另雷娓娓等的实验亦支持此观点[25]。

徐志伟等[22]还运用补气药、温热中药灌服大鼠形成实热证、虚热证模型大鼠，并用清热解毒药、滋阴清热药治疗后观察造模大鼠肝细胞超微结构及线粒体定量分析变化。结果表明：虚热证时线粒体肿胀、基质变浅、部分嵴稀疏、糖原含量减少，其面密度、平均表面积、平均体积增加，数密度、比表面减少（与正常对照组比较 $P<0.05$，$P<0.01$）；实热证时线粒体个数增多，线粒体固缩，其面密度、体密度、平均表面积、平均体积降低，比表面增大（与正常对照组比较 $P<0.01$）；实热证、虚热证两造模组比较，线粒体各形态参数差异均有显著性意义。提示：肝细胞超微结构和线粒体立体形态改变可作为实热证、虚热证本质研究的病理学依据之一；清热解毒药、滋阴清热药分别对实热证、虚热证动物超微结构破坏起保护性作用。

## 八、寒热证与发汗调定点

随着人体体温稳态调控机制的不断阐明，体温调节的调定点（SP）学说已被广泛接受和应用，大致认为存在于视前区–下丘脑前部 SP 对机体深部及浅表体温的调控起决定作用。

徐敏等[26]以加热腿足诱发前臂屈侧初始发汗的舌下温度阈值，作为发汗调定点的参考值（ToSSP），首次对辨证明确的 10 例阳虚和 12 例阴虚病人的 SP 水平及其活动规律进行研究。结果证实阳虚者 ToSSP 高于正常，LsP（ToSSP 之潜伏期）延长，致 SP 上移，阴虚者无明显移位。为从 SP 水平分析阳虚和阴虚病理提供了新的线索。

## 九、寒热证与血浆中分子物质、巯基含量

中分子物质（MMS）是存在于血浆中的一类具有生物毒性的中等分子量的物质，主要来源于机体蛋白质代谢产物、细胞代谢紊乱产生的异常肽类的积聚。MMS 以一定浓度存在于血中对人体并无伤害，仅在患病情况下，MMS 可高于正常值而成为“邪”。而巯基是体内很多酶活性中心的必需基团，可将其与“正气”相联系。

有研究表明[27,28]：阳虚模型组动物血浆 MMS 含量明显升高，巯基则降低明显，并分别观察刺五加、淫羊藿对此模型的影响，表明二药均可对抗血浆 MMS 含量的升高及巯基含量的降低，提示有一定的补肾助阳、扶正祛邪功能。

## 十、寒热证与体质

《医理辑要·锦囊觉后篇》：“……，易寒为病者，阳气素弱；易热为病者，阴气素衰，……，须知发病之日，即阴气不足之时。”说明不同体质的人对致病因素的反应不同，发病情况亦各异，即寒热证亦与体质有关。

何裕民等[29]调查了不同地区，不同季节以及不同体质寒证、热证的发病率：

从体质来看，西北地区阳虚者占 42.3%，浙江只占 5.4%；西北地区寒证发病率占 53.3%，浙江只占 17.4%。季节也有影响，冬至、秋分时，寒证发病率为 30.6%～32.6%，夏至时仅为 10.7%，这是由于西北地区人们长期处于寒冷环境以及受其他因素影响，使阳虚体质增多，而在秋冬季节，温度多变或偏冷时，则寒证发病率升高，而浙江等地，外环境温热，寒证发病率则少。

热证发病情况不同于寒证：浙江地区阴虚体质占 22.17%，西北只占 14.3%，浙江地区热证的发病率占 55%，上海为 59.9%，而东北地区为 27.2%，夏至时可达 37.4%，冬至时仅为 14.8%。再次反映外环境对体质有一定的影响，而且不同体质的人对致病因素的反应亦不同。

上述调查表明：体质阳虚而有内寒者，其寒证发病率在寒冷地区及寒冷季节较高；相反，素体阴虚有内热者，在温热地区及热季，热证发病率较高。

此外，匡调元氏[30]测得常体、热体和寒体大鼠在功能、结构与代谢上存在着个体差异的物质基础，并且具有规律性的变化，同时测得在纯种 Wistar 大鼠的自然群体中仍存在着常体、寒体与热体的差别，且三型间的若干差异非常明显。提示：在对此等实验动物在不分体质类型的前提下所测得的生理常数将是不确切的，离散度较大，应予以修正。

## 十一、结语

综上所述，近代对寒热证的研究，已由单一指标向多指标、由分散研究向系统研究发展，其方向着重在内分泌系统、免疫系统、能量代谢方面，另外，在第二信使、微量元素、微循环、体质方面也有涉足，且寒证中枢抑制物的发现又扩大了寒证本质研究的思路。

但因寒热每一病理类型均涉及多层次、多系统、多脏腑的变化，且同病异证、异病同证又为寒热证本质研究增加了复杂性：确定可反映某一证型的客观指标变化，须同时考虑同一证型在不同疾病间的对比，以及同一病种不同证型间的比较，此外，还须考虑辨证论治前后随证改善而引起的指标变化。因此，在今后对寒热证的研究中，应力求做到：辨证标准统一、模型规范化、研究深入至多系统间的相互作用。

### 参考文献

[1] 富红. 中医寒热不同证型的植物神经机能状态的探讨. 北京医科大学学报，1996，28（2）：152.

[2] 郭宇光. 虚寒证、虚热证患者 PGE2、PGF2 排出量的临床观察. 中西医结合杂志，1990，10（10）：593.

[3] 梁月华. 三黄汤和知石汤对神经内分泌的影响. 中药药理与临床，1993，（1）：5.

[4] 梁月华. 寒证、热证时中枢、内脏、尿内儿茶酚胺及 5—羟色胺的变化. 中医杂志，1991，（12）：38.

[5] 梁月华. 形成虚热证的中枢兴奋物质的研究. 中医杂志，1998，39（8）：493.

[6] 富宏. 寒热证患者红细胞乙酰胆碱酯酶活性测定. 中国中西医结合杂志，1995，15（6）：351.

[7] 谢竹藩. 从尿儿茶酚胺 cAMP、cGMP 的排出量探讨中医寒证、热证的本质. 中西医结合杂志，1986，6（11）：651.

[8] 梁月华. 寒凉药与温热药对交感神经肾上腺及代谢机能的影响. 北京医科大学学报，1987，19（1）：54.

[9] 宋辉. 温补方药对虚寒证大鼠脑内单胺神经递质的调整作用. 北京医科大学学报，1995；27（4）：302.

[10] 宋辉. 温阳和补气药对虚寒证大鼠神经内分泌的影响. 中国中药杂志，1997，22（3）：182.

[11] 徐志伟. 实热证、虚热证造模大鼠甲状腺超微结构及功能对比研究. 中医杂志，2001，42（1）：43.

[12] 李良. 寒凉和温热药对大鼠脑、垂体和肾上腺内 5—羟色胺及去甲肾上腺素神经元和纤维的影响. 中国中药杂志，1999，24（6）：360.

[13] 张广宇. 虚寒与虚热证患者血浆皮质醇及其受体观察. 中西医结合杂志，1991，（11）：664.

[14] 秦路平. 蛇床子香豆素对肾阳虚模型大鼠腺垂体——肾上腺皮质轴功能的影响. 中国中西医结合杂志，1997，17（4）：227.

[15] 蔡连香. 养血补肾片对阳虚证动物模型卵巢功能的影响. 中国中西医结合杂志，1998，18（10）：620.

[16] 吕肖锋. 阳虚动物模型下丘脑β—内腓肽的改变及助阳药的作用. 中医杂志，1994，35（10）：619.

[17] 李良. 用免疫组织化学方法观察寒证及温热药治疗后大鼠垂体激素细胞的变化. 首都医学院学报，1995，16（1）：7.

[18] 张俊荣. 海芋不同提取部位对大鼠酵母性发热的抑制作用及对下丘脑中 PGE2 含量的影响. 新中医，1999，31（5）：40.

[19] 秦路平. 蛇床子总香豆精与挥发油和水提物对肾阳虚大鼠血浆前列腺素和环核苷酸的影

响. 中国中西医结合杂志，1993，13（2）：100.

[20] 秦路平. 蛇床子素和蛇床子总香豆素对肾阳虚小鼠免疫功能的影响. 中国中西医结合杂志，1995，15（9）：547.

[21] 张伟荣. 寒体和热体的实验研究. 中西医结合杂志，1991，11（8）：477.

[22] 徐志伟，陈群，刘亚梅，等. 实热证、虚热证造模大鼠肝细胞超微结构观察和线粒体定量分析. 中国中医基础医学杂志，2001，（8）：47–50.

[23] 陈群，刘亚梅，徐志伟，等. 实热证、虚热证模型大鼠肝细胞琥珀酸脱氢酶活性研究. 北京中医药大学学报，2000，（5）：48–49.

[24] 李萍，康毅，刘艳霞，等. 炙甘草汤注射液对正常及“阴虚”大鼠心律失常影响的实验研究. 中药药理与临床，1994，（4）：5–8.

[25] 雷娓娓，丁有钦. 大鼠虚、实热证模型甲状腺超微结构改变的观察. 中医药研究，2001，（2）：45–46.

[26] 徐敏. 阳虚寒证与阴虚热证患者发汗调定点变化的研究. 中医杂志，1996，37（4）：236.

[27] 郑军，王家葵，金文. 阴虚模型小鼠血浆中分子物质和巯基含量变化的实验研究. 四川中医，1995，（8）：11–12.

[28] 郑军，骆永珍，孟宪丽，等. 川产淫羊藿对“阳虚”模型动物血浆中分子物质与巯基含量的影响. 中国中药杂志，1995，（4）：238–239，254.

[29] 何裕民，高钦颖，严清，等. 从体质调研结果探讨因时因地制宜治则. 中医杂志，1986，（5）：47–50.

[30] 匡调元，张伟荣，丁镛发，等. 寒体与热体的研究. 中医杂志，1995，（9）：553–556.

# 第九章
# 经络辨证

## 第一节　手太阴肺经病证

反应于手太阴肺经所过部位的病状及肺的病状为主者，属于太阴肺经病证。

【临床表现】肺胀满膨膨而喘咳，缺盆中痛，甚则交两手而瞀（心胸闷乱、视力模糊）；咳，上气，喘渴，烦心，胸满，臑臂内前廉痛厥，掌中热；气盛有余，则肩背痛，风寒汗出中风，小便数而欠，气虚则肩背痛、寒，少气不足以息，溺色变（小便颜色异常）。

【原文】太阳病，发热，汗出，恶风（《伤寒》第 2 条）；喘家（《伤寒》第 18 条）；烦躁（《伤寒》第 4 条）；太阳病，下之后，脉促胸满（《伤寒》第 21 条）；自汗出，小便数，心烦，微恶寒（《伤寒》第 29 条）。

【释义】肺主一身之皮毛，太阳中风，邪从口鼻上受，多先犯于肺，导致手太阴肺经病变，故发热，汗出，恶风；表虚，微恶寒；素有喘病，感寒复发；表证未解入里，邪气犯胃，或邪陷胸中，胸阳不振，而出现胸满闷。

【辨证要点】①见肺经所过部位疼痛，如有缺盆、臂内侧前缘、肩背等处的疼痛等证；②可见肺经本脏的病证，如胸闷肺胀，咳喘少气等。尚可表现为肺卫失常的证候，如洒淅寒热，自汗等。

## 第二节　手阳明大肠经病证

反应于手阳明大肠经所过部位的病状及大肠的病状为主者，属于手阳明大肠经的病证。

【临床表现】齿痛，颈肿；目黄、口干、鼽衄、喉痹、肩前臑痛，大指次指痛不用；气有余，则当脉所过者热肿，虚则寒栗不复。

【原文】口渴、鼽衄、咽必痛（《伤寒》第198条）。

【释义】阳明之为病，胃家实。《灵枢·本输》有“大肠、小肠皆属于胃”之说，《伤寒论》沿用了这个观点，指出“阳明之为病，胃家实是也”。因而出现邪热壅滞手阳明大肠经本腑的病证，口干口渴。由于手阳明大肠经脉其支者，左之右，右之左，上挟鼻孔，阳明腑实热盛、邪热上壅，热伤血络，出现鼻衄；肺与大肠相表里，咽喉为肺之门中，肺热上蒸咽喉，咽必痛。

【辨证要点】①可见大肠经所过部位经气活动失常的症状，如下齿痛，颈肿，喉痹，鼽衄，肩前臑痛、指痛等；②可见大肠经本腑的病证，如口干、目黄、便秘等。

## 第三节　足阳明胃经病证

反应于足阳明大肠经所过部位的病状及胃的病状为主者，属于足阳明大肠经的病证。

【临床表现】洒洒振寒，善呻数欠，颜黑，病至则恶人与火，闻木声则惕然而惊，心欲动，独闭户塞牖而处，甚则欲上高而歌，弃衣而走，贲响腹胀；狂、疟，温淫（热性病），汗出，鼽衄，口歪，唇胗（唇疡），颈肿，喉痹，大腹水肿，膝膑肿痛，循膺、乳、气街、股、伏兔、胫外廉、足跗上皆痛，中指不用；气盛则身以前皆热，其有余于胃，则消谷善饥，溺色黄，气不足，则身以前皆寒栗，胃中寒则胀满。

【原文】胃气不和，谵语者（《伤寒》第 29 条）；胃家实（《伤寒》第 180 条）；若能食，名中风，不能食，名中寒，小便不利，手足濈然汗出（《伤寒》第 190、191 条）；奄然发狂（《伤寒》第 192 条），日晡所发潮热，不恶寒，独语如见鬼状，发则不识人，循衣摸床，惕而不安（《伤寒》第 212 条）；鼻衄（《伤寒》第 202、227 条）。

【释义】胃腑为水谷之海，化生精微之气而为血，其经脉多气多血，因而外邪一旦侵犯足阳明胃经，即易化燥化热，表现为一系列胃家实的症状，如身大热，汗自出，不恶寒，反恶热，口渴、心烦的经证，以及实热之结聚胃腑的表现，如发热，汗出，不恶寒，潮热，谵语或心烦，腹胀满等。如风邪侵犯足阴明胃经，风为阳邪，容易化热，致使足阳明胃经气盛有余，助胃阳消谷，表现为能食；若感受寒邪，寒为阴邪易伤胃阳，导致足阳明胃经出现气虚不足的症状，不能腐熟水谷，故表现为不能食。外邪初犯足阳明胃经时，阳气一时被郁，肌表失温，亦可见恶寒。阳明经多气多血，邪至阳明，邪盛正旺，邪热充斥全身，正气抗邪有力，故热势特甚，若邪热与胃肠燥屎相结，形成痞、满、燥、实之证，则可见潮热，手足濈然汗出，甚则谵语，不识人，循衣摸床，惕而不安。足阳明胃经多气多血，且足阳明胃经之脉起于鼻，还出挟口，若热邪充斥阳明经脉，迫血妄行，可见鼻衄，此时常伴有发热、汗出、口渴、脉洪大等症。

【辨证要点】①见胃经所过部位为主的病状，如身前胸腹部发热为甚，膺、乳、气街、股、伏兔、膝膑、胫外缘、足跗上等处疼痛不用；②反映胃腑燥热的病状，如消谷善饥，腹胀肠鸣，惊惕，发狂等；③若胃火循经上炎，则可见痹痛、鼽衄、口疮、颈肿、喉痹、口角歪斜等。

## 第四节　足太阴脾经病证

反应于足太阴脾经所过部位的病状及脾的病状为主者，属于足太阴脾经的病证。

【临床表现】舌本强，食则呕，胃脘痛，腹胀善噫，得后与气则快然如衰，身体皆重，舌本痛，体不能动摇，食不下，烦心，心下急痛，溏瘕泄，水闭，黄疸，不能卧，强立股膝内肿厥，足大指不用。实则身尽痛，虚则百节皆纵。

【原文】太阴之为病，腹满而吐，食不下，自利益甚，时腹自痛（《伤寒》第273条）；太阳中风，四肢烦疼（《伤寒》第274条）；太阴当发身黄，若小便自利者，不能发黄；至七八日，虽暴烦下利日十余行，必自止，以脾家实，腐秽当去故也（《伤寒》第278条）。

【释义】脾足太阴之脉入腹，属脾，络胃，上膈，挟咽，连舌本，散舌下。寒邪传入太阴，故腹满时自痛，寒邪循经犯胃，故呕吐食不下，脾经寒邪壅滞，下不得上，自利益甚。太阴经感受风邪，脾主四末，故四肢疼烦，是邪、正相争的一种表现。脾失健运而水湿内停。可见身黄，若小便自利、寒湿之邪可从小便而出则不发黄。至七八日，若脾阳恢复，病人自觉心烦，继则下利，乃病情好转之兆。脾家实，是指脾阳恢复。

【辨证要点】可见脾经本脏健运失常，气机不畅的症状，如食少，善噫，腹胀，泄泻，矢气则舒。①若脾失健运而水湿内停，可见身体沉重，转动不利，甚或为水闭、黄疸等。身体沉重，转动不利；②见脾经所过部位为主的病状，如舌本强或痛，股膝内侧肿、痛、厥冷、大趾不用等。

## 第五节　手少阴心经病证

反应于手少阴心经所过部位的病状及心的病状为主者，属于手少阴心经的病证。

【临床表现】嗌干，心痛，渴而欲饮，目黄，胁痛，臂内后廉痛。

【原文】心下必痛，口干燥（《伤寒》第321条）。

【释义】手少阴心经，起于心中，其支者，上挟咽，少阴之阴本虚，又见阳明燥实，肝胆火热，是心下必痛，火盛水竭，故而口干燥。

【辨证要点】①见心经所过部位的病状，如心痛，臂内后廉痛，厥，掌中热痛；②心火循经上炎，可见咽干，渴而欲饮，甚至目赤、目黄。

## 第六节　手太阳小肠经病证

反应于手太阳小肠经所过部位的病状及小肠的病状为主者，则属于手太阳小肠经的病证。

【临床表现】嗌痛，颔肿，不可以顾，肩似拔，臑似折，耳聋，目黄，颊肿，颈、颔、肩、臑、肘臂外后廉痛。

【原文】太阳病，无汗而小便反少，气上冲胸，口噤不得语（《金匮·痉湿暍病脉证治第二》12 条）。

【释义】足太阳与手太阳是同经关系，邪阻经脉，循手太阳经筋，上曲牙，循耳前，上颔结于角，致经脉痉挛，牙关强急，口噤不得语。

【辨证要点】①见小肠经所过部位的病状，如面颊肿，肩、臑、肘、臂疼痛等；②小肠之火循经上炎，可见咽干，耳聋，目黄或赤等。

## 第七节　足太阳膀胱经病证

反应于足太阳膀胱经所过部位的病状及膀胱的病状为主者，则属于足太阳膀胱经的病证。

【临床表现】冲头痛，目似脱，项如拔，脊痛，腰似折，髀不可以曲，腘如结，踹如裂；痔，疟，狂，癫疾，头囟项痛，目黄，泪出，鼽衄，项背腰尻腘踹脚皆痛，小指不用。

【原文】项强头痛，项背强几几（《伤寒》第 14、31 条）；身痛腰痛，骨节疼痛（《伤寒》第 106 条）；鼻衄（《伤寒》第 46、47、55、56 条）；阳病十八，头痛，项、腰、脊、臂、脚掣痛（《金匮·脏腑经络先后病脉证第一》13条）。

【释义】太阳经主人身之表，为人身之藩蓠，风寒之邪侵袭人体，则太阳首当其冲。邪犯太阳，正气奋起抗邪，正邪相互交争，导致太阳经脉发生异常变化。足太阳经起于目内眦，上额交巅，其直者，从巅入络脑，还出别下项，挟脊，抵腰至足，其支者，从巅至耳上角。风寒外袭太阳，经脉受邪，太阳经气运行受阻，必见头项强痛。项强是指项背拘急，俯抑不能自如，有拘挛紧固之感；项背强几几，是因太阳病本有头痛项强痛，若项强较重，紧束不舒，顾盼不能自如者，称为“项背强几几”，皆风寒之邪侵袭太阳经，以致经气不舒，津液运行受阻，经脉失去濡养所致。足太阳膀胱经脉下项，挟脊，抵腰至足，行于人身之后，因而在其走行路线上出现身疼腰痛，骨节疼痛，也是由于太阳经脉受风寒侵袭，经脉为之不利，故出现之。衄衄是指鼻腔出血，其属性多为热证，但亦可见于虚寒证者，热邪多因表邪闭郁，或邪热内盛，伤及阳络；虚证则为阳虚，气不摄血，血不循经，妄行升越于上而致。

【辨证要点】①见膀胱经所过部位的病状，如头、囟、项、脊、腰以至小趾等处的疼痛、不用等症。甚则目似脱，项似拔，腰似折，髀不可曲，腘如结，踹如裂；②尚可见膀胱经。

## 第八节　足少阴肾经病证

反应于足少阴肾经所过部位的病状及肾的病状为主者，属于足少阴肾经的病证。

【临床表现】饥不欲食，面如漆柴，咳唾则有血，喝喝而喘，坐而欲起，目䀮如无所见，心如悬若饥状，气不足，则善恐，心惕惕如人将捕之；口热、舌干、咽肿，上气、嗌干及痛，烦心、心痛、黄疸，肠澼，脊、股内后廉痛，痿厥、嗜卧，足下热而痛。

【原文】其人脐下悸，欲作奔豚（《伤寒》第65条）；下利清谷（《伤寒》第

225 条）；咽痛而复吐利（《伤寒》第 283 条）；心中烦，不得卧（《伤寒》第 303 条）；少阴病，下利，咽痛，胸满，心烦（《伤寒》第 310 条）。

【释义】少阴肾经络心，注胸中，汗后伤心阳，心火不能下蛰于肾，故欲作奔豚，少阴经脉循喉咙，挟舌本，其支者，从肺出络心，注胸中，少阴虚火循经上扰，经气不利，故见咽痛、胸满、心烦；阴寒内盛，中阳不守，阴寒上逆则吐，下注则利。

【辨证要点】咽痛等。①见肾经所过部位的病状，脊痛、股内后缘痛，足下热痛及舌干、咽干痛等；②可表现为肾经所联络、交注的多个脏器和部位的病变，如心烦、善恐、心惕惕如人将捕之，咳喘，咯血；目䀮如无所见；面色黧黑如漆，形体瘦削如柴等。

## 第九节　手厥阴心包经病证

反应于手厥阴心包经所过部位的病状及心包的病状为主者，属于手厥阴心包经的病证。

【临床表现】手心热，臂、肘挛急，腋肿，甚则胸胁支满，心中澹澹大动，面赤，目黄，喜笑不休，心烦，心痛，掌中热。

【原文】太阳病中的“其人如狂”（《伤寒》第 125 条），“其人发狂”（《伤寒》第 124 条）；阳明病中的：“发则不识人，循衣摸床，惕而不安”（《伤寒》第 212 条）；少阳病中的“昼日明了，暮则谵语，如见鬼状”（《伤寒》第 145 条）以及三阳合病中的“腹满身重，难以转侧，口不仁、面垢，谵语遗尿”等。

【释义】太阳表证未解，邪热互结，随经入里，瘀热冲心，致“其人如狂”“其人发狂”；阳明热盛循经上扰神明，故出现不识人，循衣摸床，惕而不安的阳明腑实重证。

【辨证要点】①见心包经所过部位的病状，如掌中热，臂肘挛急，腋肿，胸胁支满等；②可见心包本脏的病证，如心中澹澹大动，心烦，心痛，喜笑不休等。

## 第十节 手少阳三焦经病证

反应于手少阳三焦经所过部位的病状为主者，属于手少阳三焦经的病证。

【临床表现】耳聋，浑浑焞焞，嗌肿，喉痹，汗出目锐眦痛，颊痛，耳后、肩、臑、肘、臂外皆痛，小指次指不用。

【原文】少阳中风，两耳无所闻，目赤，胸中满而燥（《伤寒》第264条）。

【释义】手少阳三焦经脉，布膻中，散络心包，下膈、循属三焦。少阳中风，风火循经上扰空窍，则两耳无所闻，目赤，邪阻少阳经脉，枢机不利，则胸中满而烦。

【辨证要点】根据三焦经循行所过部位，而可有上述临床表现为主症。

## 第十一节 足少阳胆经病证

反应于足少阳胆经所过部位的病状及胆的病状为主者，属于足少阳胆经的病证。

【临床表现】口苦、善太息，心胁痛，不能转侧，甚则面微有尘，体无膏泽，足外反热；头痛，颔痛，目锐眦痛，缺盆中肿痛，腋下肿，马刀、侠瘿，汗出振寒，疟，胸胁、肋、髀、膝外至胫、绝骨、外髁前及诸节皆痛，小指次指不用。

【原文】少阳之为病，口苦，咽干，目眩（《伤寒》第263条）；往来寒热，胸胁苦满，嘿嘿不欲饮食，心烦喜呕（《伤寒》第96条）；少阳中风，两耳无所闻，目赤，胸中满而烦（《伤寒》第264条）。

【释义】足少阳之脉，起于目锐眦，上抵头角，下耳后，至肩，入缺盆，下胸贯膈，络肝属胆，行于人身之侧。外感病由表入里，传至少阳，或外邪直中少阳经，使少阳为病，又“足少阳之正……贯心以上挟咽”（《灵枢·经水》），“咽为之使”（《灵枢·奇病》），故口苦，咽干，目眩。足少阳胆经下胸中，贯膈络肝属胆，循胁里，邪入其位，则胸胁苦满，少阳胆火内郁，则嘿嘿不欲饮食。少阳之邪居半表关里，表现为寒热往来，邪热循经扰心，则心烦喜呕。少阳感受风邪，风性为阳，而少阳主火，故少阳中风表现出风火炽盛、循经上扰证候，故见口苦，咽干，目眩，两耳无闻，目赤，胸中满而烦等。

【辨证要点】①见胆经所过部位的病状，如偏头痛，下颌痛乃至诸关节皆痛，第四趾不用等症；以及生于腋下、颈部之马刀、侠瘿等；②可见少阳胆经气机不利的证候，如口苦，善太息，心胁痛等；以及振寒发热汗出之疟疾，一般归属少阳。

## 第十二节　足厥阴肝经病证

反应于足厥阴肝经所过部位的病状及肝的病状为主者，属于足厥阴肝经的病证。

【临床表现】腰痛不可以俯仰，丈夫㿗疝，妇人少腹肿，甚则嗌干，面尘脱色，胸满，呕逆，飧泄，狐疝，遗溺，闭癃。

【原文】气上撞心，心中疼热，饥而不欲食（《伤寒》第 326 条）；热利下重（《伤寒》第 371 条白头翁汤证）；下利欲饮水（《伤寒》第 373 条）干呕，吐涎沫，头痛（《伤寒》第 378 条吴茱萸汤证）；蚀于下部则咽干（《金匮·百合狐蜜阴阳毒病脉证治》）。

【释义】厥阴之脉，挟胃贯膈，风木相火上冲，故见气上撞心，心中疼热，嘈杂似饥；肝经湿热下迫，壅滞肠道，故下利；又上贯膈，布胁肋，循喉咙之后，上入颃颡（鼻咽部）肝寒犯胃，胃气上逆，故见干呕，肝胃皆寒，饮邪不化，则口吐涎沫；因肝经和督脉交于巅，寒邪循经上扰清窍，故见头痛。狐蜜病湿热下注致前阴溃烂，而足厥阴肝经绕阴器，上循于咽，蕴积前阴之湿热又可循经上冲，阻遏津液上承，故兼见咽喉干燥。

【辨证要点】①见肝经循行所过部位的病状，如男子㿗疝，狐疝，妇女少腹肿；或遗尿，癃闭，腰痛等；②又有肝经气逆的病状，如呕逆、胸满、咽干等。

# 第十章 三焦辨证

三焦辨证是根据《黄帝内经》关于三焦所属部位的概念，在《伤寒论》六经分证及叶天士卫气营血辨证的基础上，结合温病的传变规律与特点，将温病的发展过程分为上焦病证、中焦病证、下焦病证等阶段，着重阐述三焦所属脏腑在温病过程中的病理变化、证候特点及传变规律，同时可说明温病初、中、末三个不同阶段的病理变化趋势，即始于上焦，次传中焦，终于下焦。

就其证候来看，上焦病证包括手太阴肺经和手厥阴心包经的证候；中焦病证包括足阳明胃经和足太阴脾经的证候；下焦病证包括足少阴肾经和足厥阴肝经的证候。其中上焦手太阴肺的病变，多为温热病的初期阶段；中焦足阳明胃的病变，多为温热病的中期或极期阶段；下焦足少阴肾、足厥阴肝的病变，多为温热病的末期阶段。

## 第一节 上焦病证

上焦病证包括邪在手太阴肺和热传手厥阴心包两大证候类型。其中邪在手太阴肺是温热病初起常见的一种证候类型，而手厥阴心包证则是温热病过程中一种危重证候。

## 一、手太阴肺病证

上焦手太阴肺的病变主要是指温病初起邪从上受、侵袭于肺而致肺卫失宣的证候，但也包括邪热入里、热壅肺气的肺热证。两者虽有表里浅深之分，但其病位则皆以肺为主，故均属手太阴肺的病变。

【临床表现】脉浮，头项强痛而恶寒（《伤寒》第 1 条）。发热，汗出，恶风（《伤寒》第 2 条）。啬啬恶寒，淅淅恶风，翕翕发热（《伤寒》第 12 条）。伤寒表不解，心下有水气，干呕发热而咳（《伤寒》第 40 条）。汗出而喘（《伤寒》第 63、162 条）。

【证候分析】肺属上焦，开窍于鼻，外合皮毛，主一身之表。故温病初起，邪从口鼻上受，多先犯于肺，而产生肺卫失宣的证候。卫气失宣，皮毛开合失常，则发热、恶寒、有汗不多；由于温为阳邪，故发热偏重而恶寒轻微。从上而受侵袭肺卫之邪多系风温之邪。风温之邪，其性疏泄，故邪虽在表而多有汗出；但终因皮毛开合失常，所以有汗又并不太多；邪袭于肺，肺气失宣，故见咳嗽。这是本证的主要特点。表邪不能及时外解，则可内传入里热壅肺气。此时卫分之邪虽解，但气分里热已炽，病位虽仍在肺，但已属里证范围。其症身热、汗出、口渴乃里热炽盛之象，而咳嗽、气喘为热邪壅肺肺气壅实的表现，是病位在肺的主要特征。总之，本证虽属邪热入里的气分证范围，但病位仍以肺为主，故亦属手太阴肺的病变。

## 二、手厥阴心包病证

手厥阴心包证是指温病过程中邪热内陷心包，导致机窍堵闭，心神严重失常的一种病变。它病位虽亦在上焦，但病情已很深重。

【临床表现】昼日明了，暮则谵语，如见鬼状（《伤寒》第 145 条）。谵语遗尿（《伤寒》第 219 条）。

【证候分析】心包为心之外衣，有护卫心脏的作用；心包之脉络为血脉运行的通路。古人认为：心为五脏六腑之主而不能受邪，受邪则神去而死。凡邪之入心者，皆心之包络受之。故有“心包代心受邪”之说。由于心包为心神出入之所，在生理上与心的功能相一致。所以，温病过程中的心包病变，亦以神志变化为主要表现。其症见神昏谵语或昏愦不语，是本证的主要特点，乃热扰神明所致。

## 第二节 中焦病证

中焦病证包括足阳明胃和足太阴脾两类病变。它们不仅在病位上有胃和脾的不同，而且在病证属性上有燥热和湿热的区别。

### 一、足阳明胃病证

热邪传入中焦阳明，或为无形邪热亢盛，或为有形实邪内结。前者称为阳明经证，后者称为阳明腑证。两者虽均属邪热燥实之证，但具体表现则有所不同。

【临床表现】胃中干，烦躁不得眠，欲得饮水（《伤寒》第 71 条）。胃家实（《伤寒》第 180 条）。以津液外出，胃中燥，大便必硬（《伤寒》第 213 条）。面合赤色（《伤寒》第 206 条）。谵语发潮热（《伤寒》第 214 条）。手足漐漐汗出，大便难而谵语（《伤寒》第 220 条）。

【证候分析】邪在中焦阳明属里热实证。其中阳明经证属无形邪热亢盛，临床以大热、大汗、大渴、脉洪大的“四大”见症为主要表现。阳明经热蒸腾于外则体表壮热；热迫津泄则身出大汗；热壅气机则呼吸粗大；热灼胃津则大渴引饮；阳明经热循经上冲则面目红赤；舌苔黄燥、脉象洪数均为热盛气分的特征。本证虽邪在阳明之经，但其病机实为邪热蒸腾内外，弥漫全身。阳明腑证为热邪与肠中燥屎相结而成有形实邪结聚，其病位以肠腑为主，病机以热结阴伤、腑气壅实为主要特点，故临床以潮热、便秘、腹满、苔老黄甚或焦黑起刺、脉象沉实为主要表现。本证与《伤寒论》“六经”辨证中的阳明腑证性质相同，表现一致，只是温病过程中的阳明腑实之证，燥结阴伤的变化尤为显著。

## 二、足太阴脾病证

温病过程中足太阴脾的病证主要是指湿热蕴蒸中焦困阻脾胃的一种病变，这与“六经”辨证中之太阴病证属脾胃虚寒者有所不同。

【临床表现】腹满而痛，食不下，自利益甚，时腹自痛（《伤寒》第 273 条）。手足自温，系在太阴（《伤寒》第 278 条）。腹胀满（《伤寒》第 66 条）。

【证候分析】温病过程中足太阴脾经证候的病机特点是湿中蕴热困阻脾胃，运化失常。因脾为湿土之脏，胃为水谷之海，而湿土之气同类相召，故温病感受湿热之邪多先犯中焦脾胃。脾胃受困运化失职，气机升降失常，以致症见脘痞腹胀，恶心欲吐，大便溏薄而舌苔厚腻；脾主四肢，外合肌肉，湿阻于脾，经气不利，则身重肢倦；湿为阴邪，热为阳邪，湿处热外，热蕴湿中，故身热不扬。综观本证虽属湿热为病，但以湿邪为甚，病机虽属湿热蕴阻气分，但以中焦脾胃为重心。

# 第三节　下焦病证

下焦病证主要是指温病后期出现的足少阴肾和足厥阴肝病变。

## 一、足少阴肾病证

足少阴肾的病证是指温病后期热邪耗损下焦肾阴所致的真阴欲竭证候。

【临床表现】口燥咽干（《伤寒》第 320 条）。少阴病，得之二三日以上，心中烦，不得卧（《伤寒》第 303 条）。脉微细，但欲寐（《伤寒》第 281 条）。

【证候分析】肾居下焦，藏真阴而寓元阳，为人身之本。温热病邪久羁不解，深入下焦，劫灼阴精，导致真阴欲竭，阳不潜藏，是形成本证的病理基础。热灼真阴，阴伤不能制阳，故出现低热面赤，手足心热甚于手足背，口干咽燥以及舌绛少苔等一派阴虚内热的症象；两少阴同气，足少阴肾之阴精损耗，则手少阴心必失其滋养，故见神倦脉虚；耳为肾之窍，肾精不能上滋则耳聋失聪。总之，本证以肾阴损伤为主，以阴伤不能制阳、阴精不能滋养脏腑器官为其主要病理变化。其形成虽属热伤肾阴，但病机以虚为主，邪热不甚，所以吴鞠通称其为“虚多邪少”之候。

## 二、足厥阴肝病证

下焦足厥阴肝的病证主要是指肾阴耗损而致肝风内动的虚风痉厥之证。

【临床表现】若被火者，微发黄色，剧则如惊痫，时瘛疭（《伤寒》第6条）。手足厥寒，脉微细欲绝（《伤寒》第351条）。

【证候分析】肝虽位居胁下，但在生理上由于“乙癸同源”与肾密切相关。在病理上肝风内动又常因“水不涵木”而导致，所以吴鞠通将其作为下焦病变看待。足厥阴肝经病证的形成，主要是因肾阴耗损，不能涵养肝木而致虚风内动。因肝为风木之脏，体阴而用阳，赖肾水以涵养，故肾阴耗损，每易导致“水不涵木”的虚风内动之变，而见手指蠕动，甚或瘛疭的动风症象。这是因为筋脉属肝所主，肾阴枯涸不能濡养筋脉，则筋膜干燥而挛急，故见手指蠕动，甚或瘛疭；由于“阴阳气不相顺接”而见手足厥冷等症。本证病机虽以肝风内动为主，但其形成则与足少阴肾的阴精耗损有着因果关系。

# 第十一章
# 气血辨证

## 第一节 《伤寒杂病论》血证

《伤寒杂病论》以理、法、方、药结合的形式，叙述外感病与杂病的辨证论治，提升了血证辨证论治的思维。其一，提出血证通过“以方测证”，辨别血证的虚实寒热、病因病机与病位等。例如：太阳蓄血证以瘀热之轻重分别“桃仁承气汤证”“抵当汤证”与“抵当丸证”；“柏叶汤证”乃治虚寒吐血之温中止血法；“泻心汤证”治热盛吐血之凉血止血法；便血有远血、近血，有虚实寒热之分；赤小豆当归散证为“清热利湿，活血止血法”，病机在于大肠湿热，迫血下行；下痢脓血若下焦虚寒，并无里急后重等症状，桃花汤主之以温阳固脱、涩肠止血；肝经湿热下迫大肠大便脓血，伴有里急后重，用白头翁汤以清热燥湿、凉肝解毒。其二，辨别同证的不同病因与病位。例如：太阳蓄血证为热与血结在下焦，阳明蓄血证为邪热与久瘀之血结于肠内，但均以“破血逐瘀”为主。其三，重视和解法，例如：少阳热入血室证以小柴胡汤和解之法，勿犯胃气与上中二焦，并禁用汗吐下。其四，治疗虚劳干血以健脾胃、补中气。例如：以“大黄䗪虫丸”治虚劳干血的“缓中补虚法”。其五，衄血的发提示与四时气候、脏腑经络气机的变动有关。其六，注重汗血同源，例如：血家、衄家不可发汗。详见表1。

**表1　《伤寒论杂病论》血证条文与分析**

| 血证 | 条文内容与重点分析 |
| --- | --- |
| 吐血 | 1.《伤寒论・辨太阳病脉证并治》:“凡服桂枝汤吐者，其后必吐脓血。脉浮热盛而反灸之，此为实。实以虚治，因火而动，必咽燥吐血。”<br>2.《金匮要略・惊悸吐衄下血胸满瘀血病脉证治》:“病人面无血色，无寒热，脉沉弦者衄。浮弱，手按之绝者，下血。烦咳者，必吐血。”<br>“夫吐血，咳逆上气，其脉数而有热，不得卧，死。酒客咳，必致吐血，因极饮过度所致。”<br>“吐血不止者，柏叶汤。”“心气不足，吐血、衄血，泻心汤主之。”<br>**重点分析**：吐脓血必其人素体热毒壅盛，误用桂枝汤，发汗伤津，辛温助热将使病情恶化。并提示实以虚治，误用火疗，火热伤津动血。衄血、下血与吐血的不同脉证；吐血不止，又脉数有热，不得卧，阴虚阳亢，预后险恶；提示酒客素咳，若极饮过度，因酒毒湿热蕴郁，进而灼伤血络以致吐血；柏叶汤乃治虚寒吐血，温中止血法。泻心汤治热盛吐血，凉血止血。亦为以方测证的代表经方。 |
| 唾血<br>咳血 | 《伤寒论・辨厥阴病脉证并治》“伤寒六七日，大下后，寸脉沉而迟，手足厥逆，下部脉不至，咽喉不利，唾脓血，泄利不止为难治。”<br>**重点分析**：唾脓血泄利不止者难治。同《灵枢・玉版》“咳与溲血，四逆也”的说法。 |
| 鼻衄<br>目衄 | 1.《伤寒论・辨太阳病脉证并治》:“太阳病，脉浮紧，无汗，发热，此当发其汗。服药已微除，其人发烦，目瞑，剧者必衄，衄乃解，因为阳气重。”<br>“衄家不可发汗，汗出，必额上陷，脉急紧，直视不能眴，不得眠。”<br>“伤寒，不大便六七日，头痛有热者，与承气汤；其小便清者，知不在里，仍在表也，当须发汗。若头痛者，必衄。”<br>2.《伤寒论・少阴病脉证并治》:“少阴病，但厥，无汗，而强发之，必动其血。未知从何道出，或从口鼻，或从目出者，是名下厥上竭，为难治。”<br>3.《伤寒论・阳明病脉证并治》:“阳明病，口燥，但欲嗽水，不欲咽者，此必衄。”<br>“脉浮发热，口干鼻燥，能食者则衄。”<br>**重点分析**：阳气遏郁较重，邪气直接从血分外泄。由于血汗同源，以衄代汗，衄后邪随之外出；误汗动血证系将少阴阴阳两虚之无汗，当成太阳伤寒之无汗，由于津血同源，强用汗法，导致动血伤血，口鼻、眼目出血；阳明病，热在血分，灼伤血络，迫血妄行。邪热如侧重在气分，则鼻燥；侧重在血分，则衄。 |
| 虚劳 | 《金匮要略・血痹虚劳病脉证并治》:“夫男子平人，脉大为劳，极虚亦为劳。”<br>“男子面色薄者，主渴及亡血，卒喘悸。脉浮者，里虚也。”<br>“男子脉虚沉弦，无寒热，短气里急，小便不利，面色白，时目瞑兼衄，少腹满，此为劳使之然。”<br>“脉弦而大，弦则为减，大则为芤；减则为寒，芤则为虚，虚寒相搏，此名为革。妇人则半产漏下，男子则亡血失精。”<br>“虚劳里急，悸，衄，腹中痛，梦失精，四肢疼，手足烦热，咽干口燥，小建中汤主之。”<br>“虚劳里急，诸不足，黄芪建中汤主之。”<br>“五劳虚极，羸瘦腹满，不能饮食。食伤、忧伤、饮伤、房室伤、饥伤、劳伤、经络荣卫气伤，内有干血，肌肤甲错，两目黯黑，缓中补虚，大黄䗪虫丸主之。”<br>**重点分析**：指出阴血亏虚、气血不足的虚劳脉证，与经血亏损的革脉；阴阳两虚的虚劳里急证治，是张仲景治疗虚劳的特色，即是健脾胃、补中气；虚劳挟瘀，肌肤甲错与两目暗黑是虚劳干血的辨证要点。因属久病，只能缓攻瘀血，扶助正气，所以为“缓中补虚”，以扶正祛瘀。 |
| 瘀血 | 《金匮要略・惊悸吐衄下血胸满瘀血病脉证治》:“病患胸满，唇痿舌青，口燥，但欲漱水不欲咽，无寒热，脉微大来迟，腹不满，其人言我满，为有瘀血。”<br>“病者如热状，烦满，口干燥而渴，其脉反无热，此为阴伏，是瘀血也，当下之。”<br>**重点分析**：提出瘀血的脉症与用下法的脉症与体征。 |

续表

| 血证 | 条文内容与重点分析 |
| --- | --- |
| 尿血 | 1.《金匮要略·五脏风寒积聚病脉证并治》："师曰：热在上焦者，因咳为肺痿；热在中焦者，则为坚；热在下焦者，则尿血，亦令淋秘不通。大肠有寒者，多溏；有热者，便肠垢小肠有寒者，其人下重便血；有热者，必痔。"<br>"太阳病不解，热结膀胱，其人如狂，血自下，下者愈。其外不解者，尚未可攻，当先解其外；外解已，但少腹急结者，乃可攻之，宜桃核承气汤。"<br>"太阳病，六七日表证仍在，脉微而沉，反不结胸；其人发狂者，以热在下焦，少腹当硬满，小便自利者，下血乃愈。所以然者，以太阳随经，瘀热在里故也。抵当汤主之。"<br>"太阳病，身黄、脉沉结、少腹硬、小便不利者，为无血也；小便自利，其人如狂者，血证谛也，抵当汤主之。"<br>"伤寒有热，少腹满，应小便不利，今反利者，为有血也，当下之，不可余药，宜抵当丸。"<br>2.《金匮要略·消渴小便不利淋病》："淋家不可发汗，发汗则必便血。"<br>"少阴病八九日，一身手足尽热者，以热在膀胱，必便血也。"<br>**重点分析**：桃核承气汤证、抵当汤证与抵当丸证都是太阳表邪不解，邪气循经入腑入里化热，热与瘀血结于下焦。热重于瘀者是桃核承气汤证，泄热行瘀；瘀重于热者，抵当汤证，破血逐瘀；瘀热皆轻是抵当丸证，化瘀缓消。淋家多属肾虚膀胱蓄热，阴液不足，辛温发汗，易伤阴液，邪热更盛，热盛迫血；便血当为尿血，为邪气外转至太阳，热移膀胱腑且伤血络；说明热在三焦与大小肠的证候。 |
| 便血<br>便脓血 | 1.《伤寒论·阳明病脉证并治》："阳明证，其人喜忘者，必有蓄血。所以然者，本有久瘀血，故令喜忘；屎虽硬，大便反易，其色必黑者，宜抵当汤下之。"<br>**重点分析**：阳明蓄血证为阳明邪热与阳明久瘀之血，互结于肠内，其特征为"屎虽硬，大便反硬，色黑"，因其机转为邪热与血相结，故用抵当汤。<br>2.《伤寒论·少阴病脉证并治》："少阴病，下利，便脓血者，桃花汤主之。""少阴病，二三日至四五日，腹痛，小便不利，下利不止，便脓血者，桃花汤主之。"<br>**重点分析**：此二条文下痢脓血均属下焦虚寒，滑脱不禁，无里急后重等症状，桃花汤主之以温阳固脱、涩肠止血。<br>3.《伤寒论·厥阴病脉证并治》："伤寒热少厥微，指头寒，嘿嘿不欲饮食，烦燥，数日小便利，色白者，此热除也，欲得食，其病为愈；若厥而呕，胸胁烦满者，其后必便血。"<br>"热利下重者，白头翁汤主之。"<br>"伤寒先厥后发热，下利必自止，而反汗出，咽中痛者，其喉为痹。发热无汗，而利不自止；若不止，必便脓血，便脓血者，其喉不痹。"<br>**重点分析**：热厥轻证的两项预后。其一为热除，小便利、色白、欲得食。其二转为热厥加深，肝热犯胃则呕，邪热郁于厥阴肝经，则胸胁烦满，更有甚者，郁热迫血下行而便血；肝经湿热下迫大肠，主症为里急后重，大便脓血；用白头翁汤清热燥湿、凉肝解毒。厥阴阳复太过的热证表现：阳热上伤阳络，则汗出喉痹；阳络下迫阴络，则便脓血。<br>4.《金匮要略·惊悸吐衄下血胸满瘀血病脉证》："下血，先便后血，此远血也，黄土汤主之。"<br>"下血，先血后便，此近血也，赤小豆当归散主之。"<br>**重点分析**：此二条有远血、近血，有虚实寒热之分。黄土汤证以温脾摄血法，病机为气虚寒，气不摄血；赤小豆当归散证以清热利湿、活血止血法，病机为大肠湿热，迫血下行。 |
| 崩漏 | 《金匮要略·妇人妊娠病脉证并治》："妇人宿有癥病，经断未及三月，而得漏下不止，胎动在脐上者，为癥害。妊娠六月动者，前三月经水利时，胎也。下血者，后断三月也。所以血不止者，其不去故也，当下其症，桂枝茯苓丸主之。"<br>"师曰：妇人有漏下者，有半产后因续下血都不绝者，有妊娠下血者，假令妊娠腹中痛，为胞阻，胶艾汤主之。"<br>**重点分析**：提示妊娠与癥病的鉴别。素有癥积，瘀血内阻，血不归经，故漏下不止。用桂枝茯苓丸。癥病瘀积既久，阻遏气机，使津液代谢失常，本方亦体现治血兼治水（湿）的特点。方中桃仁、茯苓就是发挥了在活血化瘀之余，兼以渗利水湿。同时，又提示三种下血病，皆属于冲任虚损，用胶艾汤养血止血、固经安胎、调补冲任。 |

续表

| 血证 | 条文内容与重点分析 |
| --- | --- |
| 妇人热入血室 | 1.《伤寒论·少阳病脉证并治》："妇人中风，发热恶寒，经水适来，得之七八日，热除而脉迟、身凉、胸胁下满，如结胸状，谵语者，此为热入血室也，当刺期门。"<br>"妇人中风，七八日续得寒热，发作有时，经水适断者，此为热入血室，其血必结，故使如疟状发作有时，小柴胡汤主之。"<br>"妇人伤寒，发热，经水适来，昼日明了，暮则谵语，如见鬼状者，此为热入血室。无犯胃气，及上二焦，必自愈。"<br>2.《金匮要略·妇人杂病脉证并治第二十二》："阳明病，下血，谵语者，此为热入血室，但头汗出，当刺期门，随其实而泻之，然汗出者愈。"<br>**重点分析：**前三条文提示为热入血室，肝之经脉气血瘀结，刺期门，泻肝经实热。若气血瘀阻，影响少阳枢机不利，用小柴胡汤和解少阳，畅达枢机。治疗时必须注意无犯胃气及上中二焦。后一条文则提出阴阳明里热炽盛，热邪亦可迫入血室，故可比照妇女经期适来或适断时，因感受外邪，邪热与血搏结于血室的治疗方法。 |
| 产后下利脓血 | 《金匮要略·妇人杂病脉证并治第二十二》："产后下利虚极，白头翁加甘草阿胶汤主之。"<br>**重点分析：**本条以方测证应有里急后重，下利脓血。病在产后，虚实夹杂，故加阿胶益血养阴，甘草补虚和中，并缓解白头翁苦寒，清热不伤阴，养阴不恋邪。 |
| 妇人崩中 | 《金匮要略·妇人杂病脉证并治第二十二》："问曰：妇人年五十所，病下利数十日不止，暮即发热，少腹里急，腹满，手掌烦热，唇口干燥，何也？师曰：此病属带下。何以故？曾经半产，瘀血在少腹不去。何以知之？其证唇口干燥，故知之。当以温经汤主之。兼取崩中去血。"<br>**重点分析：**本条下利应为下血。论述妇人冲任虚寒挟有瘀血而致崩漏的证治。因本证非瘀血不去之实证，故不用破血逐瘀的方剂，而用温养气血、兼以消瘀，使瘀去崩漏亦止，扶正祛邪的温经汤。 |
| 妇人漏下黑色 | 《金匮要略·妇人杂病脉证并治第二十二》："妇人陷经漏下黑不解，胶姜汤主之。"<br>**重点分析：**本条指出妇人陷经，漏下不止，色黑，是冲任虚寒，不能摄血所致。 |
| 妇人水血相结 | 《金匮要略·妇人杂病脉证并治第二十二》："妇人少腹满如敦状，小便微难而不渴，生后者，此为水与血俱结在血室也，大黄甘遂汤主之。"<br>**重点分析：**本条系水血并结于血室的证治。以大黄甘遂破血逐水，配阿胶养血扶正。 |
| 产妇瘀血 | 1.《金匮要略·妇人产后病脉证治第二十一》："师曰：产妇腹痛，法当以枳实芍药散。假令不愈者，此为腹中有干血着脐下，宜下瘀血汤主之。亦主经水不利。"<br>"妇人六十二种风，及腹中血气刺痛，红蓝花酒主之。"<br>"亡血不可发其表，汗出即寒栗而振。"<br>2.《金匮要略·水气病脉证并治第十四》："经水前断，后病水，名曰血分，此病难治；先病水，后经血断，此病易治。何以故？去水，其经自下。"<br>**重点分析：**提出产妇腹痛除了气血郁滞而痛外，亦有恶露不尽，干血着于脐下之瘀血腹痛，并妇女风血相搏血凝气滞的腹痛治法。亡血禁发汗。以妇人为例，论述血分病与水分病之深浅不同。 |

# 第二节　《伤寒杂病论》血瘀证辨病与辨证

## 一、血瘀证涉及的疾病

《伤寒论》和《金匮要略》中与血瘀证相关的疾病多次出现，尤其以后者更为繁杂。对于《伤寒论》而言，如果以宏观的六经论病，则血瘀证仅在太阳病腹证和阳明病变证中出现。《伤寒论》“以方论证”，在太阳病腹证中又有“桃核承气汤证”“抵当汤证”和“抵当丸证”，阳明病变证中与血瘀证相关两条均为“抵当汤证”。《金匮要略》为论述杂病诊治的专书，其中血瘀证涉及相关疾病有：“疟母”“虚劳病”“肝着”“肠痈”“癥病”“漏下”“产后腹痛”“带下”“经一月再见”“经水不利”“腹中刺痛”“男子膀胱满急”“筋骨损”等。

## 二、血瘀证的诊断

在《伤寒论》和《金匮要略》论述血瘀证的条文中，除了“疟病脉证并治第四”章中疟母条文和“杂疗方第二十三”章中“治马坠及一切筋骨损方”内容中未出现相关症状外，其余条文均有与其疾病相对应的血瘀证症状和体征。现将血瘀证相关症状作为临床诊断依据归纳和分析如下：

### （一）望诊

1. 望神

“如狂”（出自《伤寒论》太阳腑证蓄血证之桃核承气汤证 106 条和太阳腑证蓄血证之抵当汤证 125 条）。

“发狂”（出自《伤寒论》太阳腑证蓄血证之抵当汤证 124 条）。

“喜忘”（出自《伤寒论》阳明病变证蓄血证之抵当汤证 237 条）。

“烦满”（出自《金匮要略·惊悸吐衄下血胸满瘀血病脉证治第十六》“病者如热状，……当下之”一条）。

“日晡时烦躁”（出自《金匮要略·妇人产后病脉证治第二十一》“产后七八日，……结在膀胱也”一条）。

血病常可使病人发生神志异常。《伤寒论》太阳腑证蓄血证的 3 个条文中都出现病人神乱发狂。其他条文涉及喜忘、烦满。

2. 望色

“两目黯黑”（出自《金匮要略·血痹虚劳病脉证并治第六》大黄䗪虫丸证）。

《伤寒论》和《金匮要略》中血瘀证望色内容仅此一处。

3. 望口唇

“唇痿”（出自《金匮要略·惊悸吐衄下血胸满瘀血病脉证治第十六》“病人胸满，唇痿舌青，……为有瘀血”一条）。

《金匮要略》中的论述明确了“唇痿”为血瘀证的诊断依据。

4. 望皮肤

“肌肤甲错”（出自《金匮要略·血痹虚劳病脉证并治第六》大黄䗪虫丸证）。

肌肤甲错在临床上血瘀证新病较为少见，血瘀证日久则易出现此类体征。

5. 望大便

“屎虽硬，……其色必黑”（出自《伤寒论》阳明病变证蓄血证之抵当汤证237条）。

《伤寒论》原文中“屎虽硬”并非瘀血所致，而为阳明里热胃肠干燥的表现。

6. 望舌

“舌青”（出自《金匮要略·惊悸吐衄下血胸满瘀血病脉证治第十六》“病人胸满，唇痿舌青，……为有瘀血”一条）。

仅此一条，以舌青为瘀血征象。

（二）问诊

1. 问寒热

“合热则消谷善饥”（出自《伤寒论》阳明病变证蓄血证之抵当汤证257条）。

“如热状”（出自《金匮要略·惊悸吐衄下血胸满瘀血病脉证治第十六》“病者如热状，……当下之”一条）。

“时时发热”（出自《金匮要略·疮痈肠痈浸淫病脉证并治第十八》大黄牡丹汤证）。

“暮即发热”“手掌烦热”（出自《金匮要略·妇人杂病脉证并治第二十二》温经汤证）。

“烦躁发热”（出自《金匮要略·妇人产后病脉证治第二十一》“产后七八日，……结在膀胱也”一条）。

“再倍发热，日晡时烦躁者”（出自《金匮要略·妇人产后病脉证治第二十一》“产后七八日，……结在膀胱也”一条）。

“复恶寒”（出自《金匮要略·疮痈肠痈浸淫病脉证并治第十八》大黄牡丹汤证）。

“无寒热”（出自《金匮要略·惊悸吐衄下血胸满瘀血病脉证治第十六》“病人胸满，唇痿舌青，……为有瘀血”一条）。

可见，血瘀证出现的寒热症状以“热”为主，一般为低热。

2. 问疼痛

“少腹肿痞，按之即痛如淋”（出自《金匮要略·疮痈肠痈浸淫病脉证并治第十八》大黄牡丹汤证）。

“产妇腹痛”（出自《金匮要略·妇人产后脉证治第二十一》下瘀血汤证）。

“少腹满痛”（出自《金匮要略·妇人杂病脉证并治第二十二》土瓜根散证）。

“腹中血气刺痛”（出自《金匮要略·妇人杂病脉证并治第二十二》红蓝花酒证）。

“少腹坚痛”（出自《金匮要略·妇人产后脉证治第二十一》大承气汤证）。

可见，疼痛为血瘀证常见症状，疼痛性质多为刺痛、满痛、坚痛，疼痛涉及的部位为“腹”。腹部可分为三部分，脐以上为大腹，属脾、胃；脐以下至耻骨毛际以上为小腹，属膀胱、胞宫、小肠；小腹两侧为少腹，为足厥阴肝经所过及大肠之处。

3. 问胸部不适

“其人常欲蹈其胸上”（出自《金匮要略·五脏风寒积聚病脉证并治第十一》肝着病）。

“胸满”（出自《金匮要略·惊悸吐衄下血胸满瘀血病脉证治第十六》“病人胸满，唇痿舌青，……为有瘀血”一条）。

关于血瘀证胸部不适的症状《金匮要略》中出现仅两条，“其人常欲蹈其胸上”具有诊断特色。

4. 问腹部不适

在“问疼痛”中已有腹痛，在此不再重复论述。

“少腹急结”（出自《伤寒论》太阳腑证蓄血证之桃核承气汤证106条）。

“少腹当硬满”（出自《伤寒论》太阳腑证蓄血证之抵当汤证124条）。

“少腹硬”（出自《伤寒论》太阳腑证蓄血证之抵当汤证125条）。

“少腹满”（出自《伤寒论》太阳腑证蓄血证之抵当丸证126条）。

“腹不满，其人言我满”（出自《金匮要略·惊悸吐衄下血胸满瘀血病脉证治第十六》“病人胸满，唇痿舌青，……为有瘀血”一条）。

“少腹肿痞”（出自《金匮要略·疮痈肠痈浸淫病脉证并治第十八》大黄牡丹汤证）。

“少腹里急”“腹满”（出自《金匮要略·妇人杂病脉证并治第二十二》温经汤证）。

“少腹满痛”（出自《金匮要略·妇人杂病脉证并治第二十二》土瓜根散证）。

“少腹满如敦状”（出自《金匮要略·妇人杂病脉证并治第二十二》大黄甘遂汤证）。

“男子膀胱满急”（出自《金匮要略·妇人杂病脉证并治第二十二》抵当汤证）。

血瘀证腹部不适症状中，《伤寒论》和《金匮要略》中的症状占大部分，两书中出现的腹部不适的相关症状数目繁多，其中10条中的8条部位在少腹。《伤寒论》中出现的症状全部在太阳腑证蓄血证，《金匮要略》中出现的症状则多在“妇人杂病脉证并治”篇。关于症状的描述则“满”最为多见，“急”和“硬”也有重复出现。瘀血为有形之邪，停聚于局部阻滞气血，故可见硬、满、拘急疼痛之象。

《伤寒论》太阳腑证蓄血证三方证的少腹部症状表现，从桃核承气汤证的“少腹急结”到抵当汤证的“少腹硬满”再到抵当丸证的“少腹满”，体现了血瘀证病情轻重缓急的不同。桃核承气汤证疾病初起，邪正交争剧烈，且瘀热互结，故见“少腹急结”；抵当汤证病势急迫，血瘀程度较重，与病势较缓的抵当丸证症见“少腹满”相比突出一个“硬”字。

“少腹满如敦状”出现在《金匮要略》大黄甘遂汤证中，与其他少腹满的症状相较，其少腹部应更为膨大，因原文中明确指出其病机为“水与血并结在血室也”，且以外形上下锐、中部肥大的古代盛食物器具“敦”（duì）做比喻。

5. 问饮食

“合热则消谷善饥”（出自《伤寒论》阳明病变证蓄血证之抵当汤证257条）。

“但欲饮热”（出自《金匮要略·五脏风寒积聚病脉证并治第十一》肝着病）。

“但欲漱水不欲咽”（出自《金匮要略·惊悸吐衄下血胸满瘀血病脉证治第十六》“病人胸满，唇痿舌青，……为有瘀血”一条）。

“口燥”（出自《金匮要略·惊悸吐衄下血胸满瘀血病脉证治第十六》“病人胸满，唇痿舌青，……为有瘀血”一条）。

“口干燥而渴”（出自《金匮要略·惊悸吐衄下血胸满瘀血病脉证治》“病者如热状，……当下之”一条）。

“唇口干燥”（出自《金匮要略·妇人杂病脉并治第二十二》温经汤证）。

“不渴”（出自《金匮要略·妇人杂病脉证并治第二十二》大黄甘遂汤证）。

“不食，食则谵语”（出自《金匮要略·妇人产后病脉证治第二十一》大承气汤证）。

《金匮要略》“但欲饮热”“但欲漱水不欲咽”和“口干燥而渴”三症状为瘀血之邪所致。

6. 问二便

问小便

“小便自利”（出自《伤寒论》太阳腑证蓄血证之抵当汤证124条）。

“小便自利”（出自《伤寒论》太阳腑证蓄血证之抵当汤证125条）。

“应小便不利，今反利者”（出自《伤寒论》太阳腑证蓄血证之抵当丸证126条）。

“小便自调”（出自《金匮要略·疮痈肠痈浸淫病脉证并治第十八》大黄牡丹汤证）。

“小便微难”（出自《金匮要略·妇人杂病脉证并治第二十二》大黄甘遂

汤证）。

《伤寒论》中出现的三个症状均为小便利，其意在说明虽为膀胱蓄血证，但邪在血分，并未影响到膀胱的气化功能而影响排尿。大黄牡丹汤证中的“小便自调”是在强调病在下焦，但邪在肠腑，“按之痛如淋”，却与膀胱无关。而大黄甘遂汤证出现“小便微难”是由于其病机为水与血并结在血室，病邪同时波及水分和血分，与膀胱蓄血证比，其影响到了膀胱的气化功能，故症状既有少腹满，又有小便难。

问大便

“大便反易”（出自《伤寒论》阳明病变证蓄血证之抵当汤证237条）。

“至六七日不大便”（出自《伤寒论》阳明病变证蓄血证之抵当汤证257条）。

“不大便”（出自《金匮要略·妇人产后病脉证治第二十二》大承气汤证）。

《伤寒论》阳明病蓄血证出现“大便反易”是与瘀血有关的，大便虽硬却反易解是阳明蓄血证的特点，因血性濡润，离经之血与燥屎相合，可化坚为润，故大便硬却易解。“至六七日不大便”则是瘀血和血分热邪共同作用的结果。而《金匮要略》“妇人产后病”虽然病人有“恶露不尽”的瘀血之邪，但出现“不大便”是阳明里热胃家实所致。“大便反易”则是瘀血在阳明邪热、燥屎内结的前提下引起的症状，而后两症状又非瘀血直接导致。

可见，在《伤寒论》和《金匮要略》血瘀证相关条文中出现的二便排便异常均非是瘀血之邪直接引起。

7. 问妇女月经带下

“下利数十日不止”（出自《金匮要略·妇人杂病脉证并治第二十二》温经汤证）。

“经水不利”“经一月再现”“带下”（出自《金匮要略·妇人杂病脉证并治第二十二》土瓜根散证）。

“经水不利下”（出自《金匮要略·妇人杂病脉证并治第二十二》抵当汤证）。

“经水闭不利”“下白物”（出自《金匮要略·妇人杂病脉证并治第二十二》矾石丸证）。

《金匮要略》中妇女月经带下病属血瘀证者，均出自“妇人杂病脉证并治第二十二”篇。

（三）切诊

1. 脉诊

“脉微而沉”（出自《伤寒论》太阳腑证蓄血证之抵当汤证124条）。

“脉沉结”（出自《伤寒论》太阳腑证蓄血证之抵当汤证125条）。

“脉微大来迟”（出自《金匮要略·惊悸吐衄下血胸满瘀血病脉证治第十六》“病人胸满，唇痿舌青，……为有瘀血”一条）。

“其脉反无热”（出自《金匮要略·惊悸吐衄下血胸满瘀血病脉证治第十六》“病者如热状，……当下之”一条）。

“脉迟紧”（出自《金匮要略·疮痈肠痈浸淫病脉证并治第十八》大黄牡丹汤证）。

“脉微而沉”非真为沉脉，而是为了说明原文“太阳病，六七日，表征仍在”其脉象应为浮脉，而脉沉是内有瘀血结聚所致，因此虽然血瘀证多为里证，但沉脉不是血瘀证的典型脉象。而“脉沉结”与上一脉相比则典型了很多，“沉”强调里证，“结”表明血瘀。“脉微大来迟”在原文中明确指出为血瘀证脉象，“来迟”并非指迟脉，而是指脉来之时迟缓不畅，结合血瘀证脉象特点，其可能为涩脉或结脉。“其脉反无热”是由于原文认为血瘀证会出现类似热证的表现——“烦满”和“口干燥而渴”，故以脉象证明其非热证而“是瘀血也”。“脉迟紧”为肠痈脓未成阶段的脉象，反映了邪正交争，热毒瘀血搏结的病理状态，非单纯血瘀证的脉象。

仲景强调凭脉诊病辨证，但是，对血瘀证脉诊的论述中未见有涩脉、结脉的描述。

2. 按诊

“少腹当硬满”（出自《伤寒论》太阳腑证蓄血证之抵当汤证124条）。

“少腹硬”（出自《伤寒论》太阳腑证蓄血证之抵当汤证125条）。

“腹不满，其人言我满”（出自《金匮要略·惊悸吐衄下血胸满瘀血病脉证治第十六》“病人胸满，唇痿舌青，……为有瘀血”一条）。

“少腹肿痞，按之痛如淋”（出自《金匮要略·疮痈肠痈浸淫病脉证并治第十八》大黄牡丹汤证）。

“少腹坚痛”（出自《金匮要略·妇人产后脉证治第二十一》大承气汤证）。

仲景对血瘀证按诊的论述全为腹部按诊，且五条中四条在少腹。“少腹当硬满”中“硬”为医者触按而知，是客观体征；“满”为病人的自觉症状，即胀满。“硬”和“坚痛”均为血瘀证按诊的客观体征。由“其人言我满”的主诉症状来推断，“腹不满”应该是按诊所得的客观体征。而“少腹肿痞，按之痛如淋”二者虽全为按诊表现，但不全是瘀血所致，故不予参考。

## 附一　气虚证诊断标准与客观化指标的研究进展

在证研究开展的 40 多年中，气虚证一直是中医界关注的热点，随着现代科学检测手段的应用以及相关学科的渗透，气虚证诊断标准及客观指标研究不断深入，取得了可喜的成果，但仍存在一些亟待解决的问题。

### 一、气虚证诊断标准与客观指标研究状况概述

1. 气虚证诊断标准研究概况

近年来，作为证规范化研究的重要内容之一，证诊断标准的确立，尤其是诊断标准的客观化、定量化研究有很大的发展，由于气虚证可涉及多脏及临床多种疾病，同时又多见于疾病发展初期及潜隐期，对其诊断标准的确立及其客观化研究可及早作出准确诊断，给予对证治疗或及时用药调整机体功能以达“治未病”的目的，故对气虚证的研究尤为深入、突出。

目前，五脏证包括气虚证的诊断标准，可谓种类繁多，有高等医药院校统编教材《中医基础理论》《中医诊断学》《中医内科学》中的标准；有《中医证候诊断学》《中医证候辨治轨范》《中医证候规范》等专著中的标准；有全国中西医结

合虚证及老年病防治学术会议制订的《中医虚证辨证参考标准》及 1986 年修订标准；还有卫生部、国家中医药管理局制订的《中药新药临床研究指导原则》《中医病证诊断疗效标准》；国家、部委重点课题制订的标准以及证研究专家自拟的标准，等等。其中，以全国中西医结合虚证及老年病防治学术会议制订的《中医虚证辨证参考标准》[1]及 1986 年修订标准引用最广，它规定的气虚证诊断标准为："气虚证：神疲乏力，少气或懒言，自汗，舌胖或有齿印，脉虚无力（弱或软或濡）。以上各项症状中具备三项以上（含三项）即可诊为气虚证。"

上述各标准的内容尽管不一，但在观察气虚证时均侧重于以下几个方面：精神状态：神疲乏力、懒言；全身状态：少气、自汗；舌象：舌淡；脉象：脉虚无力。以上集中反映了气虚证的症状和体征，亦符合中医理论对气虚证病机的阐述。

2. 气虚证客观化指标研究

随着研究者们对现代医学科学最新实验方法和指标的引入，气虚证客观指标的研究水平和深度均有较大发展。

（1）气虚证与舌苔脱落细胞学　马氏等[2]对 54 例中医辨证属心肺气虚、脾气虚和肾气虚证者及 29 例健康成人进行光镜舌苔脱落细胞学对照观察，结果显示：气虚证组全角化上皮细胞计数低于对照组（$P<0.05$），未角化上皮细胞计数高于对照组（$P<0.01$）；脾虚证组角化上皮细胞计数高于心肺虚证组及肾虚证组（$P<0.05$），未角化上皮细胞计数低于心肺虚证组及肾虚证组（$P<0.05$），而心肺虚证组与肾虚证组间无统计学意义（$P>0.05$）。气虚证组中性粒细胞计数均高于对照组（$P<0.05$），脾虚证组高于肾虚证组和心肺虚证组（$P<0.01$），肾虚证组高于心肺虚证组（$P<0.01$）。张氏等[3]为了解气虚证在舌象方面的客观表现与规律，对 77 例气虚证病人进行观察，观察结果表明：气虚证在舌体上的特点是胖大、有齿痕（印），约占气虚病人的 2/3 以上，其中在心肺气虚证者中分别占 95.65%和 100%。气虚证在舌质上以淡白为主，尤其以心肺气虚和脾胃气虚证者都占半数以上。气虚证者舌苔有白、黄两种，其中薄白者居多（52.17%～76.47%），且心肺、脾胃、肾气虚 3 组间比较无统计学意义。

（2）气虚证与脉图参数变化　李氏等[4]对 164 例虚证病人，从气血阴阳虚证及脏腑虚证的不同辨证层次的脉图参数变化进行了研究，并以非虚证 125 例，正常人 100 例作为对照，结果显示：虚证病人的脉图参数变化的共同特点有脉图总面积 AT、舒张期面积 Ad、升支斜率 E 等三项参数均减小，与正常组及非正常组比较差别均有非常显著或显著意义（$P<0.01$ 或 $P<0.05$），气血阴阳各虚证组分别与正常组比较，均有主波高度 AA'、脉图总面积 AT、升支斜率 E 减小，差别有非常显著或显著意义，以气虚证组和血虚证组变化尤为显著。此实验结果显示：脉图作为中医辨证的客观指标之一是可行的。

（3）气虚证与能量代谢　固氏等[5]对用补气药治疗的气虚病人进行了有关人体能量代谢的某些生化指标的观察，结果表明：气虚病人血液红细胞糖酵解活力显著低于正常人，按脏腑辨证，心气虚、脾气虚和肾气虚各组的红细胞糖酵解活力也都低于正常人。经补气中药治疗后，除肾气虚组因复查例数太少，统计学差异不显著外，其余两组，其红细胞糖酵解活力均较治疗前有明显增强。气虚病人的尿肌酐、尿酸、尿素氮含量也明显较正常人低，证明气虚病人能量代谢障碍已在体内出现。

（4）气虚证与免疫功能　陈氏等[6]对 53 例虚证老人红细胞免疫功能的主要指标进行检测，结果表明：气虚、阴虚或兼瘀血者红细胞免疫功能下降，表现为红细胞 $C_{3b}$ 受体花结率（$RC_{3b}RR$）降低，红细胞免疫复合物花结率（RICR）升高。张氏等[7]对 54 例气虚证病人的免疫球蛋白和补体水平进行测定分析，结果显示：气虚证组病人与健康对照组比较，其体液免疫功能 IgG、IgA、IgM、$C_3$、$C_4$ 均有不同程度的上升趋势，其中 IgG、IgM、$C_3$、$C_4$ 与对照组比较有高度统计学意义（$P<0.01$），提示气虚证病人免疫系统仍具较强的反应能力。潘氏等[8]检测了阴虚证、阳虚证、气虚证 3 组病人的外周血中性粒细胞（PMN）化学发光值及 T 淋巴细胞亚群比值，并与虚证对照组进行了比较，结果显示：阳虚证、气虚证病人 PMN 化学发光值明显降低，其程度阳虚证大于气虚证，阴虚证没有变化；阳虚证、气虚证病人 $CD_8$ 亚群明显降低，阴虚证病人没有明显变化。徐氏等[9]对 72 例慢性阻塞性肺病气虚证病人进行益气免疫冲剂治疗前后观察，用药前后分别

采用单克隆抗体测定外周血 T 淋巴细胞亚群 $CD_3$、$CD_4$、$CD_8$ 及 $CD_4/CD_8$ 比值，结果显示：用药前后外周血 $CD_3$、$CD_4$、$CD_8$ 均低于正常，$CD_4/CD_8$ 比值紊乱以偏高为主，IgG、IgA、IgM 亦紊乱。用药后 $CD_3$、$CD_4$、$CD_8$ 均值显著增高，$CD_4/CD_8$ 比值过高或过低得到双向纠正，其均值显著下降，体液免疫系统紊乱亦得到一定程度的改善。陈氏等[10]用现代医学科学的检测手段检测了 100 例气虚证免疫功能各项指标，结果显示：气虚证病人免疫功能低下，有意义的观察指标有 $OKT_3$、$OKT_4$、$OKT_8$、淋巴细胞转化率、IgA、IgM，通过此项研究观察，使中医气虚证的诊断有了一个现代医学科学而客观的检测手段，同时可用此检测客观地衡量气虚证病人的气虚程度及免疫功能低下的程度。

（5）气虚证与血流变　易氏[11]对 74 例冠心病病人做了血流变学、24 小时动态心电图及血脂分析观察，结果：气虚组在血液流变学指标基本正常，血瘀组的各指标均较气虚组明显增高（$P<0.05$），24 小时动态心电图中，气虚型以快速型心律失常多见，血瘀型以缺血型 ST 段下移较为明显；气虚型甘油三酯增高（$P<0.01$），而总胆固醇水平无明显变化，说明甘油三酯增高与气虚证形成有关，其原因有待进一步探讨。胡氏等[12]对 160 例气虚证病人作甲襞微循环检测的基础上，随机选择其中 40 例进行治疗前后的甲襞微循环检测和临床观察，并选 22 名健康人作为正常对照组，结果为：气虚证病人的甲襞微循环改变有特殊表现：管袢轮廓模糊，血色淡红、暗红，流态断线状，管袢发夹状减少，扭曲状增加，血流速度减慢，血液流量降低，上述表现在心气虚、肺气虚、脾气虚、肾气虚各组间无显著差异（$P>0.05$），说明是共性表现。

（6）气虚证与自由基　张氏等[13]对 57 例冠心病病人及 32 名健康人的血中过氧化脂质（LPO）、超氧化物歧化酶（SOD）含量及活性水平进行检测，并结合中医辨证分型进行探讨，结果表明：LPO 含量显著高于对照组（$P<0.01\sim0.001$），血中 SOD 总量及红细胞 SOD 活性降低明显（$P<0.05\sim0.01$），SOD/LPO 比值降低，各中医证型 LPO 和 SOD 的测定结果均以气虚证改变最为突出，提示冠心病气虚证与自由基反应的关系甚为密切。张氏等[14]通过对 31 例慢性乙型肝炎气虚证病人及 20 例健康人的对比观察发现：慢性乙型肝炎气虚证病

人外周血自然杀伤细胞（NK）水平、血清超氧化物歧化酶（SOD）活性降低、血清丙二醛（MDA）水平升高。陈氏[15]为探讨中医四种虚证与自由基损伤的关系，测定了 63 例虚证病人血清过氧化脂质含量，结果表明：测定 MDA（血清脂质过氧化物的分解产物丙二醛）含量，虚证组（总）及四种虚证组（心气虚组、脾气虚组、肝肾阳虚组、脾肾阳虚组）病人 MDA 含量均明显高于正常对照组（$P<0.01$）。

（7）气虚证与血清甲状腺激素水平　张氏等[16]对 41 例慢性乙型肝炎气虚证病人血清三碘甲状腺原氨酶（$T_3$）、甲状腺激素（$T_4$）、促甲状腺激素（TSH）进行检测，结果表明：气虚证病人 $T_3$ 水平明显下降，与对照组比较差异显著（$P<0.05$），$T_4$ 水平下降，但与对照组比较无明显差异（$P>0.05$）。提示可将 $T_3$ 水平作为气虚证辨证的客观指标之一。

（8）气虚证与微量元素　郭氏等[17]通过对 31 例冠心病气虚证病人微量元素变化的观察，结果表明：气虚证病人发中 Zn、Mn 元素含量及 Zn/Cu、Cu/Fe 比值降低，Cu 元素含量及 Cu/Fe、Cu/Mn 比值升高，与正常人、痰浊证、阴虚证比较，有显著性差异（$P<0.01$），可作为辨证指标。

综上所述，气虚证病人在舌、脉、血液微循环、免疫学、分子生物学、能量代谢、血清激素及微量元素等方面均有不同程度的改变，但因免疫学与微量元素有普适性，在多种疾病的不同阶段有变化，故特异性不强。

## 二、气虚证诊断标准与客观指标研究状况评述

在对气虚证客观指标的研究过程中，我们不难发现：有些指标的变化在不同研究者的检测结果中不尽相同，如陈辉[10]认为气虚证病人免疫功能低下，而张战平[7]的结果却提示气虚证病人免疫系统仍具较强的反应能力，其体液免疫功能 IgG、IgA、IgM、$C_3$、$C_4$ 均有不同程度的上升趋势。究其原由，一是诊断标准不统一；二是对客观指标的统计学处理有所不同；三是选取的对照组不同，因而造成客观指标的特异性较差，甚至出现较大差异。

随着证研究的深入，我们已认识到单一的特异性指标根本无法解释证本质，

而没有统一的诊断标准，其客观化指标便出现差异且毫无特异性可言。因此，证诊断标准的规范化迫在眉睫。具体到气虚证，其诊断标准的确立，仍应采取参酌相关古今文献，结合临床病案，对具体症状进行大样本流行病学调查后适当取舍，再经回代性特别是前瞻性检验后确定，列为气虚证的特异症状和主要症状，取舍次要症状。对气虚证的具体症状，可通过症状轻重程度分级和专属性测定，将症状指标转变为量化指标。同时，在探讨气虚证客观指标改变时，可从多项相关联的研究结果中归纳出数项带有普遍性的客观检测指标，即对多病所见气虚证的本质分别研究，归纳、抽象得出规律性东西，将其纳入气虚证的诊断标准中，使气虚证的诊断标准更具科学性。

鉴于中医在症状、证候的辨证、治则、处方等各方面，均不同程度地表现出明显的模糊性，谢氏[18]提出了中医诊断思维模型——中医辨证的语言变量系统与模糊逻辑，文中探讨了根据医理和经验计算非数值基础变量（症状）与语言值（证）隶属度的方法，用之解决由诸特征构成一个模糊模式的问题。这是模糊数学在中医诊断中的成功运用，它无疑为中医证候诊断标准的规范化、客观化、科学化提供了可行之道。

此外，由于证本质是许多相互关联的指标之集合，因而，用来解决线性问题的数学方法已远不能满足我们的需要。为此，我们迫切需要引入多元统计分析方法、DME 等先进数学模型，以期对观察指标进行精确有效的处理，从而得到特异性较强的客观指标。证常借助一组相互作用的客观指标来表达，故应先确定一组观察指标，这便涉及到观察指标的取向、数量和适于处理这些指标的数学模型的选择[19]。因此在今后对气虚证客观指标的研究中，应做到“宁缺毋滥”，即在现阶段研究的基础上，应加强现有指标的精确化、规范化，选用新指标时，应在常用诊断标准下，选取不同层次的对照组，如阴虚组、阳虚组、气阴两虚组、健康人组，采用多元回归分析及 DME 等进行数据处理，以获得具较强特异性的指标。此外，可以考虑从气虚证与体质的关系方面探讨气虚证的特异性指标。

## 参考文献

［1］沈自尹. 中医虚证辨证参考标准. 中西医结合杂志，1986，6（10）：598.

[2] 马树恒. 气虚证舌苔脱落细胞学的研究. 成都中医药大学学报，2000，23（1）：9-10.
[3] 张远炎. 气虚证舌象的临床观察. 成都中医药大学学报，1999，22（1）：21.
[4] 李冰星. 虚证脉图参数变化及其与辨证关系的研究. 中国中医药科技，1998，5（2）：99-101.
[5] 固光耀. 中医气虚证的能量代谢研究. 中医杂志，1991，（6）：48-49.
[6] 陈华东. 中医虚证的红细胞免疫功能临床观察. 中国医药学报，1997，12（1）：57.
[7] 张战平. 气虚证患者免疫球蛋白和补体水平测定. 成都中医药大学学报，2000，23（1）：24.
[8] 潘宇政. 阴虚、阳虚、气虚证病人免疫功能的变化. 广西医科大学学报，1999，16（2）：128.
[9] 徐小玉. 益气免疫冲剂治疗慢性阻塞性肺病 72 例观察. 中国中西医结合杂志，1996，16（2）：81-83.
[10] 陈辉. 中医气虚证的量化初探. 中国中西医结合杂志，1998，18（7）：391.
[11] 易宇明. 冠心病气虚型与血瘀型部分实验指标分析. 中国中西医结合杂志，1995，15（3）：188.
[12] 胡国庆. 气虚证与甲襞微循环的研究. 上海中医药杂志，1990，（5）：46-48.
[13] 张永洁. 冠心病患者过氧化脂质、超氧化物歧化酶变化及与中医证型关系的探讨. 中医研究，1992，5（1）：22-24.
[14] 张诗军. 益气法对慢乙肝气虚证患者自然杀伤细胞自由基水平的影响. 实用中西医结合杂志，1996，9（12）：711-712.
[15] 陈达理. 四种虚证患者血清丙二醛含量变化. 山东中医学院学报，1995，19（1）：41.
[16] 张诗军. 慢性乙型肝炎气虚证患者血清甲状腺激素水平及中药对其影响的研究. 实用中西医结合杂志，1996，9（2）：85.
[17] 郭恕. 冠心病气虚证患者微量元素变化的观察. 湖南中医杂志，1995，11（3）：11-14.
[18] 谢敏. 中医诊断的思维模型与数学模型. 北京生物医学工程，1990，9（2）：65.

[19] 梁茂新. 中医证研究的困惑与对策. 北京：人民卫生出版社，1998，(1)：46.

## 附二　中医血瘀证的研究

血瘀证是中医临床常见证型之一，吸引了国内外许多中医药研究者。现对血瘀证诊断及其标准的研究、血瘀证动物模型的研制、血瘀证的临床与实验研究等方面的进展加以综述。

### 一、血瘀证诊断及其标准的研究

#### （一）血瘀证诊断标准

全国中西医结合虚证与老年病研究专业委员会于 1986 年修订的血瘀证辨证参考标准为：

主要依据：舌质紫暗或舌体瘀斑、瘀点，舌下脉曲张瘀血；固定性疼痛，或绞痛，或腹痛拒按；病理性肿块，包括内脏肿大，新生物，炎性或非炎性，组织增生；血管异常，人体各部位的静脉曲张，毛细血管扩张，血管痉挛，唇及肢端紫绀，血栓形成，血管阻塞；血不循经而停滞及出血后引起的瘀血、黑粪、皮下瘀斑等，或血性腹水；月经紊乱，经期腹痛，色黑有血块，少腹急结等；面部、唇、齿龈及眼周围紫黑者；脉涩，或结、代，或无脉。

其他依据：肌肤甲错（皮肤粗糙、肥厚、鳞屑增多）；肢体麻木或偏瘫；精神狂躁；腭黏膜征阳性（血管曲张、色调紫暗）。

实验室依据：微循环障碍；血液流变性异常；血液凝固性增高或纤溶活性降低；血小板聚集性增高或释放功能亢进；血流动力学障碍；病理切片示有瘀血表现等；特异性新技术显示血管阻塞。

判断标准：凡符合以下条件者可诊断为血瘀证：具有主要依据二项以上；具有主要依据一项，加实验室依据二项或其他依据二项；具有其他依据二项以上，加实验室依据一项。

### （二）半健康人血瘀证诊断

翁维良[1]制定半健康人血瘀证诊断特征为：

体型：肥胖与瘦型均可见到。

头面部：面色发红或暗红，可见褐色斑等色素沉着，皮肤粗糙，毛细血管扩张，毛囊孔易堵塞发炎，头发易脱落，多头皮屑。

皮肤：色暗，粗糙，脱屑，色素沉着，瘙痒，毛细血管扩张。

眼：充血或有出血，巩膜色素沉着，角膜瘢痕，眼底微循环障碍。

鼻：暗红或紫红，毛细血管扩张，表面不平，易过敏流涕。

耳：耳鸣，听力下降。

口咽部：口唇色暗红或暗紫，口干欲饮，咽红扁桃体肿大，腭部血管扩张，色暗。

肢体部：四肢肌肉疼痛或麻木，出现红斑，关节痛，肢体无力，指甲青紫凹凸不平，下肢静脉曲张。

性格：烦躁易怒，呈A型行为，办事效率高，好胜倾向。

性功能：逐渐减退，常与年龄不相称。

月经：经血色黑有块或经行腹痛，亦有月经不调。

舌象：舌质暗红或暗紫、可有瘀点、瘀斑、舌下静脉曲张。

脉象：弦、涩、结代之脉。

腹部：腹满，按之有抵抗压痛。

生理功能减退：体力下降，疲惫无力，消瘦或肥胖，记忆力减退，消化功能下降，耐力减低，睡眠减少，烦躁易怒，提早衰老，性功能减退等。

症状出现：常见症状头痛、眩晕、胸闷、胸痛、耳鸣、皮肤瘙痒、听力减退、肌肉关节酸痛、肢体麻木或疼痛、月经失调、痛经、腹满、腹胀等，随着半健康状态的发展症状可由少到多，且伴以异常体征与异常检测指标。

血瘀实验室检查：①微循环异常：甲襞微循环可见改变，有血色变暗，血流缓慢、停滞，红细胞聚集，异形血管袢增多。②血液流变性异常：全血、血浆黏度增高，红细胞压积增加，红细胞聚集性增加，红细胞膜微黏度增加，变形能力降低，红细胞带电荷减少，血流减慢，血小板聚集性、黏附性增加，血液凝固性增高，纤维蛋白增高，纤溶活性降低，体外血栓形成加大。③血液生化检查异常：血液胆固醇、甘油三酯升高，高密度脂蛋白降低，低密度脂蛋白增高，血糖增高。④CT、核磁共振、超声、心功能检查异常。

### （三）血瘀证诊断的研究

王阶等[2,3]对血瘀证诊断研究的若干方法学问题，从血瘀证诊断研究的现状包括古典辨证诊断、现代诊断研究，到血瘀证诊断研究设想包括确定标准化的证候体系、病与证的有机结合、寻找血瘀证具有的普遍性和特殊性指标、开展血瘀证诊断的定量化研究等方面，以及瘀血腹证与血瘀证的相关性均进行了全面的探讨。王阶等[4]进一步通过 152 例瘀血腹证的临床验证，重新设计确定了瘀血腹诊的定位及检查手法；采用电子计算机多因素分析方法，对瘀血腹诊进行了客观化分析，发现瘀血腹诊的本质特征与血液黏度升高、血小板聚集及黏附性增高、血栓易于形成及肌电图异常有关；上述指标作为瘀血腹诊的客观指标用于诊断，也能达到 80.0%以上的符合率；肌电图的筛选分析也表明，各个指标对于瘀血腹诊的贡献率有明确的定量排列。

李国贤等[5]通过 6 种标准对 781 例病人的诊断研究，提示在诊断阳性率、敏感度、特异度、假阳性率、假阴性率和总和积分值等方面，中国血瘀证诊断标准和国际血瘀证诊断标准最优，血瘀证目征和日本瘀血证诊断标准次之，国际瘀血诊断标准试行方案和中山氏瘀血压痛点更次之。

袁肇凯等[6]临床观察表明气滞血瘀和气虚血瘀两证在面、舌、甲、脉诊上各有一定的证候特征。面部血流图、舌甲微循环、脉图及心血管功能检测结果：两组病人除具有 C/HS、$h_4/h_1$、RT 增高，微循环红细胞聚集、瘀阻，流速减慢等“血瘀”共性之外，气滞血瘀病人出现 HD、$\alpha/[\alpha+\beta]$、$h_3/h_1$、w/t 等明显升高，AC 降低，微血管襻痉挛，絮状血流等血液周围血管异常的现象，提示正常心输出量、高外周阻力是气滞血瘀证的病理生理特征；而气虚血瘀病人多有 HS、HS/α、$[t_4-t_1]$ /t、$t_1$/t 及反应心脏功能的 4 项指标（SV、CO、SI、CI）都明显低下，微血管襻短小、模糊、充盈度差等心功能减退，血液灌注不良的现象，提示低心泵、低心输出量是气虚血瘀证的病理生理特征。

张道杰等[7]用 F–800 血液分析仪，对临床确诊为血瘀证的 56 例病人进行了白细胞计数（WBC）、红细胞计数（RBC）、血红蛋白浓度（HGB）、血细胞压积（HCT）、平均红细胞体积（MCV）、平均红细胞血红蛋白量（MCH）、平均红细胞血红蛋白浓度（MCHC）、血小板计数（PLT）、红细胞体积分配宽度（RDW–cv）、血小板体积分配宽度（PDW）及平均血小板体积（MPV）的测定，并与 60 例健康者进行了对比分析，结果表明：除 MCV、RDW–cv、MPV 及 PDW4 项指标血瘀证组与健康人组相比差异非常显著（$P<0.01$）外，其余 7 项指标则差异不显著（$P>0.05$）。实验表明：MCV 对血瘀证具有一定的诊断价值，其敏感性高达 85.7%，而特异性为 73.3%。4 项指标的联合检测，其阳性率高达 92.7%，有助于血瘀证的筛选与诊断。

张玲端等[8]在对 44 例老年前期、老年期心脑血管疾病的气虚血瘀证的研究中发现：血浆心钠素水平明显高于对照组，经统计学处理，$P<0.005$，有显著性差异。提示：血浆心钠素水平的增高，可为诊断心脑血管疾病气虚血瘀证的指数之一。王怡等[9]采用 YHG 型微循环容积波仪，结合微电脑快速、准确、简便的特点，对人体各部位微循环容积波（OPG）与心电信号进行无损伤的动态观察，记录该部位组织的微循环状态，并研究血瘀证病人微循环状态与舌象关系，参照舌诊观察。结果表明：30 例血瘀证病人 OPG 图 47 个参数中，室缩波高度、降中峡高度、重搏波高度明显低于正常对照组；收缩期充血指数、重搏波指数、流入、流出容积速度、平均灌注速度与相对供血量显著降低。另外，血瘀证病人 OPG 参数与舌质的关系表明：30 例血瘀证病人舌质判断，包括暗红舌 4 例，紫红舌 12 例，紫暗舌 14 例。血瘀证病人舌质与 OPG 图间有密切关系，随表示血瘀程度的舌质变化增加，OPG 参数呈现进行性降低，表明 OPG 图参数可作为血瘀证诊断新的量化诊断依据。

石志芸等[10]应用血小板 α 颗粒膜蛋白 140 为血小板活化指标，测定了 74 例糖尿病、36 例心血管疾病、53 例肾脏疾病病人的血浆血小板α颗粒膜蛋白 140 浓度，并分别按病种及按是否有血瘀证分组比较了各组间的血小板α颗粒膜蛋白140测定值。结果表明：血小板α颗粒膜蛋白140在各疾病组病人均较正常人升高，三组间则无明显差异；而在血瘀及非血瘀证组之间则有明显差异。认为血小板α颗粒膜蛋白140有可能作为诊断血瘀证的一项实验室指标。袁著忻等[11]为了比较血细胞参数与血液流变学指标对血瘀证的诊断价值，为血瘀证的诊断提供新的参考指标，对96例血瘀证病人和60例健康人进行11项血细胞参数和6项血液流变学指标的测定，结果显示：4项血细胞参数和5项血液流变学指标，血瘀证组显著高于对照组（$P<0.01$）；血细胞参数和血液流变学指标对血瘀证的诊断阳性率分别为91.7%和87.5%，两者无显著差异（$P>0.05$）；两者对血瘀证诊断的特异性基本一致，而敏感性血细胞参数好于血液流变学指标，表明血细胞参数可作为诊断血瘀证的新参考指标。

郑瑞璋等[12]发现血栓病（血瘀证）病人的血液流变学改变呈现正相关性，其主要成因是血液凝滞性增高，凝血与纤溶失衡。认为血黏度、血小板聚集和纤维蛋白原的增加可以作为血瘀证诊断标准，特别可作为观察糖尿病合并血管病变严重程度的判断标准。

永田胜太郎等[13]通过测定瘀血病态时血清辅酶Q浓度，以及对瘀血证病人给予辅酶Q制剂，观察活血祛瘀效果，探讨瘀血的轻重程度与辅酶Q的相关性。研究结果表明瘀血状态就是低血清辅酶Q状态。十河孝博[14]探讨了气血病变的经络诊断检查法，并进一步应用该方法鉴别气虚血瘀与气滞血瘀。

## 二、血瘀证动物模型的研制

张文宏等[15]、杜金行等[16]对血瘀证动物模型制作进行了回顾，模型制作的基本依据与目的主要可概括为以下两部分。

### （一）根据血瘀证的病因病机建立动物模型

根据“内感忧怒，外感寒邪”致血瘀而制作血瘀证动物模型：根据人类在暴怒时机体内分泌大量肾上腺素和其他激素，急性心肌梗死时血中儿茶酚胺增高，同时伴有血液流变性异常的现象，给予大鼠注射大剂量肾上腺素模拟暴怒，以冰水浸泡模拟寒邪。该模型制作简单、迅速，既反映了血瘀证的部分病因，又与临床血瘀证的血液流变学某些指标相近[17,18]。

叶向荣等[19]利用“怒伤肝致血瘀”的大鼠血瘀证动物模型，比较了益气活血与理气活血法对血瘀证大鼠血小板 5–羟色胺、丙二醛和血浆中游离的 5–羟色胺及血浆中血栓素和 6–酮–前列腺素的影响。结果表明：模型组大鼠血小板 5–羟色胺降低，血浆 5–羟色胺升高，血小板丙二醛升高，血栓素升高，血栓素/6–酮–前列腺素比值升高。益气活血与理气活血两种治疗方法比较，除两者均有明显抗氧化作用外，理气活血法有明显的治疗作用。

杨士友等[20]实验表明大鼠自由饲养于风（5～6 级）寒（3℃～7℃）环境中，前期（6 天）表现符合中医的风寒表证，见发热、恶风寒、打喷嚏等症状；后期（14 天）表现符合中医的寒凝血瘀证，见血液增黏、增凝、增聚，微循环流态恶化，微血管管径、流速、流量降低。活血药和祛风药对此血瘀动物的血液流变性、微循环以及发热和一般状况有改善作用，配伍后作用增强。

此外，还有阳虚血瘀模型。江苏省中医药研究所在执行“七五”科研项目中，根据血瘀证临床常见病因、分型研制了比较符合临床特点的外伤、热毒、寒凝、血虚等不同证型的血瘀证动物模型，并对其从微循环、血液流变、生理、生化、病理等方面进行多途径、多指标、多层次的研究，以探讨不同证型的血瘀模型的共性和各自的特异性及其发病机制[16,21–24]。张慧颖等[25]用乳康平颗粒剂预防治疗用肾上腺素加冷刺激形成的大白鼠血瘀证动物模型，测定其血液流变学指标，实验结果表明：该药能降低模型大白鼠的全血黏度（低切速）、血浆黏度、RBC 压积，反映该药具有活血化瘀作用。

热毒血瘀证动物模型：根据中医学“湿热病邪，灼伤津液，津液不足，不能载血运行。血受熏蒸，则易于凝结瘀塞，导致血瘀”的观点，采用铜绿假单胞菌血行感染家兔，造成血受热凝结的热毒血瘀证模型[23]。其病理生理实质是内毒素与血液体液成分相互作用，导致炎症损伤，微循环障碍，出现典型的血瘀证特征。

卞慧敏等[26]利用金黄色葡萄球菌、大肠埃希菌内毒素、地塞米松加内毒素等三种不同的方法复制了“热毒血瘀证”的动物模型。结果提示：三种模型在血凝学指标上均表现为KPTT、PT明显缩短，而在血液流变学指标上则有不同。金黄色葡萄球菌所造模型表现为明显的高黏状态，内毒素模型则表现为明显的低黏状态，地塞米松加内毒素模型则改变不明显。

衰老血瘀证模型：根据《内经》“六十岁，心气始衰，苦忧悲，血气懈惰”的论述，选择寿命约3年的大鼠，指出老年鼠与人类血瘀证很多方面相似，可作为天然衰老血瘀动物模型[27]。

气滞血瘀证动物模型：根据中医学七情过度导致气郁、气滞可致血瘀的思想，采用电针刺激家兔引起恐、惊、怒，并采用中药作实验治疗，得出电针连续刺激致家兔疼痛，引起五脏损伤，可造成气滞血瘀动物模型的结论[28]。

模拟阴虚火旺复制慢性血瘀模型：根据中医学“血受热则煎熬成块”“阴虚之甚者，其周射血脉津液，皆就黏稠”“热壅血瘀”等理论，结合皮质醇增高与阴虚相关，儿茶酚胺增高与火旺有关的研究，认为氟氢考的松和肾上腺素可对大鼠制成一种慢性血瘀病理模型[29]。

离经之血型血瘀证动物模型：根据中医学“血行应随经脉流行不止，环周不休”的观点，血不循经，溢于脉外则为瘀血，故采用人工将瘀血块或鲜血置入动物体内作为血瘀证模型[30]。

血虚或脾虚血瘀证动物模型：根据中医学“气为血帅，气行则血行，气止则血止”，而“血为气之母”，血虚可导致气虚，气虚可导致血瘀；采用放血法制作家兔血虚模型，证明符合血虚血瘀或脾虚血瘀的特点[31-33]。

### （二）根据血瘀证研究中发现的病理生理过程异常而制作血瘀模型

#### 1. 全身性微循环障碍与血液流变性改变的血瘀动物模型

较常用的是用高分子右旋糖酐静脉注射法制作，动物选用家兔，该方法制作的血瘀证动物模型是一种以微循环障碍为主的急性动物模型，主要用于血瘀与微循环障碍关系的阐明与活血化瘀药物的筛选等方面[34,35]。

模拟微循环与血液流变性障碍的造模方法以制作血管内凝血的动物模型：制作方法有静脉注射羊水、静脉缓慢滴注凝血酶，或利用兔脑粉激活外源性凝血系统来代替凝血酶；尚有静脉注射大肠埃希菌内毒素激活凝血系统引起弥漫性血管内凝血。此类模型属于极其严重的血瘀证动物模型[36-39]。

2. 局部血流动力学障碍的血瘀动物模型

局部滴注肾上腺素或去甲肾上腺素引起微血管痉挛、血流停止[40]；通常选择大鼠、小鼠、家兔肠系膜及金黄地鼠的平面囊作为观察部位，可观察到毛细血管收缩，血流速度及血流量均减低。通过结扎冠状动脉或脑动脉造成心肌梗死或脑梗死作为局部血循环障碍的血瘀动物模型[41,42]。

血栓性血瘀动物模型[43,44]：其一是以动脉血栓形成，用电刺激实验动物颈总动脉，致局部血管内皮损伤，激活内源性凝血系统，导致局部动脉血栓形成。其二是以静脉血栓形成，结扎实验动物下腔静脉，损伤局部静脉内皮，激活内源性凝血系统，促使凝集因子在局部聚集，致使静脉血栓形成。

3. 炎症型血瘀证动物模型

放射损伤型血瘀模型：动物经 $\gamma$ 射线或 X 射线照射后，可出现符合血瘀证变化的血液流变学和微循环障碍[45]。

肠粘连型血瘀证动物模型：采用腹腔注射甲醛液引起实验性腹膜炎；亦可打开腹腔取出阑尾，划伤后送回从而造成实验性肠粘连血瘀动物模型[46]。

## 三、血瘀证的临床与实验研究

张博生等[47]对缺血性中风血瘀证病人的红细胞免疫功能进行了测定，结果表明：病人 RBC–C3bRR 明显低于正常，而 RBC–ICR 则明显高于正常。均有非常显著意义。说明本病证的发病与红细胞免疫功能减退有密切关系；与中医对本病病机的传统认识相一致；并为探讨临床益气活血类药物治疗本病的机制和本病证的微观定量指标，提供了线索。

唐智敏等[48]以放射免疫测定法测定肝病血瘀证与非血瘀证各 35 例病人血清中人前胶原肽Ⅲ（hPCⅢ）、透明质酸（HA）、层粘连蛋白（LN）并以 30 名健康人为对照。对肝血瘀阻程度与血清肝纤维化指标之间作相关性分析。结果：肝病血瘀证病人血清中 hPCⅢ、HA、LN 均显著高于肝病非血瘀证病人，后者又显著高于健康人对照。肝血瘀阻程度与肝纤维化程度密切相关。结论：肝纤维化的中医本质主要是肝血瘀阻。在一定程度上，肝血瘀阻的程度可以反映肝纤维化的程度。

沈吉云等[49]测定 30 例肝病血瘀证、32 例非血瘀证病人及 20 例正常人肝功能和血清 PCⅢ、LN、HA 含量。结果显示：HBV 感染复制标志血瘀证与非血瘀证均表现较高的阳性率，两者比较无差异。T-BIL 升高及 A/G 降低，血瘀证病人显著高于非血瘀证（$P<0.05$–$0.01$）。血瘀证病人血清 HA、LN 含量明显高于非血瘀证病人及正常人，后两者无显著差异；PCⅢ虽有上述变化趋势，但无统计学意义。提示：A/G 下降或倒置及血清 HA、LN 的含量，可做为慢性肝病血瘀证辨证的客观指标。

陈苏民等[50]通过对 45 例活动性肺结核病病人的血液流变检查，发现其流变性特点是血浆黏度明显增高，在血黏异常综合征中，属单纯由血浆纤维蛋白原增高引起的血浆黏度增高型，提示该病中医辨证中“阴虚血瘀”的物质基础和本质。

陈剑秋等[51]通过 170 例 2 型糖尿病病人的临床观察，血瘀证发生率为 61.77%。糖尿病血瘀证的临床特征为：反映血瘀证的普遍性（共性）因素为舌质紫暗、舌体瘀斑瘀点、舌下脉瘀曲；反映糖尿病血瘀证的特性（个性）因素为视网膜血管瘤形成、出血及增生。头痛、脑痛、双肢体疼痛或麻木是其瘀证的常见症状。进一步从宏观研究采用临床流行病调查方法，微观研究采用血液流变学及血栓相关分子标志物，对糖尿病血瘀证进行深入研究，提出应重视糖尿病的瘀血病态及微观瘀血证(52)。

刘永惠等[53]通过 77 例肺癌病人（转移者 27 例，未转移者 50 例）血液流变学指标检测，结果表明：肺癌病人的多项指标较正常人有显著性差异（$P<0.01$ 或 $P<0.05$）；肺癌转移病人的血浆黏度、纤维蛋白原较肺癌未转移病人有显著性差异（$P<0.05$）。以上结果表明：肺癌病人血液处于高凝状态，对肺癌转移起重要作用。进而表明肿瘤转移与微观血瘀证存在着极为密切的关系，为活血化瘀法

治疗肿瘤及其转移提供了理论依据。

恶性肿瘤病人存在血瘀证候，齐元富等[54]对肿瘤血瘀证研究进展进行了综述，资料表明外周微循环观察是肿瘤血瘀证研究开展得较多的项目之一，无论是对肿瘤血瘀证的验证，还是对预测肿瘤的发展、转归，都有一定的临床意义。恶性肿瘤的血液流变学改变主要是出现高黏滞血症，即血液浓、黏、聚状态。血液流变学异常与肿瘤血瘀程度密切相关，血液黏滞性越高，肿瘤血瘀越明显；血液流动性、变形性越接近正常，则血瘀越轻。恶性肿瘤血瘀证另一个特点是血液凝固性异常，表现为凝血机制被激活，血小板活化，抗凝功能减弱，导致血液处于高凝状态，易于形成血栓。活血化瘀药在恶性肿瘤治疗中具有以下 4 个方面作用：其一直接抑杀肿瘤细胞；其二改善血液流变性和凝固性，降低血液黏度，抗凝，抑制血小板活性，促纤溶，抗血栓，消除微循环障碍，从而发挥抗转移作用，对化疗、放疗有增效作用；其三为免疫调理作用；其四为镇痛、抗炎、抗感染等。

柴丽娜等[55]对妇科血瘀证的研究表明：妇科气滞血瘀和寒凝血瘀是最常见和最主要的类型。蒋宏伟等[56]研究结果表明：血瘀证病人肢体血流图较正常人有明显的改变，提示血流图可作为血瘀证的一项客观化、定量化的指标。

崔峻等[57]以实验动物血瘀模型为基础，设立对照组、刺络组和针刺组，以观察各组动物实验前后在血液流变学中的循环内血小板聚集率、血球压积、全血黏度、红细胞聚集指数以及实验动物球结膜微循环的状况。结果表明：刺络疗法对实验动物血液流变学中血小板聚集率影响最大，治疗结果比较有极显著差异（$P<0.001$），对微循环也有较大改善，提示刺络疗法对实验动物血瘀模型的作用可能主要是通过对血小板的影响及对微循环血流的改善产生的。

杨嘉珍[58]通过检测临床表现为肾虚血瘀证的病人的红细胞免疫功能，与健康成人比较，病人的红细胞 $C_{3b}$ 受体花环率明显下降，红细胞免疫复合物花环率明显升高，差别显著（$P<0.01$），经用补肾活血中药后，红细胞免疫功能得到明显的加强，上述指标获得明显改善，与用药前相比有显著差异（$P<0.01$）。

廖福龙等[59]采用新发展的凝血流变学指标从凝血时间、速率和强度三方面评价血瘀证。研究并建立了外伤血瘀的定量动物（大鼠）模型，揭示了外伤血瘀可出现高凝–低凝–回复的三时相变化规律。首次采用活化能研究外伤血瘀证，血瘀的凝血活化能亦呈现时相性改变，与凝血的时相变化一致，这就从血液体系热力学参数的角度深化了对外伤血瘀本质的认识。对于中药三七止血和抗凝活血作用进行了体内外多指标评价，观察到口服三七与煎剂的促凝作用，对外伤血瘀的低凝态则有正常化作用，为三七在外伤治疗等方面的疗效提供了实验依据。

## 四、述评

梁茂新等[60]对血瘀证和活血化瘀法研究的现状进行了回顾，认为现行的血瘀证诊断标准，其症状指标与理化指标并不具有给定的特异性，难以适用于血瘀证的诊断；对活血化瘀方剂的认识和划分不合理；片面将非特异性的理化指标用于活血化瘀的临床。以致于“无病不血瘀、无证不血瘀、无病不活血化瘀、无药不活血化瘀”的局面，从而导致“血瘀”泛滥。

笔者[61]亦认为以血液流变学（浓、黏、凝、聚）研究血瘀证，主要存在的问题是：典型的瘀血证（指征：疼痛如针刺、痛处拒按且痛有定处、肿块、出血、舌质紫暗有瘀点瘀斑、舌底静脉怒张、脉涩等）如肝硬化、上消化道出血，其血液流变学的高黏状态并不明显；而不典型的瘀血证，如慢性肾小球肾炎、大多数感染性炎症却呈现出血液流变学的明显高黏状态。

张永洛[62]指出当前血瘀证诊断的一个明显误区就是将血瘀证与高黏状态相提并论，以单一的理化指标作为诊断血瘀证的特异指标。血瘀证反映的内容是多方位、多层次、多信息的综合，是找不到单一的特异指标的，否则，就会以点代面，使血瘀证失去中医特色。

### 参考文献

[1] 翁维良. 血瘀证研究新进展——半健康人血瘀证诊断与防治. 中国中医药信息杂志，1995，2（1）：11–13.

[2] 王阶. 关于血瘀证诊断研究的若干方法学问题. 中医杂志，1989，（1）：50–52.

[3] 王阶. 瘀血腹证的探讨. 中医杂志，1989，（10）：617–619.

［4］王阶. 瘀血腹诊的客观化研究. 中国中西医结合杂志，1996，16（10）：596–599.
［5］李国贤. 血瘀证目征与血瘀证诊断标准的比较研究. 中国中西医结合杂志，1995，15（8）：472–475.
［6］袁肇凯. 气滞血瘀与气虚血瘀辨证微观指标的观察分析. 中医杂志，1995，36（9）：557–559.
［7］张道杰. F–800 血液分析仪对血瘀证的诊断价值. 山东中医学院学报，1995，19（5）：325–326.
［8］张玲端. 心钠素对老年心脑血管疾病气虚血瘀证诊断的意义. 辽宁中医杂志，1995，22（1）：9–10.
［9］王怡. 血瘀证患者微循环容积波与舌诊比较研究. 中国微循环，1997，1（1）：42–44.
［10］石志芸. 血小板α颗粒膜蛋白 140 检测在“病”与“证”的特异性联系. 中国中医基础医学杂志，1997，3（1）：35–36.
［11］袁著忻. 血细胞参数与血液流变学指标对血瘀证诊断的比较. 安徽中医学院学报，1996，15（6）：47–50.
［12］郑瑞璋. 心脑宁胶囊抗栓作用血液流变学的实验与临床研究. 新中医，1997，29（2）：32–34.
［13］永田胜太郎. 瘀血的诊断与辅酶 Q10. 国外医学·中医中药分册，1996，18（3）：29.
［14］十河孝博. 瘀血的经络诊断检查. 国外医学中医中药分册，1996，18（2）：14–16.
［15］张文宏. 血瘀证动物模型制作的回顾与展望. 中国中西医结合杂志，1996，16（3）：184–186.
［16］杜金行. 全国中西医结合活血化瘀基础及血瘀证动物模型研究学术会议纪要. 中国中西医结合杂志，1997，17（2）：125–126.
［17］毛腾敏. “血瘀”病理模型探索（二）. 北京医科大学学报，1991，23（2）：100–102.
［18］张珊珊. 寒凝血瘀证动物模型的研制. 南京中医学院学报，1992，8（1）：21–23.
［19］叶向荣. 益气活血与理气活血对血瘀证大鼠血小板 5–羟色胺、丙二醛和血浆血栓素及 6–酮–前列腺素的影响. 山东中医药大学学报，1997，21（1）：76–77.

［20］杨士友. 风寒表证和寒凝血瘀证动物模型的研究. 中国中医基础医学杂志，1997，3（1）：54–56.

［21］郑小伟. 阳虚血瘀证动物模型的研制. 中国中医药科技，1997，4（4）：199–200.

［22］华兴邦. 外伤血瘀证动物模型的研制. 南京中医学院学报，1992，8（1）：16–18.

［23］王殿俊. 热毒血瘀证动物模型的研制. 南京中医学院学报，1992，8（1）：18–21.

［24］常复蓉. 血虚血瘀证动物模型的研制. 南京中医学院学报，1992，8（1）：23.

［25］张慧颖. 乳康平颗粒剂对血瘀证大白鼠血液流变学的影响. 时珍国药研究，1998，9（1）：94.

［26］卞慧敏. 不同造模方法所致“热毒血瘀证”模型家兔血液流变学改变的比较研究. 微循环技术杂志，1996，4（2）：99–101.

［27］毛腾敏. “血瘀”病理模型探索（一）. 北京医科大学学报，1985，17（4）：246–248.

［28］陈可冀主编. 活血化瘀研究与临床・第 1 版. 北京：中国协和医科大学联合出版社，1993：202–204.

［29］马治中. 血瘀病理模型探索（三）. 北京医科大学学报，1991，23（4）：287–289.

［30］山西医学院第一附属医院中西医结合治疗宫外孕研究室. 中西医结合治疗宫外孕实验研究. 中华妇产科杂志，1979，14（4）：279–282.

［31］常复蓉. 血虚血瘀证动物模型的研究. 南京中医学院学报，1982，8（1）：23–25.

［32］刘成玉. 山莨菪碱对急性失血性休克家兔的细胞变形能力的影响. 微循环学，1995，5（2）：8–9.

［33］黄熙. 脾虚大鼠的川芎嗪药物动力学特征与血液流变学研究. 中国中西医结合杂志，1994，14（3）：159–161.

［34］史荫绵. 血瘀动物实验模型的初步研究. 中医杂志，1982，23（8）：64–66.

［35］金惠铭. 静脉注射高分子右旋糖酐复制家兔急性微循环障碍模型的实验研究. 中国急救医学，1982，2（3）：37–41.

［36］孙去病. 大白鼠注射凝血酶和 6–氨基己酸所致的弥散性血管内凝血. 中华血液学杂志，1981，2（5）：316.

[37] 朱益栋主编. 弥散性血管内凝血. 北京：人民卫生出版社，1982：279.

[38] 江道文，赵月华，汤执云. 穿心莲提取物和鱼油预防粥样硬化性动脉狭窄的实验研究. 中国循环杂志，1994，9（5）：295–298.

[39] 王京. 川芎对脑血管血液动力学参数作用的实验研究. 中国中西医结合杂志，1993，13（7）：417–419.

[40] 翁维良. "冠心Ⅱ号"对实验性微循环障碍的影响. 中西医结合杂志，1982，2（3）：176–177.

[41] 盛净. 灯盏细辛对犬急性心肌缺血时血小板功能、TXB2、6–keto–PGF1a 的影响. 中华心血管病杂志，1995，23（1）：53–55.

[42] 田鹤村. 缺血再灌注损伤的保护作用. 中国循环杂志，1994，9（11）：680.

[43] 张建军. 蝮蛇抗栓酶溶解冠状动脉内血栓的临床和实验研究. 中华心血管病杂志，1994，22（1）：30–31.

[44] 李麟仙. 去纤酶对大鼠实验性血栓形成的预防效应. 中华医学杂志，1982，62（6）：328–329.

[45] 王洪复. 芪甲丹注射液对射线照射家兔微循环障碍的改善作用. 中西医结合杂志，1985，5（5）：295–296.

[46] 天津市中西医结合急腹症研究所基础理论组. 中药活血化瘀汤等对家兔实验性腹腔内粘连的预防作用. 新医药学杂志，1978，（1）：44–封 3.

[47] 张博生. 缺血性中风血瘀证红细胞免疫功能研究. 辽宁中医杂志，1995，22（12）：529–530.

[48] 唐智敏. 肝血瘀阻与肝纤维化关系的临床研究. 中国中西医结合杂志，1997，（2）：81–83.

[49] 沈吉云. 肝病血瘀证与肝功能肝纤维化标志物的关系. 辽宁中医杂志，1997，24（6）：243–244.

[50] 陈苏民. 活动性肺结核病血液流变性特点及其中医瘀证辨证关系. 微循环学杂志，1994，4（2）：36–37.

[51] 陈剑秋. 糖尿病血瘀证的临床特点及易患因素探讨. 中医杂志，1994，35（2）：106–108.

[52] 施赛珠. 宏观与微观相结合研究糖尿病血瘀证. 中医杂志，1997，38（4）：233–235.

[53] 刘永惠. 肿瘤转移与微观血瘀证关系的临床与实验研究. 现代中医，1996，（4）：224.

[54] 齐元富. 肿瘤血瘀证及活血化瘀治疗的现代研究进展. 中医杂志，1993，（6）：370.

[55] 柴丽娜. 关于妇科血瘀证发病机制的研究. 中医杂志，1997，38（2）：102–103.

[56] 蒋宏伟. 290 例血瘀证与肢体血流图的变化关系. 陕西中医，1998，19（1）：1–2.

[57] 崔峻. 刺络放血对实验性血瘀证血液流变学及微循环的影响. 中国针灸，1995，15（1）：37–40.

[58] 杨嘉珍. 肾虚血瘀证与红细胞免疫的关系. 湖北中医杂志，1996，18（3）：55.

[59] 廖福龙. 外伤血瘀与化瘀的凝血流变学实验研究. 中国中医药信息杂志，1995，2（3）：28–29.

[60] 梁茂新. 对血瘀证和活血化瘀法研究现状的剖析. 中国医药学报，1992，7（5）：264–266.

[61] 陈家旭. 中医证实质研究存在的问题与对策. 医学与哲学，1995，16（3）：131–134.

[62] 张永洛. 血瘀证诊断的误诊及其原因探析. 中国中医基础医学杂志，1995，15；1（3）：18–19.